Lippincott's
Illustrated Reviews:
Biología molecular
y celular

Lippincott's Illustrated Reviews: Biología molecular y celular

3.ª edición

Nalini Chandar, PhD

Professor

Department of Biochemistry and Molecular Genetics

Midwestern University

Downers Grove, Illinois

Susan Viselli, PhD

Professor

Department of Biochemistry and Molecular Genetics

Midwestern University

Downers Grove, Illinois

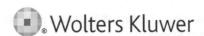

Philadelphia · Baltimore · New York · London
Buenos Aires · Hong Kong · Sydney · Tokyo

Av. Carrilet, 3, 9.ª planta, Edificio D
Ciutat de la Justícia
08902 L'Hospitalet de Llobregat
Barcelona (España)
Tel.: 93 344 47 18
Fax: 93 344 47 16
Correo electrónico: consultas@wolterskluwer.com

Revisión Científica:

José Luis Maldonado García
Maestro en Ciencias. Laboratorio de Psicoinmunología, Instituto Nacional de Psiquiatría "Ramón de la Fuente Muñiz". Coordinaciones de Enseñanza y Evaluación de Inmunología, Departamento de Bioquímica, Facultad de Medicina, Universidad Nacional Autónoma de México, México

Dirección editorial: Carlos Mendoza
Traducción: Wolters Kluwer
Editor de desarrollo: María Teresa Zapata
Gerente de mercadotecnia: Pamela González
Cuidado de la edición: M&N Medical Solutrad, S.A. de C.V.
Maquetación: M&N Medical Solutrad, S.A. de C.V.
Adaptación de portada: Zasa Design
Impresión: Mercury Print Productions / Impreso en Estados Unidos

Dedicatoria

Este libro está dedicado a aquellos a quienes enseñamos
y a los que nos enseñaron.

Agradecimientos

Estamos agradecidos con el equipo de Wolters Kluwer. Agradecemos a Crystal Taylor, cuyo apoyo ha sido invaluable a lo largo de los trabajos para las tres ediciones de este libro. También agradecemos a la editora de desarrollo Deborah Bordeaux y a la coordinadora editorial Sunmerrilika Baskar.

Valoramos las críticas proporcionadas por los profesores y estudiantes revisores, y esperamos que el profesorado que adopte este título encuentre que es un recurso valioso para sus cursos y que a los estudiantes de las profesiones de la salud les resulte útil para afianzar su aprendizaje.

Imagen de portada: Microfotografía de osteoblastos de ratón teñidos para las uniones adherentes (cadherina-11-Cad-11, verde) y para los filamentos de actina (rojo) con los núcleos mostrados en azul. (Crédito: Laboratorio de Investigación Chandar, Universidad Midwestern).

Contenido

Estructura y organización de la célula y el tejido

Un mismo plan yace oculto por doquier bajo la máscara de la diversidad de la estructura: en todas partes, lo complejo evoluciona a partir de lo simple.

——Thomas Henry Huxley (biólogo inglés, 1825-1895)

A Lobster; or, the Study of Zoology (1861).
En: *Collected Essays*, Vol. 8. 1894: 205-206.

La forma más básica y simple de vida humana es la célula eucariota. Organismos complejos, incluso humanos, son conjuntos de células independientes que han crecido y se han diferenciado para dar origen al organismo completo. Cada célula en un adulto se desarrolló con un propósito a partir de otra precursora, con un linaje específico para adquirir una organización estructural y según su función. Ya sea que se trate de una célula hepática, una célula hemática, una célula ósea o una célula muscular, ésta derivó de una célula troncal que se formó poco después de la concepción del organismo. Oculta al interior de la diminuta célula troncal se encuentra su vasta capacidad para desarrollarse y dar origen a una serie de células de tipos diversos, que se diferencian en unidades independientes eficientes que sólo sobreviven en el contexto de la persona en su totalidad.

Este estudio sobre la célula y la biología molecular inicia, por ende, con el análisis de las células troncales, a partir de las cuales se generan todas las otras células del organismo. Al tiempo que se profundiza en esta unidad, se exploran los componentes estructurales de los tejidos, entre otros la matriz extracelular sintetizada por células y que reside fuera del límite de las membranas celulares. Al considerar la estructura celular, las membranas celulares sirven como punto de partida. Como límite externo de la célula, la membrana plasmática protege el interior de aquélla del ambiente. Sin embargo, también es una estructura dinámica que permite las interacciones con el medio y facilita la función de la célula. Dentro de los confines de la membrana plasmática se identifican las proteínas del citoesqueleto que no sólo organizan el citoplasma y aportan un marco estructural para la célula, sino que también participan en el movimiento intracelular de la cromatina y los organelos. Los organelos son centros especializados dentro de cada célula que llevan a cabo procesos fisiológicos, como la extracción de energía en las mitocondrias, la digestión de macromoléculas en los lisosomas, y la síntesis de ADN y ARN en el núcleo. Si bien cada organelo es una máquina compleja por su propio derecho y desempeña un papel único dentro de la célula, estas estructuras tienen un vínculo físico entre sí, provisto por el citoesqueleto, y cooperan para llevar a cabo sus tareas con un propósito unificado.

1 Las células troncales y su diferenciación

I. GENERALIDADES

Todas las células al interior de un organismo derivan de **células precursoras**. Las células precursoras se dividen siguiendo vías específicas para producir células que se diferencian para desempeñar tareas especializadas en los tejidos y los órganos. Las células con la capacidad de dar origen a todo un organismo se denominan **células troncales**. Las células troncales permanecen indiferenciadas y se caracterizan por la capacidad para autorrenovarse. También dan origen a muchas células hijas destinadas a diferenciarse para convertirse en una variedad amplia de tipos celulares especializados. Una célula hija con capacidad para diferenciarse en una gran variedad de tipos de células es **pluripotencial**.

El cuerpo humano está constituido por cerca de 200 tipos distintos de células. El genoma humano es el mismo en todos los tipos celulares, lo que implica que en una persona específica todas las células cuentan con las mismas secuencias de ADN y los mismos genes. Las células troncales tienen el potencial para expresar genes humanos como proteínas en todas las formas posibles. Para que las diferentes regiones genómicas se expresen en los distintos tipos celulares, el genoma debe sufrir una modificación reversible. De hecho, la organización de la **cromatina** (un complejo de proteínas específicas y ADN) difiere entre los distintos tipos celulares, lo que es posible mediante la modificación covalente reversible de las proteínas asociadas con el ADN y, en ocasiones, el ADN mismo (*véase también* el capítulo 6). Estas modificaciones son importantes para exponer las regiones del ADN a las proteínas y las enzimas que se requieren para su **transcripción** (ADN → ARN), lo que permite la variación de la expresión de los genes como proteínas (*véase también* el capítulo 8).

Los distintos tipos celulares derivan de células precursoras que proliferan y de manera eventual se diferencian en células con estructuras, funciones y composición química únicas. A partir de proteínas específicas sintetizadas en las células, un tipo especial de división celular y el microambiente de la célula precursora se produce una progenie celular. Esta progenie puede tanto sostener al organismo como realizar funciones específicas en el cuerpo.

II. CÉLULAS TRONCALES

Existen células troncales tanto en embriones tempranos como en tejidos adultos (fig. 1-1). Las células troncales presentes en los embriones tempranos tienen una vasta capacidad para diferenciarse en todos los tipos celulares del organismo. En los adultos también existen poblaciones de células troncales, y pueden diferenciarse en distintas células de un linaje, pero no de otro. Por ejemplo, una célula troncal hematopoyética

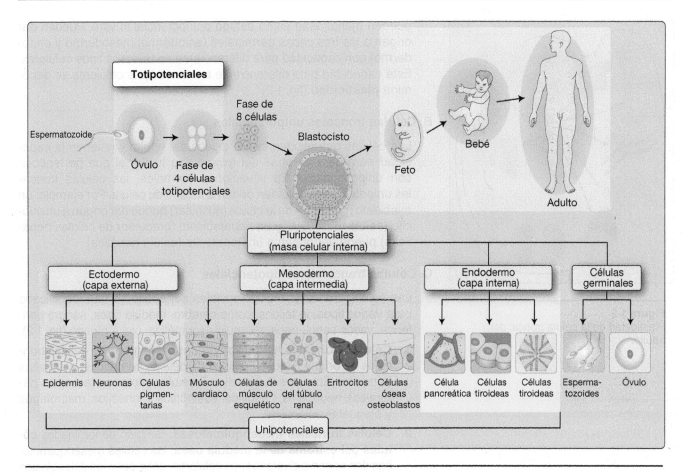

Figura 1-1
Células troncales embrionarias y del adulto.

(CTH) puede diferenciarse en distintos tipos de células hemáticas, pero no en un hepatocito (célula hepática). No obstante, los investigadores han encontrado nuevas propiedades en las células troncales del adulto, que bajo ciertas condiciones permiten su diferenciación en más tipos celulares que lo reconocido con anterioridad.

- **Totipotencialidad** es el potencial de una sola célula para desarrollarse y formar un organismo completo (p. ej., un óvulo fertilizado y la fase de cuatro células).
- **Pluripotencialidad** es la capacidad de una célula para dar origen a todos los tipos celulares del organismo, pero no a las estructuras de soporte, como la placenta, el amnios y el corion, los cuales son necesarios para el desarrollo de un organismo.
- **Multipotencialidad** es la capacidad de una célula para dar origen a un pequeño número de tipos celulares distintos.
- **Unipotencialidad** es la capacidad de una célula para dar origen a sólo un tipo celular.

A. Células troncales pluripotenciales

Las células más primitivas e indiferenciadas en un embrión son las **células troncales embrionarias** (CTE). Estas células derivan de la masa celular interna de embriones aún no implantados (fig. 1-1) y

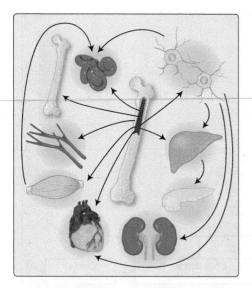

Figura 1-2
Plasticidad de la célula troncal del adulto.

pueden mantenerse en su estado pluripotencial *in vitro*. Pueden dar origen a las tres capas germinales (ectodermo, mesodermo y endodermo) con capacidad para diferenciarse en diversos tipos celulares. Esta capacidad para diferenciarse en varios tipos celulares se denomina **plasticidad** (fig. 1-2)

B. Células troncales unipotenciales

Las células que residen en los tejidos del adulto y retienen la capacidad para generar otras del mismo tipo tisular al que pertenecen son unipotenciales. En situaciones normales, las células troncales unipotenciales sólo dan origen a un tipo de célula. Por ejemplo, un mioblasto (precursor de la célula muscular) puede dar origen a un miocito (célula muscular), y un hepatoblasto (precursor de células hepáticas) puede dar origen a un hepatocito (célula hepática).

C. Células troncales multipotenciales

Las células troncales multipotenciales del adulto se han identificado para varios tipos de tejidos, como cerebro, médula ósea, sangre periférica, vasos sanguíneos, músculo esquelético, piel e hígado (fig. 1-2).

1. **Células troncales hematopoyéticas:** este grupo de células troncales da origen a todos los tipos de células hemáticas, entre ellas eritrocitos, linfocitos B, linfocitos T, células citolíticas (asesinas naturales), neutrófilos, basófilos, eosinófilos, monocitos, macrófagos y plaquetas.

2. **Células troncales mesenquimatosas:** también denominadas **células del estroma de la médula ósea**, las células mesenquimatosas dan origen a diversos tipos celulares, entre otros los osteoblastos (células del hueso), condrocitos (células del cartílago), adipocitos (células del tejido adiposo) y otros tipos de tejido conectivo.

3. **Células troncales cutáneas:** estas células troncales se identifican en la capa basal de la epidermis y en la base de los folículos pilosos. Las células troncales epidérmicas dan origen a los queratinocitos, en tanto las células troncales foliculares generan tanto los folículos pilosos como la epidermis.

4. **Células troncales neurales:** las células troncales en el cerebro pueden diferenciarse en sus tres tipos celulares principales: células nerviosas (neuronas) y dos tipos de células no neuronales: astrocitos y oligodendrocitos.

5. **Células troncales epiteliales:** ubicadas en el recubrimiento del tubo digestivo, las células troncales epiteliales se ubican en criptas profundas y dan origen a varios tipos de células, entre otros células de absorción, caliciformes, de Paneth y enteroendocrinas.

III. COMPROMISO DE LAS CÉLULAS TRONCALES

Casi todas las células troncales se convierten en primer lugar en células progenitoras intermedias (también conocidas como **células amplificadoras del tránsito**), que entonces producen una población diferenciada de células. Un ejemplo conveniente de este proceso escalonado se ilustra con las CTH. Las CTH son multipotenciales, pero se comprometen con una vía específica en un proceso escalonado. En el primer paso dan origen a dos **progenitores** distintos. Los progenitores comprometidos ingresan entonces a muchos ciclos de división celular para generar una

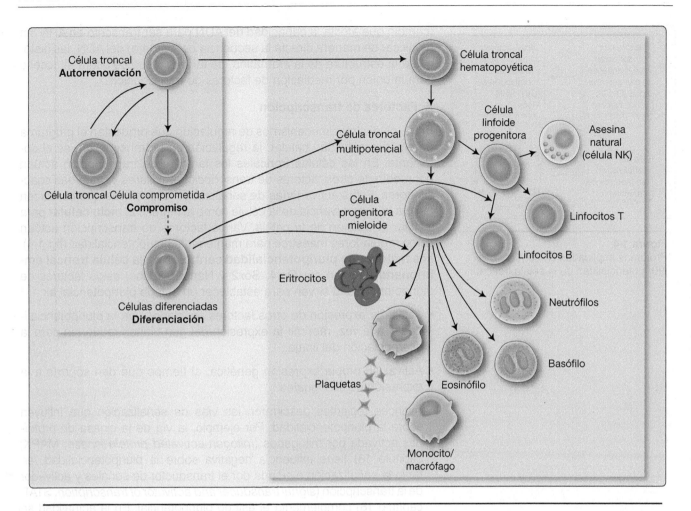

Figura 1-3
Las células troncales quedan comprometidas con distintas vías en un proceso escalonado.

población de células de un tipo especializado específico. En este caso, las CTH dan origen a un tipo celular que puede generar células linfoides y a otro que permite la formación de células mieloides (fig. 1-3).

Los distintos pasos del compromiso ocurren como consecuencia de cambios en la expresión genética. Los genes de una vía específica se activan, en tanto que el acceso a otras vías del desarrollo es bloqueado por proteínas específicas que se unen al ADN y actúan como **factores de transcripción** (*véase* el capítulo 10). Estas proteínas son capaces tanto de activar los genes necesarios para una vía específica como de bloquear la expresión de los genes que se requieren para el desarrollo en una vía diferente.

IV. PLURIPOTENCIALIDAD DE LA CÉLULA TRONCAL

Para mantener una población estable de células troncales capaces de autorrenovarse, éstas deben transmitir a sus células hijas mecanismos que impidan su diferenciación y promuevan la proliferación. Si bien los mecanismos específicos por los que las células troncales conservan su pluripotencialidad aún son en gran medida desconocidos, estudios realizados con CTE murinas sugieren la importancia de una red autoorganizada de factores de transcripción que impide la diferenciación y promueve la proliferación de las células troncales (*véase* más adelante). Otra alteración que facilita este proceso es la **modificación epigenética**

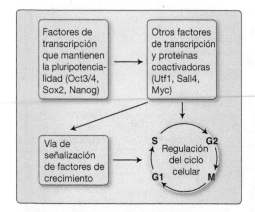

Figura 1-4
Proteínas implicadas en conservar la
pluripotencialidad de la célula troncal.

(cambio que afecta la capacidad del ADN para ser transcrito en ARN sin modificar de manera directa la secuencia del primero) del ADN, las histonas o la estructura de la cromatina, de tal modo que se altera el acceso para la unión por mediación de factores de transcripción.

A. Factores de transcripción

Entre los distintos mecanismos de regulación que orquestan el programa de pluripotencialidad celular, la regulación de la transcripción es el dominante. En las células troncales los factores de transcripción actúan por medio de otros factores de transcripción auxiliares y proteínas coactivadoras. Éstas activan vías de señalización específicas que conducen tanto a la supervivencia de la célula como al ingreso al **ciclo celular** para facilitar la división de la célula. Varios factores de transcripción actúan como reguladores maestros para mantener la pluripotencialidad (fig. 1-4). Los **factores de pluripotencialidad centrales de la célula troncal embrionaria** parecen ser Oct4, Sox2 y Nanog. Juntos, estos factores de pluripotencialidad sirven para establecer un estado pluripotencial al:

• Activar la expresión de otros factores asociados con la pluripotencialidad y, a la vez, reprimir la expresión del gen blanco requerida para la diferenciación del linaje.

• Activar su propia expresión genética, al tiempo que dan soporte a la expresión de sus iguales.

Avances recientes descifraron las vías de señalización que influyen sobre la pluripotencialidad. Por ejemplo, la vía de la cinasa de proteínas activada por mitógenos (*mitogen-activated protein kinase*, MAPK; capítulo 18) tiene influencia negativa sobre la pluripotencialidad, en tanto la señalización mediada por el transductor de señales y activador de la transcripción (*signal transducer and activator of transcription*, STAT; capítulo 18) complementa el estado pluripotencial. En la actualidad se comprende que los microARN reprimen la transducción de ARNm específicos en las células troncales y sus células hijas en diferenciación.

B. Mecanismos epigenéticos

Cuando las células troncales son inducidas a diferenciarse sus núcleos muestran diferencias impactantes respecto de los observados en las células troncales indiferenciadas. La cromatina se aprecia más laxa en las células troncales indiferenciadas que en las diferenciadas, lo que permite la expresión de bajo nivel de varios genes que caracteriza a las células pluripotenciales. La estructura abierta permite la regulación rápida necesaria para que las células troncales respondan a las necesidades del organismo. Los factores centrales de la pluripotencialidad (Oct4, Sox2 y Nanog) pueden modular los estados de la cromatina al regular a las **metiltransferasas del ADN** (que catalizan la transferencia de grupos metilo al ADN para alterar la función biológica; capítulo 6), las **proteínas del grupo Polycomb** (que modifican las histonas y silencian los genes blanco) y otros factores de remodelación de la cromatina. Por tanto, cambios discretos de las concentraciones de factores centrales como Oct4 o Sox2 pueden determinar si la pluripotencialidad se conserva o la diferenciación se desencadena.

V. RENOVACIÓN DE LAS CÉLULAS TRONCALES

El desarrollo obliga a que las células se comprometan con destinos diferentes. Sin embargo, en el caso de las células troncales debe existir un mecanismo para mantener sus poblaciones y, a la par, producir poblaciones diferenciadas. Este mecanismo se denomina **división celular asimétrica**.

La división celular asimétrica ocurre cuando se producen dos células hijas con un destino distinto. Una célula troncal tiene la capacidad para producir una célula similar a sí misma (es decir, que siga siendo una célula troncal) y también formar otra célula hija que puede avanzar por una vía distinta y diferenciarse en un tipo celular específico (fig. 1-5).

Existen varios mecanismos en las células troncales que determinan si ocurrirá la división celular asimétrica. Un mecanismo de este tipo es la **polaridad de la célula**. La polaridad es una característica estable en los embriones tempranos, pero puede ser transitoria en las células troncales tisulares. Señales externas transmitidas por receptores con siete dominios transmembrana están implicadas en este proceso (*véase* el capítulo 17).

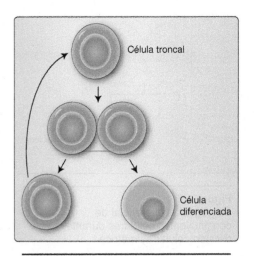

Figura 1-5
División celular asimétrica.

VI. NICHO DE CÉLULAS TRONCALES

Si una población de células troncales debe conservarse como células troncales, y no diferenciarse en algún tipo específico de célula, deben existir mecanismos para garantizar su persistencia. El microambiente que controla la autorrenovación y el mantenimiento de las células troncales se denomina "**nicho de células troncales**". El nicho salva a las células troncales de la depleción al tiempo que protege al hospedero de una producción excesiva de células troncales. Éste se desempeña como una unidad tisular básica que integra señales que permiten una respuesta equilibrada de las células troncales a las necesidades del organismo. Se ha progresado en la comprensión e identificación de los nichos de distintos tipos de células troncales tisulares al igual que en dilucidar el papel del nicho en la regulación de la división asimétrica de células troncales. La selección del destino de una célula troncal está determinada tanto por la señalización extrínseca como por mecanismos intrínsecos (*véanse también* los capítulos 17 y 18).

A. Señalización extrínseca

Si bien los indicios que controlan la proliferación y la renovación de las células troncales aún no se identifican por completo, se sabe que las interacciones con la matriz extracelular desempeñan un papel significativo (*véase también* información sobre la matriz extracelular en el capítulo 2). Algunos estudios han resaltado la necesidad de uniones que contengan cadherina E y catenina beta entre las células troncales y aquellas que respaldan su **cualidad troncal** o habilidad para autorrenovarse, y mantienen su capacidad para diferenciarse (*véase también* la información relativa a las moléculas de adhesión celular y las uniones celulares en el capítulo 2). Esto se comprende mejor con las CTH que se asocian con ciertos osteoblastos en el microambiente óseo que les da soporte. Las vías de señalización que se activan por medio de las uniones adherentes se han definido como importantes para la renovación y la proliferación de las CTH. Las células que no entran en contacto directo con los osteoblastos se diferencian, en tanto las asociadas con esta subpoblación de osteoblastos se conservan como células troncales (fig. 1-6).

B. Mecanismos intrínsecos

El mecanismo de la división celular asimétrica en las células de mamífero no se comprende del todo, y distintos mecanismos pueden derivar en la división celular asimétrica. Uno de estos mecanismos puede depender de proteínas específicas para subdividir la célula en dominios

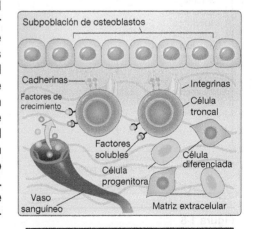

Figura 1-6
Vías extrínsecas que mantienen el nicho de células troncales hematopoyéticas.

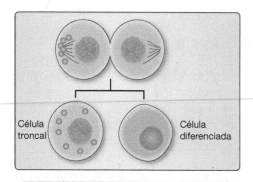

Figura 1-7
Segregación diferencial de
constituyentes celulares durante la
división celular asimétrica.

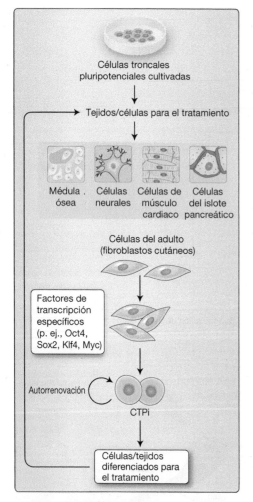

Figura 1-8
Tratamiento basado en células troncales.
CTPi, células troncales pluripotenciales
inducidas.

distintos antes de la **mitosis** (división nuclear), de modo que se genere
un eje de polaridad. La segregación de ciertas moléculas determinantes
del destino celular en sólo una de las células hijas ayudará a conservar
una como célula troncal y permitirá a la otra diferenciarse (fig. 1-7).

VII. TECNOLOGÍA DE LAS CÉLULAS TRONCALES

A. Medicina regenerativa

El uso de células troncales pluripotenciales ofrece la posibilidad de contar con una fuente renovable de células y tejidos para restitución a fin de
tratar diversas enfermedades y trastornos, entre otros:

- Diabetes mellitus tipo 1, donde las células beta del páncreas se destruyen.
- Enfermedad de Parkinson, donde las células cerebrales que secretan
  dopamina se destruyen.
- Enfermedad de Alzheimer, donde se pierden neuronas por la acumulación de placas de proteínas en el cerebro.
- Infarto cerebral, en cuyo caso un coágulo produce privación de oxígeno y pérdida del tejido cerebral.
- Lesiones medulares, que llevan a parálisis de los músculos esqueléticos.
- Otras condiciones como quemaduras, cardiopatía, osteoartritis y artritis reumatoide, donde las células perdidas pueden restituirse con células troncales.

B. Células troncales pluripotenciales inducidas y reprogramación

Ha sido posible inducir un estado pluripotencial en células somáticas del
adulto al insertar copias adicionales de genes centrales que controlan

---

Aplicación clínica 1-1: conservación de sangre de cordón y piezas dentales en bancos

La sangre de cordón, que antes por rutina se desechaba tras el nacimiento, ahora se reconoce como una fuente importante de CTH. En la
actualidad puede guardarse en bancos como una herramienta valiosa para
pacientes que puedan desarrollar trastornos hemáticos. A la fecha, se han
realizado miles de trasplantes de sangre de cordón para tratar neoplasias
hematológicas y trastornos como leucemia, talasemia y drepanocitosis.

En el caso de las piezas dentales, la presencia de distintas poblaciones
de células mesenquimatosas se ha descrito y etiquetado con base en el
sitio de cosecha. Las células troncales de la pulpa dental (CTPD) del tercer
molar mandibular (muela del juicio), las células troncales de los dientes de
leche humanos mudados (CTDLH; dientes del bebé) y las células troncales del ligamento periodontal (CTLP) son algunos ejemplos. Estas células
se denominan de manera general células troncales dentales (CTD) y, a
pesar de ser pequeñas, constituyen una fuente abundante de células por
su naturaleza de proliferación intensa. La facilidad para obtenerlas mediante la extracción odontológica de rutina, combinada con el potencial de
estas células mesenquimatosas para diferenciarse en osteoblastos, con-
droblastos, adipocitos y células neuronales, las convierte en herramientas
atractivas para la reparación tisular. Si bien distintas páginas electrónicas
se dedican al "almacenamiento de dientes" como alternativa a los bancos
de sangre de cordón, no queda claro si esta tecnología ha alcanzado el
nivel de utilidad clínica.

la pluripotencialidad, lo que se denomina **reprogramación celular**. La reprogramación ha abierto la perspectiva excitante de una mayor proximidad al tratamiento de la enfermedad al usar las propias células somáticas del paciente. En estos casos, un coctel de cuatro genes, algunos de los cuales corresponden a factores de transcripción centrales para el mantenimiento de las CTE (Oct4, Sox2, Klf4 y Myc; coctel OSKM), es suficiente para desencadenar la reprogramación de los fibroblastos cutáneos murinos en células pluripotenciales denominadas células troncales pluripotenciales inducidas (CTPi). La reprogramación también se ha intentado con varios tipos de células humanas, lo que demuestra la simplicidad y la reproducibilidad de esta metodología. Si bien existen varias barreras para el proceso de reprogramación, el potencial de las CTPi en el tratamiento de los trastornos ya mencionados es enorme (fig. 1-8). En la actualidad se realizan varios estudios clínicos en humanos para evaluar las líneas derivadas de CTE y CTPi en la lesión medular, degeneración macular, diabetes tipo 1, enfermedad de Parkinson e insuficiencia cardiaca.

VIII. ENFERMEDADES DE LAS CÉLULAS TRONCALES

Es posible que las anomalías de las células troncales constituyan la base de distintas enfermedades y trastornos.

La **metaplasia** es una modificación del proceso de diferenciación tisular que lleva a que un tipo de célula se convierta en otro, lo que altera el desempeño fisiológico de un tipo celular específico en un órgano. Esto a menudo se identifica en la enfermedad pulmonar (p. ej., fibrosis pulmonar) y los trastornos intestinales (p. ej., enfermedad intestinal inflamatoria y enfermedad de Crohn). La metaplasia representa un cambio que pudiera ser inducido por células troncales más que por células con diferenciación terminal.

Es probable que muchos cánceres, en particular de tejidos en renovación continua, como la sangre, el intestino y la piel, sean de hecho enfermedades de las células troncales. Sólo estas células sobreviven el tiempo suficiente para acumular el número requerido de cambios genéticos para la transformación maligna (*véase* el capítulo 22).

Resumen del capítulo

- Las células troncales se pueden clasificar según su potencial para diferenciarse en distintos tipos de células.
- Las células troncales se encuentran tanto en los embriones como en los tejidos del adulto.
- Plasticidad se refiere a la capacidad para diferenciarse en distintos tipos de células.
- Factores de transcripción específicos participan en el mantenimiento de la pluripotencialidad.
- La capacidad de una célula para mantener su cualidad troncal e inducir la diferenciación puede controlarse al modificar la cromatina celular.
- La división asimétrica es necesaria para mantener la cualidad troncal.
- El destino de las células troncales está gobernado por mecanismos intrínsecos y extrínsecos.
- La pluripotencialidad puede inducirse en las células somáticas del adulto mediante la sobreexpresión de factores de transcripción clave.

Preguntas de estudio

Elija la respuesta CORRECTA.

1.1 El mantenimiento y la renovación de las células troncales requieren:

   A. Cromatina en configuración laxa.
   B. Factores de transcripción en un estado inhibitorio.
   C. Supresión de los mecanismos de señalización.
   D. Prevención del ingreso al ciclo celular.
   E. División celular que genere dos células troncales hijas.

Respuesta correcta: A. Una configuración laxa y abierta de la cromatina permite la regulación por factores de transcripción maestros, que median la inhibición de la diferenciación y el mantenimiento de la cualidad troncal. Los factores de transcripción y los mecanismos de señalización desempeñan un papel importante en la regulación de este proceso. La proliferación y un ciclo celular activo permiten la renovación, y la división celular asimétrica asegura la propagación de las células troncales al crear dos células hijas distintas.

1.2 Los reguladores maestros que mantienen la pluripotencialidad de las células troncales son proteínas que actúan como:

   A. Proteínas de unión a la actina.
   B. Proteínas de adhesión.
   C. Motores de microtúbulos.
   D. Segundos mensajeros.
   E. Factores de transcripción.

Respuesta correcta: E. Los factores de transcripción mantienen la pluripotencialidad al regular los genes blanco en el ADN. Las proteínas de unión a la actina son importantes para el ensamble y el desensamble de los filamentos de actina, una proteína del citoesqueleto. La adhesión entre células y de éstas a la matriz extracelular requiere moléculas de adhesión celular. Los motores de microtúbulos son proteínas que facilitan el tráfico intracelular. Los segundos mensajeros reenvían señales dentro de las células (*véanse* detalles en los capítulos 2, 4 y 17).

1.3 ¿Cuál de los siguientes se requiere para la conservación de un nicho de células troncales?

   A. La asociación exclusiva de células troncales con otras células troncales.
   B. Interacciones específicas de la matriz extracelular sin células troncales.
   C. Unión mediada por integrinas entre células troncales y de otros tipos.
   D. Separación simétrica de moléculas que determinan el destino para obtener células hijas.
   E. Insensibilidad a factores de crecimiento específicos para las células troncales

Respuesta correcta: C. La unión mediada por integrinas entre las células troncales y de otros tipos en el nicho de células troncales. Una integrina une las células troncales a células de otros tipos para mantener su cualidad troncal. En el nicho, las células troncales se asocian con otras células que no son troncales, lo que es mediado por sus interacciones con los componentes de la matriz extracelular. Las vías de señalización que dependen de factores de crecimiento afectan la respuesta de las células troncales. La distribución asimétrica de los componentes celulares es esencial para la renovación de las células troncales.

1.4 Pluripotencialidad inducida se refiere a:

   A. Activación de la cualidad troncal en las células troncales embrionarias.
   B. Generación de células a partir de la masa celular interna de los blastocistos.
   C. Conversión de una célula totipotencial a la pluripotencialidad.
   D. Reprogramación de las células unipotenciales para ser pluripotenciales.
   E. La creación de células germinales a partir del mesodermo.

Respuesta correcta: D. La pluripotencialidad puede inducirse en células unipotenciales al introducir los factores de transcripción centrales que controlan a las células troncales. Las células troncales embrionarias se generan a partir de la masa celular interna y son pluripotenciales. Las células totipotenciales pueden dar origen a todo un organismo, y las células germinales no pueden crearse a partir del mesodermo, constituido por un tipo de células diferenciadas que derivan del blastocisto.

1.5 Los factores de transcripción que mantienen la pluripotencialidad de las células troncales:

   A. Son activadores de vías de diferenciación específicas.
   B. Ayudan a mantener una estructura cerrada en la cromatina.
   C. Inhiben otros factores de transcripción maestros necesarios para conservar la cualidad troncal.
   D. Pueden sobreexpresarse en las células somáticas para crear células troncales.
   E. Son proteínas que están ausentes en las células totipotenciales.

Respuesta correcta: D. Puede utilizarse un coctel de cuatro factores de transcripción centrales con actividad en las células troncales para convertir a las células somáticas a la pluripotencialidad. Estos factores de transcripción inhiben la diferenciación y regulan en forma activa a una cromatina abierta. Los factores de transcripción centrales incrementan su propia expresión y la de los otros en las células pluripotenciales. Las células totipotenciales tienen capacidad para integrar un organismo completo, de modo que también cuentan con factores de transcripción centrales activos que gobiernan su totipotencialidad.

Matriz extracelular y adhesión celular

2

I. GENERALIDADES

Grupos de células que tienen el mismo origen de desarrollo se organizan en **tejidos** y colaboran para desempeñar funciones biológicas específicas. Existen cuatro tipos básicos de tejido: **epitelial**, **muscular**, **nervioso** y **conectivo**. El tejido epitelial se identifica en las superficies y forma láminas cuya función es la protección, secreción, absorción y filtración. Los tejidos musculares son responsables del movimiento y la contracción. El tejido nervioso conduce impulsos para controlar los músculos, la actividad mental y las funciones corporales. Y, el tipo más abundante de tejido, el tejido conectivo, tiene una amplia distribución en todo el organismo y conecta, aunque también separa, los tejidos entre sí, proporcionando fuerza, protección y elasticidad. Sangre, hueso, cartílago, tejido adiposo, ligamentos, linfa y tendones son ejemplos de tejidos conectivos.

Cada tejido crea un ambiente estable en el que sus constituyentes celulares metabolizan nutrimentos, responden a estímulos externos, crecen y se diferencian según sus propias necesidades y funciones al interior del tejido. Los tejidos epitelial, muscular y nervioso están compuestos ante todo de células, en tanto el tejido conectivo contiene una matriz abundante de macromoléculas en su espacio extracelular. Estas macromoléculas se sintetizan y secretan en las células que residen en el tejido conectivo y ayudan a definir las características físicas de éste. En conjunto, las macromoléculas que secretan las células del tejido constituyen la **matriz extracelular** (ME), que contribuye a las características físicas de los tejidos.

La **adhesión** también es importante para mantener la integridad tisular, y para las conexiones entre células y entre éstas y la ME. Los componentes estructurales de la ME al interior de los tejidos incluyen proteínas que median la adhesión. Las proteínas de adhesión transmembrana en las células también facilitan las conexiones físicas entre éstas y la ME, además de tener implicaciones importantes en el crecimiento, la diferenciación y la migración celulares. Las células y la ME en un tejido influyen unas sobre otras al modificar sus conexiones de adhesión, con lo que crean un mecanismo de retroalimentación complejo.

Los tejidos, conformados por células y ME, y dependientes de la adhesión, se combinan para integrar las estructuras reconocibles de los órganos, que desempeñan funciones muy específicas. Por ejemplo, el músculo y el tejido conectivo fibroso se combinan para formar el corazón, cuya función es bombear la sangre. La naturaleza física y las propiedades de los componentes no celulares de los tejidos también contribuyen a las estructuras especializadas y la función de los órganos. Puesto que una parte sustancial del volumen tisular corresponde a espacio extracelular ocupado por una intrincada red de macromoléculas pertenecientes

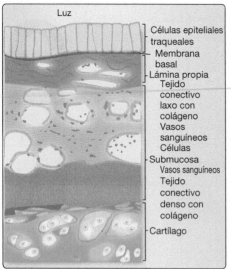

Figura 2-1
Tejido conectivo que subyace a una lámina de células epiteliales.

a la ME, las características y propiedades de esta matriz contribuyen a la función de los órganos. Su síntesis apropiada es necesaria para tener una estructura y una función orgánicas normales, y para la salud del individuo. La síntesis anómala de los componentes de la ME o el daño a sus proteínas y polisacáridos pueden generar enfermedad.

II. MATRIZ EXTRACELULAR

Las proteínas y los polisacáridos que sintetizan y secretan las células de un tejido se ensamblan para formar una red organizada y compleja en la ME. Esta matriz está especializada para desempeñar funciones distintas en tejidos distintos. Por ejemplo, la ME aporta resistencia a los tendones y participa en la filtración en el riñón, así como en el anclaje en la piel.

Los materiales celulares y extracelulares tienen proporciones diversas en los diferentes tejidos (fig. 2-1). Mientras que el **tejido epitelial** es ante todo celular, con las células vecinas unidas entre sí para constituir una lámina y sólo un volumen escaso de ME, el **tejido conectivo** está formado principalmente por ME y un número menor de células por unidad de volumen. La ME del tejido epitelial se conoce como **membrana basal** o **lámina basal**, y se secreta en la misma dirección a partir de todas las células epiteliales en una capa. Por lo tanto, la membrana basal aparece por debajo de las células epiteliales que la secretan y separa a estas células del tejido conectivo subyacente. La **lámina propia** es una capa delgada de tejido conectivo laxo que se ubica por debajo de las células epiteliales, o epitelio. En conjunto, el epitelio y la lámina propia constituyen la **mucosa**. Los términos "membrana mucosa" y "mucosa" se refieren al epitelio con la lámina propia. La **submucosa** es una capa de tejido ubicada bajo una membrana mucosa.

La naturaleza física de la ME también varía de un tejido a otro. La sangre es fluida, en tanto el cartílago tiene una característica esponjosa por efecto de la naturaleza de los materiales extracelulares en estos tejidos. Tres categorías principales de macromoléculas extracelulares constituyen la ME: (1) glucosaminoglucanos (GAG) y proteoglucanos; (2) proteínas fibrosas, entre ellas colágeno y elastina, y (3) proteínas de adhesión, que incluyen la fibronectina y laminina. Si bien dos de estas categorías corresponden a proteínas, los proteoglucanos están compuestos en su mayor parte por carbohidratos.

A. Proteoglucanos

Los **proteoglucanos** son agregados de GAG y proteínas. Los GAG también se conocen como **mucopolisacáridos** y están compuestos por cadenas repetidas de disacáridos en que uno de los azúcares es un aminoazúcar *N*-acetilado, ya sea *N*-acetilglucosamina o *N*-acetilgalactosamina (fig. 2-2), y el otro es un azúcar ácido. En el tejido conectivo, la **sustancia amorfa** hace referencia a materiales extracelulares similares al gel que se depositan entre las células, y está compuesta ante todo por agua y proteoglucanos, pero no por proteínas fibrosas. Los proteoglucanos se encuentran en todos los tejidos conjuntivos y también en la superficie de diversas células.

Los GAG se organizan en cadenas largas no ramificadas y adoptan configuraciones extendidas en solución. La mayor parte de los GAG está sulfatada, y todos tienen varias cargas negativas. El GAG más común es el condroitín sulfato. Otros GAG son hialuronano, queratán sulfato, dermatán sulfato, heparina y heparán sulfato.

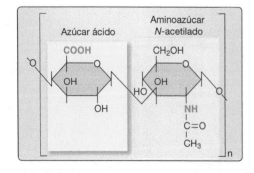

Figura 2-2
Unidad disacárida repetida en los GAG.

1. **Características de los proteoglucanos.** A consecuencia de sus cargas de superficie negativas netas, los GAG se repelen entre sí. En solución, los GAG tienden a deslizarse y alejarse uno de otro, lo que determina la consistencia resbalosa que se asocia con las secreciones mucosas. De igual modo, por efecto de sus cargas negativas, los GAG atraen a los iones de sodio con carga positiva, que se encuentran en solución y forman complejos con las moléculas de agua (fig. 2-3). El sodio hidratado es atraído hacia el interior de la matriz que contiene GAG. Esta inundación acuosa de la matriz genera una presión de volumen (turgencia), a la que equilibra la tensión que ejerce el colágeno, una proteína fibrosa de la ME. De este modo los GAG ayudan a la ME a resistir las fuerzas opuestas de la compresión tisular. La matriz del cartílago que recubre la articulación de la rodilla tiene grandes cantidades de GAG y también es rica en colágeno. Este cartílago es firme y resiste la compresión. Los huesos de la articulación están acojinados por una estructura semejante a un balón de agua formada por los GAG hidratados en el cartílago. Cuando se ejercen fuerzas compresivas sobre él, el agua es forzada a salir y los GAG ocupan un volumen menor (fig. 2-4). Cuando la fuerza de compresión se libera el agua vuelve a entrar, con lo que rehidrata los GAG, parecido a una esponja seca que de inmediato absorbe el agua. Este cambio de hidratación y la capacidad de la ME para recuperarse y rehidratarse con rapidez una vez que el agua ha sido forzada a salir se denominan **resiliencia**. La resiliencia en la ME también se observa en el líquido sinovial y el humor vítreo del ojo (*véase también LIR. Bioquímica,* capítulo 14).

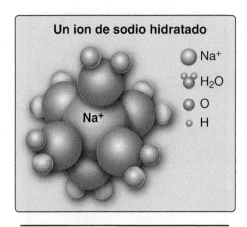

Un ion de sodio hidratado

Na^+
H_2O
O
H

Figura 2-3
Hidratación del sodio.

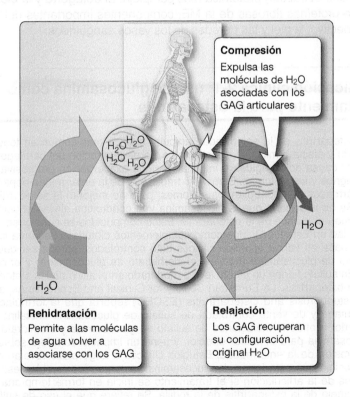

Compresión
Expulsa las moléculas de H_2O asociadas con los GAG articulares

H_2O

H_2O

Rehidratación
Permite a las moléculas de agua volver a asociarse con los GAG

Relajación
Los GAG recuperan su configuración original H_2O

Figura 2-4
Resiliencia de los glucosaminoglucanos (GAG).

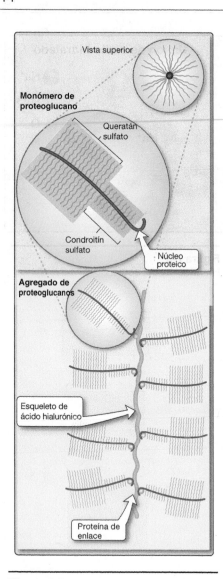

Figura 2-5
Modelo del proteoglucano del cartílago.

2. **Estructura de los proteoglucanos.** En su mayoría, los GAG se unen en un enlace covalente con las proteínas y forman **monómeros de proteoglucanos**, constituidos por una proteína central con cadenas de GAG que se extienden en sentido perpendicular a partir de la proteína central. En los proteoglucanos del cartílago los GAG incluyen condroitín sulfato y queratán sulfato. Los GAG de los monómeros de proteoglucano permanecen separados entre sí por la repulsión de sus cargas. El proteoglucano formado, conocido como **agrecano**, a menudo se describe con un aspecto de "escobillón" o "árbol de abeto" (fig. 2-5). Las cadenas de GAG independiente se asemejan a las cerdas de alambre de un cepillo o a las agujas de un árbol de encino, y la proteína central, a una rama. La porción central del mango del cepillo o el tronco del árbol corresponde al **ácido hialurónico**, un glucosaminoglucano no sulfatado de gran tamaño. Los monómeros individuales de proteoglucanos se unen después al ácido hialurónico, para formar un agregado de proteoglucanos. Esta asociación ocurre ante todo por interacciones iónicas entre la proteína central y el hialuronano, y la estabilizan **proteínas de enlace** más pequeñas.

B. **Proteínas fibrosas**

La segunda categoría de moléculas en la ME son las proteínas fibrosas. En contraste con las proteínas globulares que tienen estructuras compactas que derivan de la estructura secundaria, terciaria o incluso cuaternaria de las proteínas (*véase LIR. Bioquímica*, capítulo 4), las proteínas fibrosas son moléculas extendidas con funciones estructurales en los tejidos. Las proteínas fibrosas están compuestas por tipos específicos de aminoácidos en su secuencia primaria, que se combinan para constituir elementos estructurales secundarios pero carecen de una estructura proteínica más compleja. El **colágeno** y la **elastina** son proteínas fibrosas de la ME, componentes importantes del tejido conectivo, la piel y las paredes de los vasos sanguíneos.

Aplicación clínica 2-1: uso de glucosamina como tratamiento para la osteoartritis

La osteoartritis es la enfermedad articular crónica más común en todo el mundo y afecta a millones de individuos. La degeneración del cartílago articular causa dolor, rigidez e inflamación, con exacerbación progresiva de los signos y los síntomas. El manejo tradicional de la enfermedad depende de fármacos que controlan los síntomas, pero no mejoran la salud articular. Se ha informado que la glucosamina y la condroitina alivian el dolor y detienen el avance de la osteoartritis. Estos compuestos se consiguen con facilidad en Estados Unidos como complementos dietéticos de venta libre. Con base en varios estudios clínicos bien controlados, parece ser que el sulfato de glucosamina (mas no el clorhidrato de glucosamina) y el condroitín sulfato tienen un efecto leve a moderado en el alivio de los síntomas de la osteoartritis. La European Society for Clinical and Economic Aspects of Osteoporosis and Osteoarthritis (ESCEO) reporta que la formulación patentada y de venta controlada de sulfato de glucosamina cristalino es superior a otras formulaciones de sulfato de glucosamina y clorhidrato de glucosamina para controlar el dolor, y tiene un impacto duradero sobre la progresión de la enfermedad. Estudios clínicos a largo plazo revelan que es posible que esta forma de glucosamina postergue los cambios estructurales de la articulación si el tratamiento se inicia en forma temprana en el manejo de la osteoartritis de la rodilla. Se refiere que el uso de sulfato de glucosamina cristalino patentado de venta controlada durante al menos un año disminuye la necesidad de reemplazo articular total durante por lo menos cinco años tras terminar el tratamiento.

1. **Colágeno.** El colágeno es la proteína más abundante en el cuerpo humano, pues constituye cerca de 30% de la masa proteínica corporal total. El colágeno forma fibras proteínicas firmes que resisten las fuerzas de desgarro y es el tipo principal de proteína en huesos, tendones y piel. Los haces de colágeno en los tendones les confieren resistencia. En el hueso, las fibras colágenas están orientadas y forman un ángulo con otras fibras de colágeno para generar resistencia contra una tensión mecánica de desgarro que se aplique desde cualquier dirección. El colágeno está disperso en la ME y provee soporte y fuerza.

   El colágeno es una familia de proteínas, y existen 30 tipos distintos y 46 genes conocidos que codifican cadenas de colágeno. Sin embargo, 90% del colágeno en el cuerpo humano pertenece a los tipos I-V. Los tipos I, II, III, V y XI son colágenos fibrilares cuyos polímeros lineales de fibrillas reflejan el agrupamiento de moléculas individuales de colágeno. El colágeno no fibrilar de tipo IV conforma la lámina basal y es un colágeno que constituye redes y adopta la forma de una malla tridimensional, más que de fibrillas independientes.

   a. **Estructura del colágeno fibrilar.** Las moléculas de colágeno fibrilar están compuestas por tres **cadenas** α polipeptídicas de aminoácidos configuradas en hélice, que se enredan una en torno a otra y forman una triple hélice de colágeno (fig. 2-6).

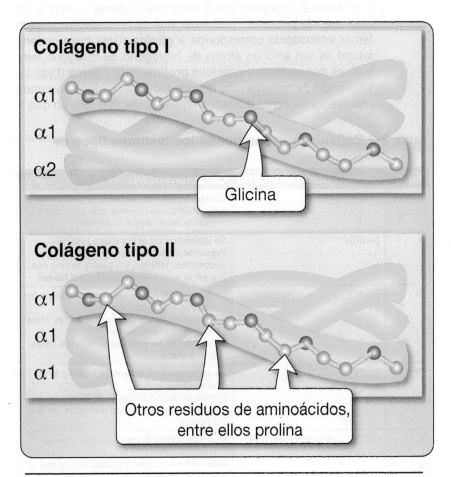

Figura 2-6
Estructura de triple hélice del colágeno.

Tabla 2-1 Genes de las cadenas alfa del colágeno de los tipos I-V

Gen	Nombre
COL1A1	Colágeno tipo I cadena alfa 1
COL1A2	Colágeno tipo I cadena alfa 2
COL2A1	Colágeno tipo II cadena alfa 1
COL3A1	Colágeno tipo III cadena alfa 1
COL4A1	Colágeno tipo IV cadena alfa 1
COL4A2	Colágeno tipo IV cadena alfa 2
COL4A3	Colágeno tipo IV cadena alfa 3
COL4A4	Colágeno tipo IV cadena alfa 4
COL4A5	Colágeno tipo IV cadena alfa 5
COL4A6	Colágeno tipo IV cadena alfa 6
COL5A1	Colágeno tipo V cadena alfa 1
COL5A2	Colágeno tipo V cadena alfa 2
COL5A3	Colágeno tipo V cadena alfa 3

Los genes que codifican las cadenas de colágeno que se encuentran en los tipos I-V de colágeno se muestran en la tabla 2-1. Los distintos tipos de colágeno tienen cadenas α diferentes en combinaciones variables (tabla 2-2). Por ejemplo, el colágeno tipo I tiene dos cadenas α_1 tipo I y una cadena α_2 tipo I, en tanto el colágeno tipo II tiene tres cadenas α_1 tipo II. En la secuencia principal de aminoácidos de las cadenas α, cada tercer aminoácido corresponde a **glicina** (Gly), cuya cadena lateral es tan sólo un átomo de hidrógeno. El colágeno también es rico en los aminoácidos **prolina** (Pro) y **lisina** (Lys). La secuencia de aminoácidos de casi todas las cadenas α puede representarse como unidades repetidas de -X-Y-Gly, en que X

Tabla 2-2 Cadenas que componen los distintos tipos de colágeno

Tipo	Composición catenaria	Características
I	$[\alpha_1(I)]_2[\alpha_2(I)]$	Colágeno más abundante Se identifica en huesos, piel y tendones Presente en el tejido cicatricial
II	$[\alpha_1(II)]_3$	Se identifica en el cartílago hialino Presente en los extremos ventrales de costillas, laringe, tráquea y bronquios, y en la superficie articular del hueso
III	$[\alpha_1(III)]_3$	Colágeno del tejido de granulación en las heridas en cicatrización Se sintetiza antes que la tipo I, más firme Forma fibras reticulares Se identifica en paredes arteriales, intestino y útero
IV	$[\alpha_1(IV)]_2[\alpha_2(IV)]$	Se encuentra en la lámina basal y el cristalino Forma parte del sistema de filtración en los glomérulos de las nefronas, en los riñones
V	$\alpha1[V]_3,\ \alpha_1[V]_2\alpha2[V],\ o\ \alpha1[V]\alpha2[V]\alpha3[V]$	Muy extendido, hueso, dermis y en el tejido placentario También se encuentra asociado al colágeno de tipo I Colágeno fibrilar defectuoso en el síndrome de Ehlers-Danlos clásico

suele ser Pro, y Y es a menudo una forma modificada de Pro o Lys (hidroxiprolina [Hyp] o hidroxilisina [Hyl]). En la triple hélice de colágeno las cadenas laterales pequeñas de hidrógeno de los residuos Gly (los residuos son los aminoácidos en las proteínas) se orientan hacia el interior de la hélice, en un espacio demasiado pequeño para la cadena lateral de cualquier otro aminoácido. Tres cadenas α con esta conformación pueden formar un paquete compacto. Pro también facilita la integración de la conformación helicoidal de cada cadena α debido a que tiene una estructura anular que produce "recodos" en la cadena peptídica. (*Véase también* las estructuras de los aminoácidos en *LIR. Bioquímica*, capítulo 1).

b. **Síntesis del colágeno fibrilar.** Cada cadena polipeptídica del colágeno fibrilar se transduce en los ribosomas unidos a membrana (fig. 2-7). En el evento se hace una modificación inusual en ciertos residuos aminoácidos de Pro y Lys. En reacciones que requieren oxígeno molecular, Fe^{2+} y el agente reductor **vitamina C** (ácido ascórbico), la prolilhidroxilasa y la lisilhidroxilasa catalizan la **hidroxilación** (adición de grupos OH) de Pro y Lys (residuos prolilo y lisilo) en la proteína nueva (fig. 2-8). Por lo tanto, algunos residuos de hidroxilisilo sufren **glucosilación** (se les agregan carbohidratos de forma enzimática).

En el complejo de Golgi, tres cadenas pro-α se ensamblan para constituir una hélice mediante un plegamiento que recuerda a una cremallera. Una vesícula secretoria se desprende entonces del complejo de Golgi, se une a la membrana plasmática y libera las triples hélices de colágeno recién sintetizadas hacia el espacio extracelular. Los propéptidos, porciones pequeñas de cada extremo (C-terminal y N-terminal) de las cadenas re-

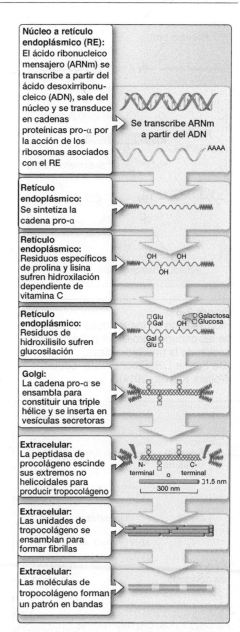

Figura 2-7
Síntesis del colágeno.

Aplicación clínica 2-2: colágeno y envejecimiento

Debido a que el colágeno desempeña una función clave en la estructura de soporte de la piel, si su producción disminuye o su estructura se modifica el aspecto de la piel también cambia. Al tiempo que la piel envejece, la producción de colágeno se hace más lenta. Cuando una persona alcanza aproximadamente 25 años de edad la producción de colágeno ha disminuido. Se estima que en los primeros cinco años después de que una mujer alcanza la menopausia ha perdido 30% de su producción de colágeno. Además, al pasar el tiempo las fibras de colágeno se vuelven rígidas. En teoría, este daño se debe a los radicales libres que se adhieren al colágeno y hacen que sus filamentos se unan entre sí, se engrosen y se resistan en mayor medida al movimiento. Este proceso es la base para la formación de las arrugas y la pérdida de firmeza en la piel madura. En ocasiones se aplican inyecciones de colágeno para restaurar el volumen y reducir el aspecto de las arrugas. Los productos antienvejecimiento a menudo contienen antioxidantes como la vitamina C, que pueden inhibir los radicales libres y ralentizar el daño al colágeno. Otros productos tópicos de venta sin receta contienen colágeno vegetal o animal con la esperanza de que sea absorbido por la piel y restituya el colágeno natural perdido por el envejecimiento. También existen suplementos orales de colágeno, pero lo más probable es que los ácidos del estómago lo destruyan y no sea absorbido por el torrente sanguíneo. Productos tópicos más promisorios contienen retinoides que inhiben la síntesis de las colagenasas, las enzimas que degradan el colágeno. El ácido retinoico disponible en las cremas de prescripción también puede estimular la síntesis de fibras de colágeno nuevas en la piel. Si bien se dispone de cientos de productos de venta libre contra el envejecimiento, éstos contienen ya sea concentraciones mucho menores o ingredientes activos distintos que los disponibles para prescripción. La eficacia de los productos antienvejecimiento de venta libre no está comprobada.

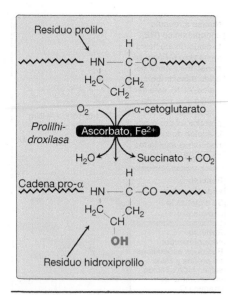

Figura 2-8
Hidroxilación de los residuos de prolina de las cadenas pro-α del colágeno por acción de la prolilhidroxilasa.
(De Ferrier DR. *Biochemistry*. 6th ed. Wolters Kluwer; 2014).

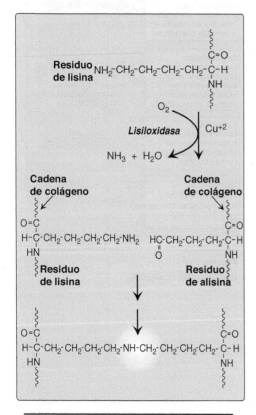

Figura 2-9
Formación de enlaces cruzados en el colágeno. (Nota: la *lisiloxidasa* sufre inhibición irreversible por una toxina de plantas del género *Lathyrus*, lo que induce un trastorno conocido como latirismo.) (De Ferrier, D. R. (2014). *Biochemistry* (6th ed.). Philadelphia, PA: Wolters Kluwer.)

cién sintetizadas, son escindidos por proteasas (como la peptidasa de procolágeno) para formar tropocolágeno. Tienen lugar entonces el autoensamblaje y la formación de enlaces cruzados de las moléculas de **tropocolágeno** para formar **fibrillas de colágeno** maduras. El empaquetamiento de moléculas de colágeno al interior de las fibrillas determina la estructura repetitiva característica, con un patrón en bandas que puede observarse mediante microscopia electrónica.

La disposición fibrilar del colágeno actúa en la enzima **lisiloxidasa**, que modifica los residuos aminoácidos lisilo e hidroxilisilo para formar **alisina** (residuos alisilo) y permitirles formar los enlaces cruzados covalentes que se identifican en las fibras colágenas maduras (fig. 2-9). Esta formación de enlaces cruzados resulta esencial para obtener la fuerza tensil necesaria para el funcionamiento apropiado del tejido conectivo.

2. **Elastina.** La otra proteína fibrosa principal en la ME es la elastina. Las fibras elásticas formadas por elastina permiten a la piel, las arterias y los pulmones elongarse y recuperar su forma sin desgarrarse. La elastina es rica en los aminoácidos glicina, alanina, prolina y lisina. En similitud al colágeno, la elastina contiene hidroxiprolina, si bien sólo en cantidad escasa. En la estructura de la elastina no existen carbohidratos, por lo que no se trata de una glucoproteína.

a. **Síntesis de la elastina.** Las células secretan hacia el espacio extracelular al precursor de la elastina, la tropoelastina. Ésta interactúa entonces con microfibrillas glucoproteínicas, entre ellas la **fibrilina**, que funge como un andamiaje sobre el cual se deposita la tropoelastina. Las cadenas laterales de algunos residuos de lisilo en los polipéptidos de tropoelastina se modifican para formar **alisina**. En el **paso siguiente** las cadenas laterales de tres residuos alisilo y la cadena lateral de un residuo lisilo sin modificar del mismo polipéptido de tropoelastina o uno cercano sufren unión covalente para constituir un **enlace cruzado de desmosina** (fig. 2-10). Así, cuatro cadenas polipeptídicas independientes quedan unidas por un enlace covalente.

b. **Características de la elastina.** La estructura de la elastina es la de una red ahulada interconectada capaz de conferir distensibilidad al tejido que la contiene. Esta estructura se asemeja a un conjunto de ligas que se han atado entre sí, donde los nudos corresponden a los enlaces cruzados de desmosina. Los monómeros de elastina parecen carecer de una estructura proteínica secundaria ordenada, ya que esta fibra puede adoptar distintas configuraciones tanto al estar relajada como al elongarse (fig. 2-11).

C. **Proteínas fibrosas y enfermedad**

Puesto que el colágeno y la elastina desempeñan funciones estructurales importantes en los tejidos, las anomalías de la síntesis de estas proteínas fibrosas pueden inducir estados patológicos. Tanto defectos adquiridos como hereditarios pueden derivar en proteínas fibrosas anómalas que modifican las propiedades físicas del tejido, en ocasiones con consecuencias graves. En otras situaciones las proteínas fibrosas tienen una síntesis apropiada pero se degradan de manera inapropiada, lo que también afecta las características funcionales normales del tejido. Los estados patológicos que se describen más adelante sirven para resaltar la importancia de las proteínas fibrosas normales para la salud de los tejidos y el individuo.

1. **Escorbuto.** La **deficiencia dietética de vitamina C** induce escorbuto, un trastorno que deriva de la síntesis aberrante de colágeno. En ausencia de vitamina C no puede ocurrir la hidroxilación

Aplicación clínica 2-3: escorbuto, pasado y presente

En los siglos anteriores el escorbuto era una enfermedad que asolaba a los marineros que pasaban muchos meses en el mar. Ellos comenzaron a llevar limas en los barcos para contar con una fuente de vitamina C durante los viajes prolongados. Si bien mucho menos común en el siglo XXI, el escorbuto aún existe, incluso en sociedades industrializadas. Éste se identifica sobre todo en personas indigentes, adultos mayores que viven solos y preparan sus propios alimentos, personas con problemas dentales, individuos con alcoholismo y en aquellos que siguen dietas rápidas. Otras personas quizá evitan el consumo de frutas y vegetales, fuentes dietéticas de vitamina C, debido a la percepción de alergias o intolerancias alimentarias. El escorbuto es menos común en la población pediátrica. Sin embargo, los signos de escorbuto en los niños pueden simular los del maltrato infantil, toda vez que los huesos en desarrollo muestran los efectos del escorbuto en mayor medida que los del adulto. De hecho, el escorbuto puede ocurrir como consecuencia de la negligencia de los progenitores al no proveer alimentos apropiados a los niños. Debido a que en la actualidad la deficiencia de vitamina C suele acompañarse de deficiencias de otros nutrimentos esenciales su diagnóstico puede retrasarse.

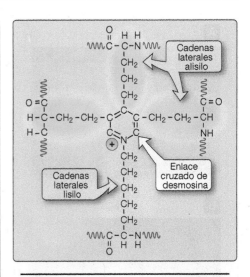

Figura 2-10
Enlace cruzado de desmosina en la elastina.

de los residuos prolilo y lisilo, lo que da origen a cadenas pro-α defectuosas incapaces de formar una triple hélice estable. Estas cadenas pro-α de colágeno anormales se degradan en la célula. Como consecuencia de la deficiencia de vitamina C, existe menos colágeno funcional normal disponible para sustituir al colágeno que ha alcanzado el final de su vida funcional. Por ende, existe menos colágeno para proveer fuerza y estabilidad a los tejidos. Los vasos sanguíneos se vuelven frágiles, se presenta formación de equimosis, la cicatrización de las heridas se vuelve lenta, y se presentan hemorragia gingival y pérdida de piezas dentales (fig. 2-12A).

2. **Osteogénesis imperfecta.** En contraste con la deficiencia adquirida de colágeno en el escorbuto, los defectos de esta fibra causada por mutaciones en un gen del colágeno afectan a los individuos durante toda su vida. La osteogénesis imperfecta (OI) es una familia de trastornos de la colágena que se ha denominado "enfermedad de los huesos frágiles" debido a que los individuos afectados tienen huesos débiles que se fracturan con facilidad (fig. 2-12B). Entre 1:10 000 y 1:20 000 individuos en todo el mundo están afectados, y entre 25 000 y 50 000 personas en Estados Unidos padecen OI. Una mutación del gen del colágeno puede dar lugar a una menor producción de colágeno o a un colágeno anormal. Hoy se reconocen al menos 19 formas de OI, aunque las características de las distintas formas se superponen. Del total de los casos, 90% están causados por defectos en el colágeno I, por mutación en los genes *COL1A1* o *COL1A2*.

La forma más común es la OI tipo I, que es también la más leve y, según se calcula, ocurre en 1 de cada 30 000 nacidos vivos. En la OI de tipo I se produce menos colágeno de tipo 1, aunque su estructura es normal. Las personas afectadas tienen huesos que se fracturan con facilidad, sobre todo antes de la pubertad. Las escleróticas (blanco de los ojos) suelen tener coloración azul grisácea en las personas con OI de tipo I y otras formas de OI, porque las venas asoman cuando la concentración de colágeno es baja. También es probable que las personas afectadas presenten una curvatura de la columna vertebral y pérdida de audición.

En los tipos II, III y IV de OI, las mutaciones en *COL1A1* o *COL1A2* dan lugar a una estructura anormal del colágeno de tipo I. El tipo II es letal antes o poco después del nacimiento y se observa en aproximadamente 1 de cada 60 000 nacimientos. Los niños con OI de tipo II tienen extremidades anormalmente cortas, escle-

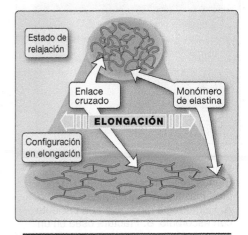

Figura 2-11
Conformación de la elastina en relajación y estiramiento.

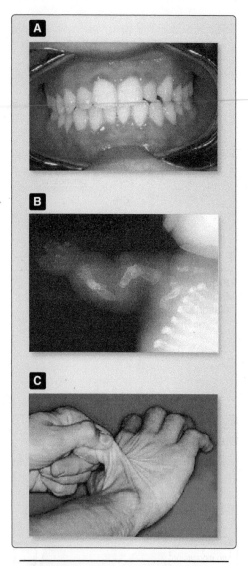

Figura 2-12
Signos de trastornos en que existen
proteínas fibrosas anómalas.
A. Hemorragia gingival en un paciente
con escorbuto. **B.** Fractura ósea en un
paciente con osteogénesis imperfecta.
C. Piel distensible en un individuo con
síndrome de Ehlers-Danlos.

rótica azul, costillas malformadas y huesos largos, y a menudo presentan numerosas fracturas óseas al nacer. Sus pulmones están poco desarrollados y un tórax anormalmente pequeño, lo que provoca insuficiencia respiratoria. La OI tipo III se caracteriza por huesos frágiles y malformados, que empeoran con la edad. Se produce baja estatura, curvatura de la columna vertebral (escoliosis y cifosis) y problemas respiratorios. A veces se describe un aspecto facial triangular, debido a una frente prominente (prominencia frontal) y una mandíbula anormalmente pequeña (micrognatia). A veces, también se observan deficiencias auditivas y dientes quebradizos y descoloridos (dentinogénesis imperfecta). Las personas con OI de tipo IV experimentan fracturas óseas principalmente antes de la pubertad. Suelen tener una estatura más baja de lo normal, deformidad ósea de leve a moderada, cara triangular y tendencia a la curvatura de la columna vertebral.

Aunque se considera que la mayoría de los tipos de OI tienen patrones de herencia autosómica dominante porque sólo se produce la mutación en un alelo, en tanto que la otra copia la versión de tipo natural o normal, la mayoría de las personas con OI de tipo I y IV tienen un progenitor que también padece la enfermedad. Se cree que la mutación *de novo* se produce en los tipos II y III de OI, en los que ninguno de los progenitores de un niño afectado con OI de tipo II o III presenta signos o síntomas de OI.

3. **Síndrome de Ehlers-Danlos.** El síndrome de Ehlers-Danlos (SED) corresponde a un grupo de trastornos que suelen deberse a defectos hereditarios en la estructura, la síntesis o el procesamiento del colágeno fibrilar. El sistema de clasificación actual reconoce 13 subtipos, cada uno de los cuales cuenta con un conjunto de criterios clínicos que ayudan a orientar el diagnóstico. Existe un solapamiento significativo de signos y síntomas entre los subtipos. La mayoría de los tipos de SED se heredan como rasgos autosómicos dominantes. Las articulaciones con flexibilidad y laxitud anómalas, que permiten un arco de movimiento que rebasa el normal, y la piel y los vasos sanguíneos distensibles pero en extremo frágiles son sus características (fig. 2-12C).

El SED hipermóvil, seguido por el SED clásico, son los más comunes. La variante clásica se caracteriza por una piel frágil muy elástica que se magulla con facilidad, cicatrices atróficas e hipermovilidad generalizada. La forma clásica del SED es el resultado de una mutación en los genes *COL5A1* o *COL5A2* que codifican el colágeno de tipo V y se hereda como un rasgo autosómico dominante. La forma de hipermovilidad también tiene un patrón de herencia autosómico, pero tiene una base genética molecular desconocida y se caracteriza por hipermovilidad articular tanto en las articulaciones grandes como en las pequeñas, lo que puede provocar luxaciones y subluxaciones articulares recurrentes.

4. **Síndrome de Marfan.** Otro trastorno que se hereda como un rasgo autosómico dominante es el síndrome de Marfan. En este trastorno ocurre una mutación en el gen *FBN1* que codifica a la proteína fibrilina tipo 1, esencial para el mantenimiento de las fibras de elastina. Debido a que la elastina se distribuye en todo el organismo y es en particular abundante en la aorta, los ligamentos y ciertas estructuras del ojo, estos sitios son los más afectados en las personas con síndrome de Marfan. Muchos de estos individuos presentan anomalías oculares y miopía, además de anomalías en la aorta. También tienen extremidades y dedos largos, talla alta, escoliosis (desviación de la columna de lado a lado o de adelante a atrás) o cifosis (flexión excesiva de la región

superior de la columna vertebral), movilidad articular anómala, e hiperextensibilidad de manos, pies, codos y rodillas.

5. **Deficiencia de antitripsina α_1.** La deficiencia de antitripsina α_1 también está relacionada con la elastina (fig. 2-13). Éste es un trastorno autosómico dominante generado por la mutación en el gen *A1AT*. El resultado es una insuficiencia de la proteína inhibidora de la proteasa, antitripsina $\alpha1$, que en condiciones normales regula las acciones de la elastasa, una enzima que degrada la elastina. En los pulmones de todos los individuos los alveolos (sacos de aire pequeños) se exponen de manera crónica a concentraciones bajas de elastasa neutrofílica, a la cual liberan los neutrófilos activados. No obstante, esta enzima destructiva suele ser inhibida por la antitripsina α_1, también denominada inhibidor de proteasa α_1 y antiproteasa α_1, el inhibidor fisiológico más importante de la elastasa neutrofílica. Las personas con deficiencia de antitripsina α_1 tienen una menor capacidad para inhibir a la elastasa en el pulmón. Debido a que el tejido pulmonar no puede regenerarse, la destrucción de los tejidos conectivos de las paredes alveolares no se repara y se genera enfermedad. Por lo regular los individuos afectados se presentan con síntomas de neumopatía entre los 20 y 50 años de edad. Al inicio pueden experimentar disnea tras realizar actividad física leve, pero el trastorno suele evolucionar al enfisema, donde los alveolos pulmonares sufren daño irreversible. El humo del tabaco acelera el daño pulmonar en los individuos afectados. En Estados Unidos se calcula que entre 2 y 5% de los pacientes con enfisema cuenta con un defecto hereditario de la antitripsina α_1 (*véase también LIR. Bioquímica*, capítulo 4).

D. Proteínas de adhesión

La última categoría de componentes de la ME corresponde a proteínas que unen y organizan a esta estructura, y que también enlazan con ella a las células. La **fibronectina** y la **laminina** son glucoproteínas de adhesión secretadas por células hacia el espacio extracelular. La fibronectina es la proteína de adhesión principal en los tejidos conectivos, en tanto la laminina es la proteína de adhesión principal en los tejidos epiteliales. Ambas se consideran proteínas multifuncionales, ya que cuentan con tres dominios de unión distintos que las unen a proteoglucanos y colágeno y a las superficies celulares a través de moléculas de adhesión celular de la familia de las integrinas (*véase* fig. 2-17D) que se extienden hacia el exterior desde la membrana plasmática (fig. 2-14). Por medio de sus interacciones con la fibronectina o la laminina los proteoglucanos y el colágeno se enlazan entre sí y a la superficie celular. Así, las proteínas de adhesión unen los componentes de la ME entre sí y fijan las células a la ME.

E. Degradación y remodelamiento de la ME

La ME es muy dinámica y sufre remodelamiento, con depósito, degradación y modificación de sus componentes. El remodelamiento permite procesos que incluyen regular la diferenciación celular, establecer nichos de células troncales, reparar heridas y el remodelamiento del hueso. Las enzimas implicadas en el remodelamiento de la ME incluyen a las familias de metaloproteinasas, la metaloproteinasa de la matriz (**MMP**), las proteasas transmembrana conocidas como **ADAM** (una desintegrina y metaloproteinasas) y las proteasas secretadas relacionadas **ADAMTS** (ADAM con dominio de tromboespondina). Algunas proteasas de la serina también degradan los componentes proteínicos adhesivos de la ME. Si bien algunas MMP

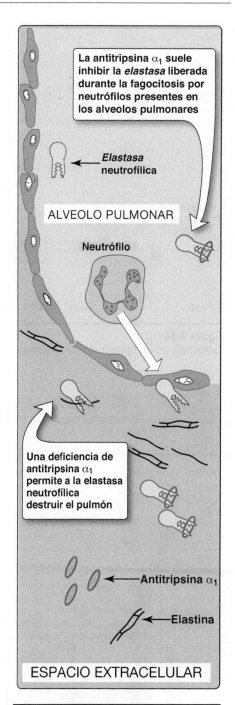

La antitripsina α_1 suele inhibir la *elastasa* liberada durante la fagocitosis por neutrófilos presentes en los alveolos pulmonares

Elastasa neutrofílica

ALVEOLO PULMONAR

Neutrófilo

Una deficiencia de antitripsina α_1 permite a la elastasa neutrofílica destruir el pulmón

Antitripsina α_1

Elastina

ESPACIO EXTRACELULAR

Figura 2-13
Destrucción del tejido alveolar por la *elastasa* liberada de los neutrófilos, activados en parte por la respuesta inmunitaria contra patógenos de transmisión aérea. (De Ferrier DR. *Biochemistry*. 6th ed. Wolters Kluwer; 2014).

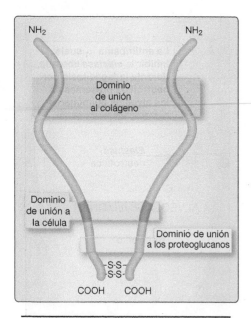

Figura 2-14
Estructura de un dímero de fibronectina.

tienen como blanco componentes de la ME, incluidos proteoglucanos y proteínas de adhesión, otras degradan el colágeno. Varios miembros de la familia ADAMTS degradan proteoglucanos, en tanto otros están implicados en el remodelamiento del colágeno. Los inhibidores tisulares de las metaloproteinasas (**TIMP**) suelen regular la función de metaloproteinasas específicas.

Si la ME no se remodela en forma apropiada y se alteran las dinámicas tisulares pueden existir consecuencias patológicas. La expresión excesiva de las MMP, así como las mutaciones que generan falta de función de estas enzimas o las ADAMT, pueden causar alteraciones del remodelamiento de la ME. Las consecuencias incluyen alteraciones de la diferenciación celular, proliferación celular y muerte celular, al igual que procesos patológicos como fibrosis tisular y cáncer. La destrucción patológica del cartílago y el hueso en las articulaciones en pacientes con osteoartritis y artritis reumatoide ocurre en parte por la expresión excesiva de metaloproteinasas.

III. ADHESIÓN CELULAR

Las adhesiones entre las células y la ME y de las células entre sí están mediadas por proteínas ancladas a la membrana plasmática denominadas **moléculas de adhesión celular**. Conjuntos de moléculas de adhesión forman **uniones celulares** que enlazan entre sí a las células en los tejidos. Existe un reconocimiento creciente en torno a que la adhesión está implicada en la patogenia de muchas enfermedades distintas, entre ellas infecciones virales, afección cardiovascular, así como enfermedad ósea y articular. Desarrollar un mayor conocimiento del proceso fundamental de adhesión celular permitirá un entendimiento más preciso de patologías tan diversas.

A. Adhesión en los tejidos en desarrollo

Muchos tejidos, entre ellos casi todos los epiteliales, se desarrollan a partir de un precursor, la célula fundadora que se divide para producir copias de sí misma. Estas células de formación reciente permanecen unidas a la ME, a otras células o a ambas gracias a la adhesión celular (fig. 2-15). Un tejido en crecimiento puede formarse debido a que las células que lo constituyen permanecen unidas y no viajan a otro lado. La adhesión selectiva resulta esencial para el desarrollo de los tejidos con orígenes complejos. La migración de las células también es necesaria en estas situaciones. Una población de células invade a otra y se adhiere de manera selectiva a ella y, quizá, a otros tipos de células para integrar el tejido.

B. Uniones celulares

Incluso en los tejidos maduros la estructura y la estabilidad se mantienen en forma activa mediante adhesiones celulares selectivas. Estas adhesiones son formadas por las células, y sufren calibración fina y ajuste en forma constante. Las células en los tejidos se adhieren a otras mediante regiones especializadas conocidas como **uniones celulares**, que se clasifican con base en su función (fig. 2-16). Por ejemplo, las barreras físicas entre una célula y otra se forman mediante **uniones estrechas u ocluyentes** (también denominadas *zonulae occludentes*). Los **desmosomas o uniones de anclaje** (también denominados *maculae adherentes*) y las **uniones adherentes** (también denominadas *zonulae adherentes*) actúan para acoplar células vecinas entre sí al interactuar con componentes del citoesqueleto (filamentos intermedios y actina), el marco interno o andamiaje dentro de las células (*véase* el capítulo 4). Los **hemidesmosomas** vinculan a los filamentos intermedios del citoesqueleto con la lámina basal. Por último, las **uniones en brecha o comunicantes** (también

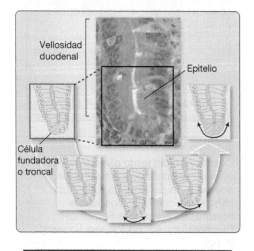

Figura 2-15
Adhesión celular durante el desarrollo del tejido epitelial.

denominadas nexos) permiten la transferencia de señales entre las células. Las uniones celulares son importantes para mantener la estructura del tejido, así como su integridad. Están compuestas por una serie de moléculas de adhesión celular independientes.

C. Moléculas de adhesión celular

Las moléculas de adhesión celular median la adhesión selectiva entre células y entre éstas y la ME. En todos los casos son **proteínas transmembrana** incluidas en las membranas plasmáticas de las células. Se extienden desde el citoplasma y atraviesan la membrana plasmática hasta llegar al espacio extracelular. En el espacio extracelular se unen de manera específica a sus ligandos. Los ligandos pueden ser moléculas de adhesión celular en otras células, ciertas moléculas en la superficie de otras células o componentes de la ME. Las interacciones entre moléculas de adhesión específicas son importantes para la adhesión durante el desarrollo y también median la migración celular. En la adhesión entre células actúan cuatro familias de moléculas de adhesión: las **cadherinas**, las **selectinas**, la **superfamilia de las inmunoglobulinas** y las **integrinas** (tabla 2-3). Las integrinas también participan en la adhesión entre las células y la ME (*véase LIR. Inmunología*, capítulo 13).

1. **Cadherinas.** Las moléculas de adhesión celular que son importantes para sostener juntas las células con el fin de mantener la integridad del tejido son las cadherinas (fig. 2-17A). Estas proteínas transmembrana de enlace contienen dominios extracelulares que se unen a una cadherina en otra célula. Las cadherinas también cuentan con dominios intracelulares que se unen a proteínas de enlace de la familia de la **catenina**, que se unen al citoesqueleto de actina, el andamiaje interno del citoplasma (*véase* capítulo 4). De este modo, cuando dos células se enlazan mediante cadherinas sus citoesqueletos internos de actina también se vinculan en forma indirecta. Se requiere **calcio** para que una cadherina se una a otra. La adhesión mediada por cadherinas es duradera e importante para mantener la estructura celular.

2. **Selectinas.** Otras moléculas de adhesión median uniones más transitorias entre células. Por ejemplo, las selectinas son en particular importantes en el sistema inmunitario para la mediación de la migración leucocitaria hasta áreas de inflamación. Las selectinas se denominan con base en su **"lectina"** o dominio de unión a carbohidratos en la porción extracelular de su estructura (fig. 2-17B). Una selectina en una célula interactúa con un ligando que contiene carbohidratos en otra célula.

3. **Superfamilia de las inmunoglobulinas.** Otra familia de moléculas de adhesión entre células debe su nombre a que comparte características estructurales con las inmunoglobulinas (anticuerpos). Las moléculas de adhesión que pertenecen a la superfamilia de las inmunoglobulinas afinan y regulan las adhesiones entre células (fig. 2-17C). Algunos miembros de la superfamilia de las inmunoglobulinas facilitan la adhesión leucocitaria a las células endoteliales que cubren los vasos sanguíneos durante la lesión y el estrés. Los ligandos para esta familia de moléculas de adhesión incluyen a otros miembros de la superfamilia de las inmunoglobulinas, así como a las integrinas.

4. **Integrinas.** Las integrinas son moléculas de adhesión capaces de mediar tanto la adhesión entre células como entre éstas y la ME. Los miembros de esta familia de proteínas heterodiméricas

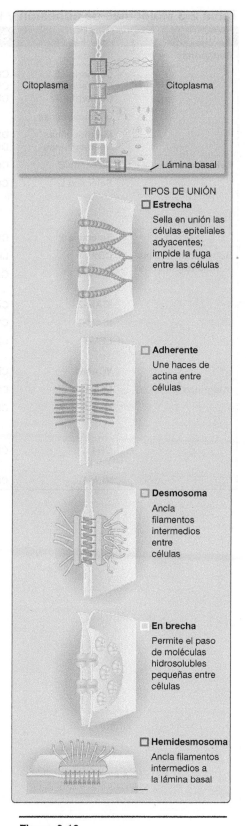

Citoplasma   Citoplasma

Lámina basal

TIPOS DE UNIÓN

☐ **Estrecha**

Sella en unión las células epiteliales adyacentes; impide la fuga entre las células

☐ **Adherente**

Une haces de actina entre células

☐ **Desmosoma**

Ancla filamentos intermedios entre células

☐ **En brecha**

Permite el paso de moléculas hidrosolubles pequeñas entre células

☐ **Hemidesmosoma**

Ancla filamentos intermedios a la lámina basal

Figura 2-16
Tipos de uniones celulares.

Tabla 2-3 Moléculas de adhesión y ligandos

Familia	Nombre	Sinónimo(s)	Expresadas en	Ligando(s)
Cadherinas	Clásicas			
	Cadherina E Cadherina N Cadherina P	CDH1 CDH2 CDH3	Tejido epitelial Neuronas Placenta	Cadherina E Cadherina N Cadherina P
	Desmosómicas			
	Desmocolinas Desmogleínas	DSC1, 2, 3 DSG1, 2, 3	Tejido epitelial Tejido epitelial	Desmocolinas Desmogleínas
Selectinas	Selectina E	CD62E	Endotelio activado	Sialil Lewis X
	Selectina L	CD62L	Leucocitos	CB34 GlyCAM-1 MadCAM-1 Sialil Lewis X sulfatado
	Selectina P	CD62P	Plaquetas, endotelio activado	Sialil Lewis X, PSGL-1
Superfamilia de las inmunoglobulinas	CD2	LFA-2	Células T	LFA-3
	ICAM-1	CD54	Endotelio activado, linfocitos, células dendríticas	LFA-1 Mac-1
	ICAM-2	CD102	Células dendríticas	LFA-1
	ICAM-3	CD50	Linfocitos	LFA-1
	LFA-3	CD58	Células presentadoras de antígeno, linfocitos	CD2
	VCAM-1	CD106	Endotelio activado	VLA-4
Integrinas	LFA-1	CD11a:CD18	Fagocitos, neutrófilos, células T	ICAM-1, -2, -3
	Mac-1	CD11b:CD18	Neutrófilos, macrófagos, monocitos	ICAM-1 iC3b Fibrinógeno
	CR4	CD11c:CD18	Células dendríticas, neutrófilos, macrófagos	iC3b
	VLA-4	CD49d:CD29	Linfocitos, macrófagos, monocitos	VCAM-1

homólogas transmembrana se unen a sus ligandos con afinidad más bien baja; interacciones múltiples de adhesión débil caracterizan la unión y la función de las integrinas. Las integrinas están constituidas por dos cadenas transmembrana, α y β (fig. 2-17D). En la actualidad se conocen por lo menos 19 cadenas α y ocho β. Distintas cadenas α y β se combinan para producir integrinas con propiedades de enlace distintas. La subunidad de tipo β_2 se expresa sólo en los leucocitos (células blancas de la sangre).

a. Ligandos. Cuando las integrinas median las adhesiones entre células, sus ligandos son miembros de la superfamilia de las inmunoglobulinas. Cuando las integrinas unen una célula a la ME es común que el colágeno y la fibronectina funjan como sus ligandos. El dominio de unión celular de una molécula de fibronectina es su sitio de unión a la integrina. Los dominios extracelulares de las integrinas se unen a los componentes de la ME por medio del reconocimiento de un grupo de tres residuos de aminoácidos, arginina, glicina y ácido aspártico, conocidos como **tripéptido RGD** (siglas que se integran a partir de las abreviaturas de una letra para cada uno de los tres aminoácidos). Esta unión desencadena cambios en los dominios citoplasmáticos de las integrinas, lo que altera su interacción con las proteínas del citoesqueleto y/u otras que regulan la adhesión celular, el crecimiento y la migración. Las porciones intracelulares de casi todas las integrinas están unidas a haces de filamentos de actina del citoesqueleto. Así, las integrinas median las interacciones entre el citoesqueleto, al interior de la célula, y la ME que circunda a esta última.

b. **Señalización.** Las señales que se generan dentro de la célula pueden modificar el estado de activación de ciertas integrinas, lo que altera su afinidad por sus ligandos extracelulares. Por lo tanto, las integrinas tienen una capacidad única para enviar señales a través de la membrana plasmática en ambas direcciones, un proceso denominado **señalización de salida y de entrada**.

D. Adhesión y enfermedad

La expresión y la función normales de las moléculas de adhesión son necesarias para mantener la salud y la defensa contra la enfermedad. Cuando estas interacciones entre células, entre células y matriz, o ambas, se interrumpen o alteran pueden desencadenarse procesos patológicos. El tráfico o movimiento de las células inmunitarias hacia un sitio de inflamación en un tejido depende de las moléculas de adhesión en los leucocitos, al igual que en el endotelio. La expresión anómala de las moléculas de adhesión interrumpe este proceso. Sin embargo, las moléculas de adhesión también pueden ser explotadas por agentes infecciosos y procesos patológicos. El incremento de la expresión de moléculas de adhesión puede contribuir a trastornos inflamatorios, entre otros asma y artritis reumatoide.

1. **Extravasación (migración celular desde el torrente sanguíneo hasta el tejido).** Cuando un leucocito del sistema inmunitario responde a un agente infeccioso en el tejido, sus moléculas de adhesión deben encontrar sus ligandos y facilitar ese desplazamiento de la célula desde la sangre hasta el tejido (*véase también LIR. Inmunología*, fig. 13-3).

   a. **Pasos.** En este proceso una selectina en los leucocitos se une a su ligando, a menudo un miembro de la superfamilia de las inmunoglobulinas en la superficie de una célula endotelial. Le sigue entonces el **"rodamiento"** del leucocito a lo largo del endotelio del vaso sanguíneo (fig. 2-18). La **activación** de una integrina en el mismo leucocito ocurre por un mecanismo de salida desencadenado por la señalización generada por la selectina que interactúa con su ligando. La integrina activada puede entonces unirse a su ligando en el endotelio, lo que genera una **detención firme** del leucocito. A esto le sigue la **diapedesis**, o paso por la capa endotelial, y la **extravasación**, o ingreso del leucocito al tejido. La compresión de estos tres pasos tradicionales de rodamiento, activación y unión firme se enriqueció y refinó en fecha reciente. Rodamiento lento, fortalecimiento de la adhesión, arrastre intraluminal, así como migración paracelular y transcelular se reconocen ahora como pasos independientes adicionales.

   b. **Formación de estrías lipídicas.** Este mismo proceso general que permite a las células del sistema inmunitario alcanzar el sitio de infección tisular también permite la **formación de estrías lipídicas**, uno de los primeros cambios patológicos en la enfermedad cardiovascular. El proceso ateroesclerótico inicia con una lesión en el recubrimiento interno del vaso sanguíneo, el endotelio. Los monocitos se unen al endotelio lesionado por

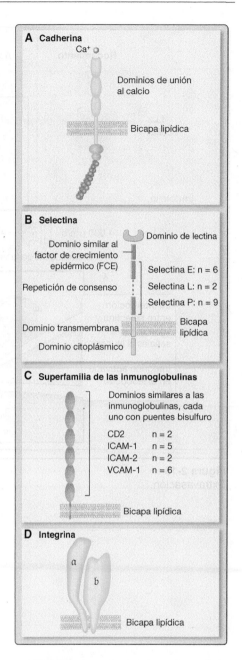

Figura 2-17
Estructura de una molécula de adhesión. **A.** Cadherina. **B.** Selectina. **C.** Superfamilia de las inmunoglobulinas. **D.** Integrina.

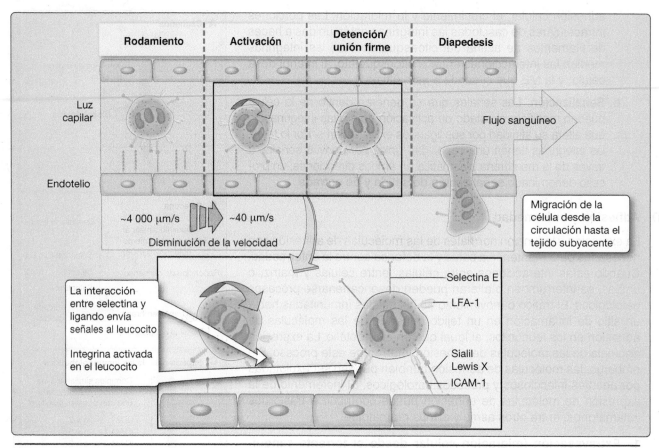

Figura 2-18
Extravasación.

un proceso dependiente de moléculas de adhesión, y luego sufren diapedesis y extravasación hacia el subendotelio. Ahí engloban los lípidos excesivos para convertirse en células espumosas. Las células espumosas se acumulan en la pared del vaso sanguíneo, y forman la placa que se calcifica. Como consecuencia puede ocurrir restricción del flujo sanguíneo (*véase también LIR. Bioquímica*, 8ª edición, fig. 18-23).

2. **Defectos de las moléculas de adhesión.** La expresión anómala de ciertas moléculas de adhesión puede impedir el tráfico de los leucocitos hasta los sitios de infección. Las anomalías de la expresión de otras moléculas de adhesión pueden tener como consecuencia la alteración de la estructura tisular normal. En ambas situaciones la salud del individuo se compromete.

a. **Transformación epiteliomesenquimatosa.** La transformación epiteliomesenquimatosa (TEM) ocurre cuando las células epiteliales sufren cambios en su adhesión y polaridad. Si bien esto se observa en la embriogénesis, también es una característica común en la evolución del cáncer. La TEM permite que los cánceres adquieran propiedades migratorias e invasivas. Se piensa que los cambios de la expresión o la función de las moléculas de adhesión están implicados en la progresión del cáncer. La mayor parte de los cánceres se origina a partir del tejido epitelial, y la cadherina E es de gran importancia para la organización del epitelio. La función de la cadherina E está alterada en casi todos los tumores epiteliales. Los estudios han demostrado que esta pérdida de adhesión entre células mediada por cadherina E ocurre durante el desarrollo del tumor y también se requiere para la diseminación tumoral subsecuente o metástasis. Debido a que la principal causa de muerte en personas con cáncer es la diseminación metastásica de las células tumorales hay una extensa investigación enfocada en comprender los mecanismos moleculares de adhesión celular y la señalización en este proceso.

b. Deficiencia de adhesión leucocitaria. La relevancia de las moléculas de adhesión funcionales en la salud se hace evidente en la **deficiencia de adhesión leucocitaria** (DAL) tipo I, una inmunodeficiencia rara pero relevante. En contraste con los cambios en las moléculas de adhesión en una fase posterior de la vida que pueden ocurrir en la progresión del cáncer, la DAL es un defecto hereditario de la **subunidad β_2 de las integrinas**, que por lo regular se expresa de manera exclusiva en los leucocitos. Por lo tanto, los leucocitos tienen una capacidad limitada para alcanzar los sitios de infección, lo que trae consigo infecciones bacterianas recurrentes. Las personas con DAL no suelen sobrevivir más allá de los dos años de edad.

c. Pénfigo. Otra enfermedad que implica defectos de las moléculas de adhesión es el pénfigo, en el que se desarrollan ámpulas como consecuencia de una adhesión fallida entre células. El pénfigo es un trastorno autoinmunitario que se caracteriza por la destrucción de las adhesiones celulares mediadas por cadherina. Existen tres tipos de pénfigo que varían en gravedad. Todas las variantes son causadas por autoanticuerpos que se unen a proteínas de una subfamilia de las cadherinas, conocidas como **desmogleínas**. Los anticuerpos que se unen a las desmogleínas impiden su función en la adhesión celular. Así, las células epidérmicas adyacentes son incapaces de adherirse entre sí y se desarrollan ámpulas (el **penfigoide** es un grupo de trastornos ampulosos relacionados en que autoanticuerpos contra proteínas de los hemidesmosomas comprometen la fijación de las células a la lámina basal subyacente).

3. **Incremento de la expresión de moléculas de adhesión e inflamación.** La expresión de un número mayor que el usual de moléculas de adhesión por célula puede derivar en una mayor migración de las células hacia una región e inducir una inflamación inapropiada.

a. Asma. Si una inflamación inapropiada se cronifica, como en el asma, descubrir el origen de la inflamación persistente es un paso importante para la prevención. En el asma las vías respiratorias se contraen e inflaman. Las crisis son a menudo desencadenadas por infecciones virales. La ICAM-1, miembro de la superfamilia de las inmunoglobulinas que suelen facilitar la

---

Aplicación clínica 2-4: variantes del pénfigo

El pénfigo vulgar, el pénfigo foliáceo y el pénfigo paraneoplásico son las tres variantes de enfermedades ampulosas conocidas en conjunto como pénfigo. El pénfigo vulgar es el más común y se caracteriza por la formación de ámpulas orales. El pénfigo foliáceo es el menos grave; se caracteriza por la formación de ámpulas costrosas en piel cabelluda, pecho, espalda y cara, y a menudo se diagnostica en forma errónea como eccema o dermatitis. La variedad menos común y más grave de pénfigo es la maligna, el pénfigo paraneoplásico, que suele identificarse a la par de otra afección maligna. En los individuos afectados aparecen ámpulas muy dolorosas en boca, labios y esófago. En esta variante más grave también puede ocurrir una destrucción letal de los alveolos en el tejido pulmonar.

adhesión entre las células endoteliales y los leucocitos tras la lesión o el estrés, está implicada en la patogenia del asma. En las vías respiratorias de individuos con asma se observa incremento de la expresión de ICAM-1. Esto permite que un número inapropiadamente alto de células inmunitarias migre al sitio, lo que estimula la inflamación crónica.

b. **Artritis reumatoide.** La patogenia de otro trastorno inflamatorio, la artritis reumatoide, también puede incluir una mayor expresión de moléculas de adhesión. En este trastorno autoinmunitario las células del hueso tienen una mayor expresión de moléculas de adhesión. En la artritis reumatoide la inflamación sinovial se asocia con una mayor adhesión leucocitaria. Se ha demostrado la implicación selectiva de la integrina LFA-1 y de ICAM-2. La inhibición de ciertas moléculas de adhesión es una terapia potencial para la artritis reumatoide.

4. **Moléculas de adhesión como receptores de agentes infecciosos.** Las moléculas de adhesión pueden facilitar la inflamación y la infección por otro mecanismo adicional. Debido a que las moléculas de adhesión tienen una amplia expresión en las células humanas, y puesto que los virus necesitan una proteína de unión en el hospedero para iniciar la infección, las moléculas de adhesión pueden en ocasiones desempeñar esta función. La misma molécula ICAM-1 que media la adhesión de los leucocitos a las células endoteliales también se utiliza como receptor por el grupo principal de rinovirus, el agente etiológico más importante del resfriado común. De igual manera, las infecciones por rinovirus son una causa importante de exacerbaciones del asma. El bloqueo de ICAM-1 puede ser una estrategia terapéutica para impedir las infecciones por rinovirus.

Resumen del capítulo

- Los tejidos están compuestos por células y macromoléculas extracelulares que son producidas por las células del tejido. Una porción sustancial del volumen tisular está ocupada por ME.
- La ME contiene proteoglucanos, proteínas fibrosas y proteínas de adhesión.
- Los proteoglucanos están compuestos por glucosaminoglucanos y proteínas de enlace pequeñas. Aportan resiliencia y resistencia ante las fuerzas de compresión.
- Las proteínas fibrosas incluyen el colágeno y la elastina. El colágeno forma fibras firmes que resisten las fuerzas de cizallamiento. La elastina permite a los tejidos elongarse y recuperar su forma sin desgarrarse.

Las anomalías en las proteínas fibrosas generan:

- ○ Escorbuto: anomalías de la síntesis de colágeno secundarias a carencia de vitamina C en la dieta.
- ○ Osteogénesis imperfecta: trastornos hereditarios del colágeno que se caracterizan por huesos débiles.
- ○ Síndrome de Ehlers-Danlos: se caracteriza por articulaciones hiperlaxas y piel hiperextensible.
- ○ Síndrome de Marfan: la fibrina 1 defectuosa compromete el mantenimiento de la elastina y trae consigo defectos en aorta, ojo y esqueleto.
- ○ Deficiencia de antitripsina α_1: predispone a los individuos al enfisema. Los efectos proteolíticos de la elastasa sobre la elastina carecen de restricción cuando existe una cantidad insuficiente de antitripsina α_1.
- La ME se mantiene en remodelamiento continuo, regulado por la actividad de las metaloproteinasas de la matriz.
- La adhesión celular es necesaria para una estructura tisular normal.
- Las uniones celulares están compuestas por moléculas de adhesión que median la unión entre células y entre éstas y la ME. Las **familias de células de adhesión** incluyen las siguientes:

Resumen del capítulo (continuación)

○ Cadherinas: se unen a las cadherinas de otras células para proveer una adhesión duradera entre las células en los tejidos.
○ Selectinas: se unen a ligandos que contienen carbohidratos en otras células y median el movimiento de los leucocitos.
○ Miembros de la superfamilia de las inmunoglobulinas: afinan y regulan las adhesiones entre células.
○ Integrinas: median las adhesiones tanto entre células como entre éstas y la ME.
• El compromiso de la adhesión celular puede inducir enfermedad.
• Extravasación: el proceso normal de desplazamiento de un leucocito hacia el interior de un área tisular de infección también puede ser utilizado por los monocitos en la formación de las estrías lipídicas.
• Los cambios en la expresión de las moléculas de adhesión pueden estar implicados en la progresión del cáncer.
• La deficiencia de las subunidades β_2 de la integrina determina la falta de adhesión leucocitaria y la muerte por infección a edad temprana.
• Un incremento de la expresión de moléculas de adhesión puede fomentar la inflamación y participar en la patogenia de la artritis reumatoide.
• Las moléculas de adhesión pueden ser explotadas por virus, entre ellos el rinovirus, que las utilizan como receptores para dar inicio a infecciones en el humano.

Preguntas de estudio

Elija la respuesta CORRECTA.

2.1 ¿Cuál de las siguientes es un componente de la matriz extracelular relacionado de manera correcta con su función?

A. La elastina forma fibras de glucoproteína duras que son resistentes a las fuerzas de cizallamiento.
B. La laminina es la glucoproteína de adhesión principal en el tejido conectivo.
C. Los glucosaminoglucanos forman un gel hidratado que ayuda a resistir las fuerzas de compresión.
D. La fibronectina permite que la piel y los pulmones se elonguen sin desgarrarse.
E. El colágeno confiere resiliencia a tejidos como el cartílago.

Respuesta correcta: C. Los glucosaminoglucanos forman un gel hidratado que ayuda a resistir las fuerzas de compresión. El colágeno es una glucoproteína que ayuda a los tejidos a resistir las fuerzas de cizallamiento. La elastina es una proteína fibrosa (no glucosilada) que imparte a los tejidos propiedades similares al caucho. La fibronectina es una proteína de adhesión multifuncional. Los glucosaminoglucanos forman geles hidratados e imparten resiliencia a los tejidos. La laminina, similar en estructura a la fibronectina, es una proteína de adhesión.

2.2 A un hombre de 78 años de edad se le diagnostica escorbuto. Los defectos de su colágeno se deben a:

A. Un defecto genético que impide la formación de hélices triples estables de colágeno.
B. Compromiso de la capacidad para hidroxilar residuos de Pro y Lys.
C. Incapacidad para formar enlaces cruzados entre residuos de Lys para formar enlaces cruzados de desmosina.
D. Mutaciones que sustituyen la Gly por otros aminoácidos más largos.
E. Destrucción de las moléculas de tropocolágeno mediada por vitamina C.

Respuesta correcta: B. Compromiso de la capacidad para hidroxilar residuos de Pro y Lys. El escorbuto no es una deficiencia genética, sino adquirida, de vitamina C. La vitamina C es necesaria para la hidroxilación de los residuos de Pro y Lys. El escorbuto no implica mutaciones, destrucción del colágeno ya sintetizado, o capacidad para formar enlaces cruzados de desmosina. La vitamina C no media la degradación del colágeno.

2.3 ¿Cuál de las siguientes propiedades es única en las adhesiones celulares mediadas por cadherinas?

A. Las cadherinas son proteínas transmembrana; otras moléculas de adhesión son intracelulares.
B. Las cadherinas median la adherencia entre las células y la matriz, no entre células.
C. Las cadherinas tienen una unión homofílica, y otras cadherinas fungen como sus ligandos.
D. Las cadherinas median la señalización bidireccional entre el citoesqueleto y la ME.
E. Las cadherinas en una célula se unen a ligandos glucosilados en otra célula.

Respuesta correcta: C. Las cadherinas tienen unión homofílica, en la que otras cadherinas fungen como sus ligandos. La característica única de las selectinas, no de las cadherinas, es que se unen a ligandos que contienen carbohidratos. Todas las moléculas de adhesión son proteínas transmembrana capaces de mediar la adhesión entre células. Las integrinas facilitan la adhesión entre células y entre éstas y la ME, y tienen señalización de entrada y salida.

2.4 Una glucoproteína en la superficie de una célula es el ligando de una molécula de adhesión específica. Por lo tanto, ¿a qué familia tiene más probabilidad de pertenecer esa molécula de adhesión?

A. Cadherinas.

B. Colágenos.

C. Superfamilia de las inmunoglobulinas.

D. Integrinas.

E. Selectinas.

Respuesta correcta: E. La selectinas son moléculas de adhesión que se unen a ligandos que contienen carbohidratos. Las cadherinas se unen a otras cadherinas. Los miembros de la superfamilia de las inmunoglobulinas a menudo tienen integrinas como ligandos. Además, las integrinas pueden mediar las interacciones entre la célula y la matriz, por lo que tienen a los componentes de la ME, entre otros la fibronectina, como ligandos. Los colágenos son proteínas fibrosas de la ME, no una familia de moléculas de adhesión.

2.5 En un individuo con deficiencia de antitripsina α_1 el enfisema puede derivar de la degradación extensa de:

A. Colágeno.

B. Elastina.

C. Glucosaminoglucano.

D. Laminina.

E. Proteoglucano.

Respuesta correcta: B. La elastina en los pulmones puede degradarse en abundancia cuando existe deficiencia de antitripsina α_1, el inhibidor principal de la elastasa. Otros componentes de la ME, como colágeno, glucosaminoglucanos, proteoglucanos y laminina, no son degradados por la elastasa. (Obsérvese que si bien el nombre antitripsina α_1 enfatiza el papel inhibidor de esta enzima sobre la proteasa tripsina en situaciones fisiológicas, es el regulador principal de la enzima proteolítica elastasa. La elastasa degrada a la elastina, en particular de no ser limitada por la antitripsina α_1).

2.6 ¿Cuál de los siguientes es un componente de la matriz extracelular relacionado en forma correcta con su función?

A. El colágeno forma fibras de proteína firmes que son resistentes a las fuerzas de cizallamiento.

B. La elastina es la glucoproteína de adhesión principal en el tejido conectivo.

C. La fibronectina forma un gel hidratado para permitir a la ME resistir las fuerzas de compresión.

D. Los glucosaminoglucanos permiten a la piel y los pulmones elongarse sin romperse.

E. La laminina imparte resiliencia a tejidos como el cartílago.

Respuesta correcta: A. El colágeno forma fibras firmes que imparten fuerza y resistencia contra las fuerzas de cizallamiento en los tejidos que la contienen. La elastina es una proteína fibrosa que confiere a los tejidos propiedades similares al hule. La fibronectina es una proteína de adhesión multifuncional. Los glucosaminoglucanos forman geles hidratados e imparten resiliencia a los tejidos. La laminina, similar en estructura a la fibronectina, es una proteína de adhesión.

2.7 Una mujer de 32 años de edad con lupus eritematoso sistémico (LES) presenta dolor e inflamación articulares, acompañados de compromiso de la capacidad para la compresión/deformación del cartílago. ¿Cuál de las siguientes describe mejor al componente anómalo de la matriz extracelular y el impacto que tiene sobre el cartílago en esta paciente con LES?

A. El colágeno en el cartílago con LES carece de hidroxilisina y es menos estable.

B. La elastina del cartílago en el LES es incapaz de elongarse, de modo que éste no puede expandirse.

C. El exceso de colágeno en el cartílago en el LES produce rigidez articular.

D. La adhesión mediada por laminina se interrumpe, lo que hace que el cartílago en el LES sea más difuso.

E. La disminución de proteoglucanos genera anomalías de la resiliencia del cartílago en el LES.

Respuesta correcta: E. La menor cantidad de proteoglucanos en el cartílago comprometería la resiliencia de éste. Colágeno, elastina y laminina no contribuyen en gran medida a la propiedad conocida como resiliencia del cartílago, que depende de los geles hidratados formados por los proteoglucanos.

2.8 ¿Cuál de las siguientes propiedades es única a la adhesión celular mediada por selectinas?

A. Las selectinas son proteínas transmembrana; otras moléculas de adhesión son intracelulares.

B. Las selectinas median la adhesión entre células y matriz, no entre células.

C. Las selectinas tienen unión homofílica, y otras selectinas actúan como sus ligandos.

D. Las selectinas median la señalización bidireccional entre el citoesqueleto y la ME.

E. Las selectinas de una célula se unen a ligandos glucosilados en otra célula.

Respuesta correcta: E. La característica única en las selectinas es que se unen a ligandos que contienen carbohidratos. Todas las moléculas de adhesión son proteínas transmembrana capaces de mediar la adhesión entre células. Las integrinas facilitan la adhesión entre células y entre éstas y la ME, y permiten la señalización de salida y entrada. Las cadherinas tienen unión hemofílica y utilizan otras cadherinas como ligandos.

2.9   La fibronectina es el ligando de una molécula de adhesión
       específica. Por lo tanto, ¿a qué familia tiene más probabi-
       lidad de pertenecer esa molécula de adhesión?

       A.   Cadherinas.
       B.   Colágenos.
       C.   Superfamilia de las inmunoglobulinas.
       D.   Integrinas.
       E.   Selectinas.

> **Respuesta correcta: D.** La fibronectina es un componente de
> la ME y las integrinas son un tipo de molécula de adhesión
> capaz de mediar la unión entre células y ME. Las cadherinas,
> los miembros de la superfamilia de las inmunoglobulinas y las
> selectinas median tan sólo la adhesión entre células. El colá-
> geno no es una molécula de adhesión, sino una proteína fibrosa
> en la matriz extracelular.

2.10   ¿La unión con cuál de los tipos de moléculas de adhesión
       siguientes bloquea los tratamientos con potencial de bene-
       ficiar la prevención de la infección por rinovirus?

       A.   ICAM-1.
       B.   ICAM-2.
       C.   Selectina L.
       D.   Cadherina P.
       E.   VLA-4.

> **Respuesta correcta: A.** El rinovirus utiliza moléculas de adhe-
> sión ICAM-1 en las células endoteliales de las vías respiratorias
> del hospedero. Ninguna de las otras moléculas de adhesión
> mencionadas es utilizada por el rinovirus con este fin.

3 Membranas biológicas

I. GENERALIDADES

Las membranas constituyen el límite externo de cada célula y ciertos organelos. Las **membranas plasmáticas** son los límites externos de las células con permeabilidad selectiva que separan el citoplasma del medio extracelular. Se permite que ciertas moléculas ingresen y egresen de la célula al ser transportadas a través de la membrana plasmática. Las membranas están compuestas por lípidos y proteínas que constituyen su estructura y facilitan la función celular. Por ejemplo, la adhesión y la señalización son procesos celulares que se inician en la membrana plasmática. Las partes internas de las membranas plasmáticas también fungen como puntos de anclaje para las proteínas del citoesqueleto intracelular. La estructura básica de una membrana biológica corresponde a una **bicapa fosfolipídica** (fig. 3-1). Dos láminas antiparalelas de fosfolípidos forman la membrana que circunda los contenidos internos de la célula. La capa de la membrana fosfolipídica más cercana al citosol es la **lámina interna**, en tanto la que se ubica más cerca del ambiente externo es la **lámina externa**. Moléculas de colesterol se intercalan o acomodan entre las moléculas de fosfolípidos. Las proteínas también se asocian con la membrana para habilitar funciones biológicas con base en las necesidades de cada célula en particular, lo que incluye el transporte de moléculas de señalización específicas o la respuesta a tales moléculas. Los componentes lipídicos y proteínicos de la membrana son importantes para su integración y para establecer una barrera estable, y a la vez dinámica, a fin de mantener el ambiente interno de la célula.

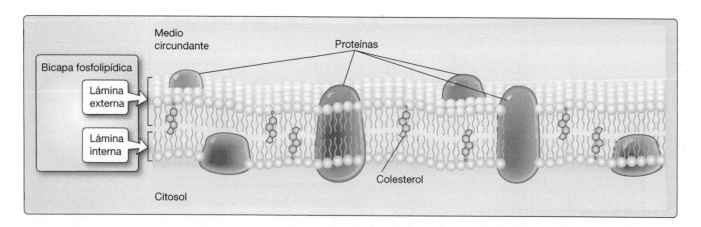

Figura 3-1
Estructura de la membrana plasmática.

II. COMPONENTES

Todas las membranas de la célula, incluidas las plasmáticas, las de los organelos y las vesículas intracelulares (estructuras intracelulares limitadas por membrana), están compuestas por los mismos materiales. Los componentes principales de todas las membranas biológicas son lípidos y proteínas. Existen varios tipos de lípidos para dar estructura, soporte y función a la membrana. Las proteínas de la membrana también tienen implicaciones tanto estructurales como funcionales.

A. Lípidos

Los lípidos son el tipo de macromolécula más abundante en las membranas biológicas. Las membranas plasmáticas y de los organelos contienen entre 40 y 80% de lípidos. Estos lípidos aportan tanto la estructura básica como el marco de soporte de la membrana, y también regulan su función. En las membranas celulares se identifican tres tipos de lípidos: fosfolípidos, colesterol y glucolípidos.

1. **Fosfolípidos.** Los fosfolípidos son el tipo de lípidos de membrana más abundante y son de naturaleza **anfipática**, esto es, tienen componentes tanto hidrofílicos como hidrofóbicos. La porción hidrofílica o polar está en el "grupo de la cabeza" (fig. 3-2). En el grupo de la cabeza se ubican el fosfato y un alcohol que se le une. El alcohol puede ser de serina, etanolamina, inositol o colina. Así, entre los nombres de los fosfolípidos figuran **fosfatidilserina, fosfatidiletanolamina, fosfatidilinositol y fosfatidilcolina**. Si bien todos estos fosfolípidos contienen una molécula denominada glicerol, el fosfolípido de membrana esfingomielina tiene el alcohol colina en su grupo de cabeza y contiene esfingosina en vez de glicerol (fig. 3-3).

   La porción hidrofóbica del fosfolípido es una cola hidrocarbonada larga de ácidos grasos. Mientras los grupos de cabeza polares de la lámina externa se extienden hacia el exterior en dirección al medio circundante, las colas de ácidos grasos se extienden hacia el interior de la bicapa fosfolipídica. Los ácidos grasos pueden ser saturados y contener el número máximo de átomos de hidrógeno unidos a sus átomos de carbono, o insaturados con uno o más enlaces dobles entre dos carbonos (*véase también LIR. Bioquímica*, capítulo 17). La longitud de las cadenas de ácidos grasos y su grado de saturación afectan la estructura de la membrana. Las cadenas de ácidos grasos en las membranas suelen presentar movimientos como flexión (doblez o flexión), rotación y desplazamiento lateral (fig. 3-4). Cuando existe un doble enlace entre carbonos se forma un recodo en la cadena, lo que limita ciertos tipos de movimiento e impide que los ácidos grasos se acerquen demasiado uno a otro. Los fosfolípidos en las membranas plasmáticas de las células saludables no migran o se transponen de una lámina a otra; sin embargo, durante el proceso de muerte celular programada las enzimas catalizan el movimiento de la fosfatidilserina desde la lámina interna hasta la lámina externa de células muertas (*véase también* el capítulo 23).

2. **Colesterol.** Otro componente principal de las membranas celulares es el colesterol, una molécula anfipática que contiene un grupo hidroxilo polar y también un anillo esteroide hidrofóbico con un carbohidrato enlazado (fig. 3-5). El colesterol se encuentra disperso en las membranas celulares, intercalado entre fosfolípidos.

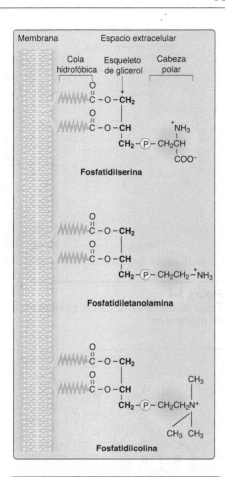

Figura 3-2
Estructuras de algunos fosfolípidos.

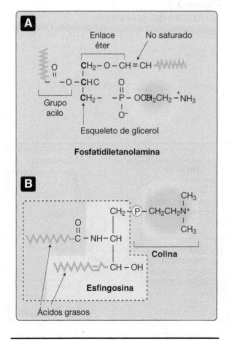

Figura 3-3
Esqueletos de glicerol **(A)** y esfingosina **(B)** en los fosfolípidos.

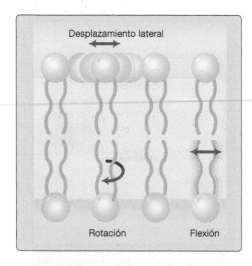

Figura 3-4
Tipos de movimiento de los fosfolípidos de membrana.

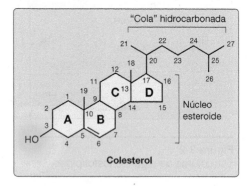

Figura 3-5
Estructura del colesterol.

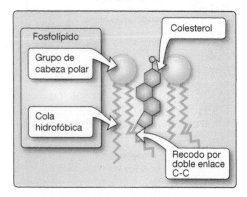

Figura 3-6
Colesterol y fosfolípidos en las membranas.

Su grupo hidroxilo polar se ubica cerca de los grupos de cabeza polares de los fosfolípidos, en tanto el anillo esteroide y las colas hidrocarbonadas del colesterol se orientan en paralelo a las de los fosfolípidos (fig. 3-6). El colesterol se acomoda en los espacios generados por los recodos en las colas de los ácidos grasos insaturados, lo que disminuye la capacidad de esos ácidos grasos de entrar en movimiento y, por ende, provoca la estabilización y el reforzamiento de la membrana.

3. **Glucolípidos.** Los glucolípidos son lípidos con carbohidratos enlazados que se identifican en las membranas celulares en concentración menor que los fosfolípidos y el colesterol. La estructura del carbohidrato de un glucolípido siempre se orienta hacia el exterior de la célula, y se proyecta al ambiente. Los glucolípidos ayudan a formar la cubierta de carbohidratos en las células, participan en las interacciones entre éstas y son una fuente de antígenos de grupos sanguíneos. También actúan como receptores para toxinas, como las del cólera y el tétanos.

B. Proteínas

Las proteínas son en gran medida responsables de muchas de las funciones biológicas de esta estructura. Por ejemplo, algunas proteínas de la membrana están involucradas en el trasporte de materiales hacia el interior y el exterior de las células (*véase* la unidad III). Otras fungen como receptores para hormonas o factores de crecimiento (*véase* la unidad IV). Los tipos de proteínas en la membrana plasmática varían según el tipo de célula, sin embargo, todas las proteínas de membrana se relacionan con ésta por uno de tres mecanismos básicos.

1. **Asociaciones de las proteínas de membrana.** Mientras algunas proteínas son transmembranales y atraviesan ambas láminas, y se extienden desde el ambiente hasta el citoplasma, otras están ancladas a los lípidos de la membrana y otras más sólo forman un vínculo periférico con la cara citosólica de la membrana plasmática (fig. 3-7).

   a. **Proteínas transmembrana.** Las proteínas transmembrana atraviesan la bicapa lipídica. Están incluidas en la membrana y se extienden desde el ambiente exterior a través de la bicapa y hasta el citosol. Algunas proteínas transmembrana tienen una región transmembrana, en tanto otras cuentan con varias. Algunos receptores de hormonas son proteínas con siete regiones diferenciadas que atraviesan la membrana (receptores transmembrana de 7 pasos o 7 asas). Todas las proteínas transmembrana tienen componentes hidrofílicos e hidrofóbicos, según la naturaleza química de los aminoácidos que las constituyen. Las proteínas se orientan en el interior de la membrana con sus porciones hidrofílicas en contacto con el ambiente exterior acuoso y el citosol, y sus porciones hidrofóbicas en contacto con las colas de ácidos grasos de los fosfolípidos. Con frecuencia, las proteínas atraviesan las membranas celulares al adoptar una estructura que contiene una o más **hélices** α (*véase LIR. Bioquímica*, capítulos 2 y 3, en que se presenta un análisis sobre la estructura de los aminoácidos y las proteínas).

   b. **Proteínas ancladas a lípidos.** Los miembros de la segunda categoría de proteínas de membrana son las **proteínas ancladas a lípidos** que están unidas mediante enlaces covalentes a una porción de un lípido, sin ingresar a la zona central de la bicapa de la membrana.

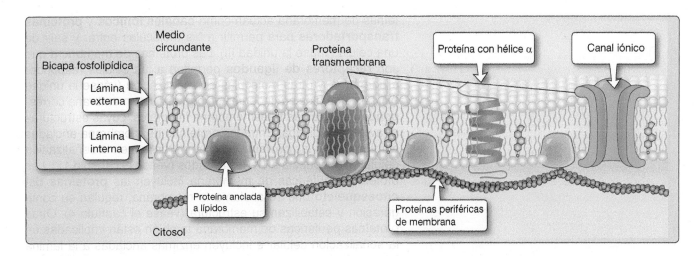

Figura 3-7
Relaciones de las proteínas con las membranas.

Tanto las proteínas transmembrana como las ancladas a lípidos son **proteínas integrales de la membrana**, toda vez que sólo pueden eliminarse de la membrana al destruir toda su estructura.

c. **Proteínas periféricas de membrana.** Son las proteínas en la tercera categoría; se localizan en el lado citosólico de la membrana y sólo se unen de manera indirecta a los lípidos de esta última mediante la unión a otras proteínas de membrana que tienen anclaje directo en los lípidos. Las proteínas del citoesqueleto, incluso aquellas implicadas en la formación del esqueleto de membrana de espectrina de los eritrocitos, son ejemplos de proteínas periféricas de membrana (*véase* el capítulo 4).

2. **Funciones de las proteínas de membrana.** Las proteínas de membrana permiten a las células desempeñarse como miembros de un tejido (fig. 3-8). Por ejemplo, las **moléculas de adhesión celular** son proteínas que se extienden a la superficie celular y facilitan el contacto entre células (*véase* el capítulo 2). Otras pro-

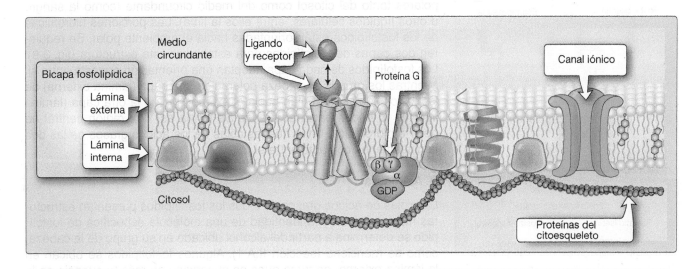

Figura 3-8
Funciones de las proteínas de membrana.

teínas de membrana actúan como **canales iónicos** y **proteínas transportadoras** para permitir a las moléculas entrar y salir de una célula (véase la unidad III). Las proteínas de membrana que son **receptores de ligandos** permiten a las células responder a hormonas y otras moléculas de señalización (véase la unidad IV). Los ejemplos precedentes de proteínas de membrana corresponden a proteínas transmembrana integrales, cuyas estructuras atraviesan la bicapa. Entre las proteínas de membrana ancladas a lípidos están las **proteínas G**, que participan en la señalización celular en respuesta a ciertos ligandos (véase el capítulo 17). Las proteínas periféricas de membrana incluyen las **proteínas del citoesqueleto** que se anclan a la membrana, regulan su configuración y estabilizan su estructura (véase el capítulo 4). Otras proteínas periféricas de membrana también están implicadas en la señalización celular e incluyen enzimas ancladas a la lámina interna de la membrana, que se activan una vez que una hormona se une a un receptor proteínico (véase el capítulo 17).

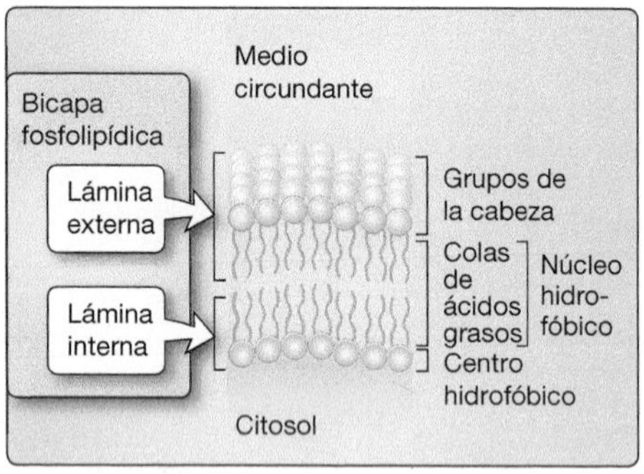

III. ESTRUCTURA

Las proteínas y los lípidos de una membrana celular están dispuestos de manera que forman una estructura externa estable para la célula. Los componentes de la membrana carecen de fijación rígida en un sitio específico, pero las proteínas y los lípidos pueden mostrar varios tipos de movimiento, como se describió para los fosfolípidos (fig. 3-4). Las proteínas de membrana también pueden desplazarse en sentido lateral y rotar. Por efecto de la composición y la naturaleza dinámica de los componentes de la membrana, ésta es en gran medida de naturaleza fluida, lo opuesto a lo sólido o lo rígido. A pesar de su fluidez, la estructura de la membrana es muy estable y da gran soporte a la célula. La disposición de los fosfolípidos provee la estructura primaria, que es enriquecida entonces por el colesterol, y en la que las proteínas desempeñan actividades funcionales.

A. Disposición de la bicapa

Los fosfolípidos de la membrana están orientados con sus colas de ácidos grasos hidrofóbicas en sentido contrario a los fluidos acuosos polares tanto del citosol como del medio circundante (como la sangre u otros líquidos celulares, entre ellos la linfa). Las porciones hidrofílicas de los fosfolípidos están orientadas hacia el ambiente polar. Se requieren dos capas de fosfolípidos para establecer esta estructura (fig. 3-9). Los fosfolípidos de cada capa adoptan una orientación opuesta entre sí. Mientras los grupos de cabeza polares de una capa (lámina externa) de los fosfolípidos se orientan hacia el exterior, los de la otra capa (lámina interna) lo hacen hacia el interior. Se forma así una región central no polar o hidrofóbica, en la que las colas de los ácidos grasos de las dos láminas tienen contacto entre sí.

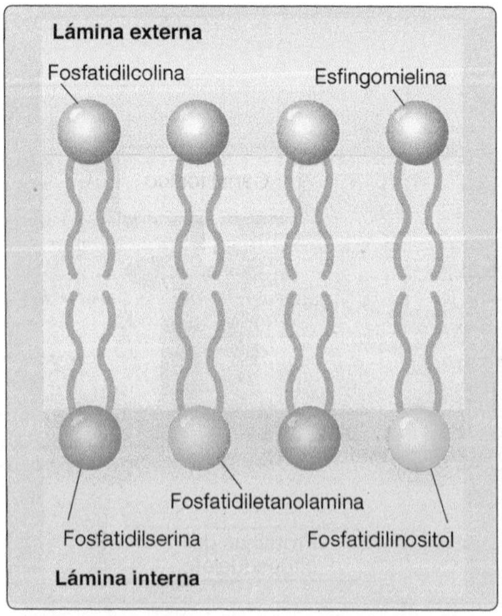

B. Asimetría

Las colas de ácidos grasos de todos los fosfolípidos presentan estructuras muy similares, y la identidad de una molécula específica de fosfolípido se determina a partir del alcohol ubicado en su grupo de la cabeza, como se mencionó (sección II.A.1). Algunos fosfolípidos se ubican en la lámina externa, en tanto otros se observan con más frecuencia en la lámina interna. En las membranas plasmáticas de casi todas las células humanas la fosfatidilcolina y la esfingomielina se encuentran en la

Figura 3-9
Disposición de los fosfolípidos de membrana en una bicapa.

Figura 3-10
Asimetría de las membranas.

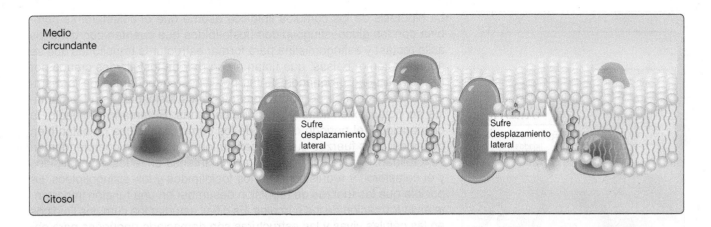

Figura 3-11
Modelo del mosaico fluido.

lámina externa, orientadas hacia el medio circundante, en tanto fosfatidilserina, fosfatidiletanolamina y fosfatidilinositol se ubican en la lámina interna orientadas hacia el citosol (fig. 3-10). Como también se mencionó (sección II.A.1), durante el proceso de apoptosis, o muerte celular programada, la fosfatidilserina se transfiere por medios enzimáticos de la lámina interna a la lámina externa de la membrana. La presencia de fosfatidilserina en la lámina externa desencadena entonces la remoción fagocítica de las células en proceso de muerte, lo que enfatiza aún más que el mantenimiento de la asimetría de la membrana es importante para el funcionamiento normal de la célula.

Además de una distribución asimétrica de los fosfolípidos entre las láminas de la membrana, los glucolípidos tienen de igual modo una disposición diferencial y siempre se encuentran en la lámina externa, al tiempo que su carbohidrato se proyecta alejándose de la célula. Las glucoproteínas tienen orientación similar en la lámina externa con sus carbohidratos proyectados hacia el ambiente. Las proteínas periféricas de membrana sólo están unidas a la lámina interna de la membrana, de frente al citoplasma. Así, las láminas interna y externa de la membrana cuentan con una composición diferente y cada una tiene funciones distintas. Sin embargo, el colesterol puede transponerse o moverse con facilidad de una lámina a la otra, y se distribuye a ambos lados de la bicapa lipídica.

C. Modelo del mosaico fluido

Durante varias décadas, el modelo de membrana del mosaico fluido propuesto por Singer y Nicholson en 1972, se ha utilizado para describir a las membranas plasmáticas, donde la membrana se describe como un fluido como consecuencia de los lípidos que se difunden en sentido lateral en el plano de la membrana. La estructura entera se compara con un mar que fluye. Y, como un mosaico, las proteínas de membrana están dispersas por toda la estructura. Muchas de las proteínas de membrana conservan la capacidad para desplazarse en sentido lateral y se les compara con témpanos que flotan en un mar de lípidos (fig. 3-11).

D. Cúmulos lipídicos

Los **cúmulos lipídicos** (o balsas lipídicas) son microdominios dinámicos de las membranas celulares, ricos en esfingolípidos y colesterol (fig. 3-12). Las proteínas de membrana suelen agruparse en balsas lipídicas. Las funciones de los cúmulos lipídicos incluyen el trasporte del colesterol, la endocitosis y la transducción de señales.

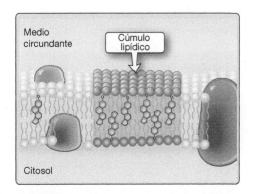

Figura 3-12
Cúmulo lipídico.

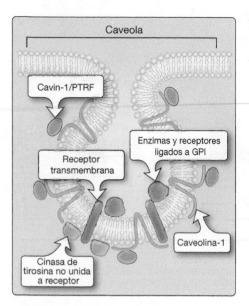

Figura 3-13
Morfología de una caveola.

La hipótesis de los cúmulos lipídicos asume que el colesterol se combina con los glucoesfingolípidos (fosfolípidos que cuentan con cadenas acilo rectas) y esfingomielina para formar estructuras transitorias que se aprecian como "balsas" que flotan en un mar de fosfolípidos creado por los lípidos poco ordenados de las porciones circundantes de la membrana. Las cadenas de ácidos grasos de los fosfolípidos en los cúmulos se notan extendidas y más compactadas. El tamaño promedio, la distribución y el periodo de vida de los cúmulos lipídicos no están bien definidos, y las fuerzas que inducen su formación no se comprenden en su totalidad. Parece existir una atracción intensa entre los esfingolípidos y el colesterol, y repulsión entre los fosfolípidos y los esfingolípidos. Es posible que las fuerzas de repulsión desempeñen una función importante en la formación de los cúmulos. Es difícil estudiar los cúmulos lipídicos en las células vivas y las estructuras son demasiado pequeñas para observarse mediante microscopia de luz; sin embargo, se describen tipos específicos de estructuras en los cúmulos lipídicos. Los tipos de cúmulos lipídicos incluyen el plano, las **membranas ricas en glucoesfingolípidos** (MRG) y las **caveolas**. Los cúmulos planos se hallan en continuidad con el plano de la membrana plasmática y carecen de características morfológicas distintivas.

Las caveolas son invaginaciones de la membrana plasmática con configuración en matraz que contienen la proteína integral de membrana **caveolina-1** codificada por el gen *CAV1*, que produce un cambio local en la morfología de la membrana (fig. 3-13). Los miembros de la familia de proteínas cavina, en particular cavina-1 (también conocida como PTRF por la polimerasa 1 y el factor de liberación de transcripción), cooperan con caveolina-1 y ayudan a regular la formación de caveolas.

Las caveolas intervienen en la endocitosis, la homeostasis del colesterol, la señalización celular y la mecanoprotección de las células musculares. Las caveolas se identifican en distintos tejidos, en particular en las células endoteliales, pero no existen en los tejidos neuronales. Muchos lípidos y proteínas se encuentran en concentración alta en las caveolas, entre otros el ácido araquidónico —un ácido graso implicado en la señalización celular—, ciertos receptores de factores de crecimiento, integrinas y receptores de insulina. Diversos tipos de patógenos, incluso virus, toxinas, hongos y priones, utilizan las caveolas para entrar en las células hospederas y evitar su tráfico al lisosoma, donde la célula los degradaría.

Aplicación clínica 3-1: cúmulos (balsas) lipídicos y SARS-CoV2

Los cúmulos lipídicos intervienen en el ciclo de replicación de varios virus que infectan células humanas, incluidos los coronavirus. El SARS-CoV2, el agente causante de Covid-19, infecta las células epiteliales del tracto respiratorio humano al unirse a los receptores de la enzima convertidora de angiotensina 2 (ECA2) que se localizan en los cúmulos lipídicos (fig. 3-14). La glucoproteína de la espiga de este coronavirus interactúa con el receptor de ECA2, lo que provoca un cambio en la conformación del virus y desencadena las señales necesarias para la entrada viral en la célula hospedera. Una proteasa humana TMPRSS2 corta la proteína de la espiga del virus para mediar en la fusión de las membranas viral y celular, y esto inicia la infección. Se produce endocitosis mediada por el cúmulo lipídico y el tráfico de las partículas víricas, lo que permite que el virus tenga acceso al citoplasma de la célula hospedera, donde se reproduce. Las proteínas virales se traducen y se produce nuevo ARN viral a medida que el virus se replica e infecta otras células hospederas en el tracto respiratorio o en otras células que expresan ECA2, incluso el músculo cardiaco, colon, intestino delgado, tiroides y riñón.

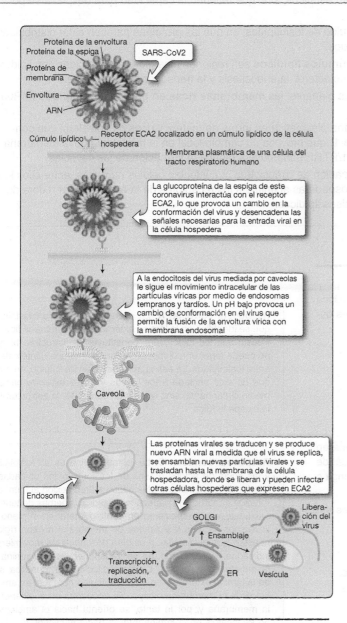

Figura 3-14
Cúmulos lipídicos y SARS-CoV2.

Resumen del capítulo

- Las membranas plasmáticas son las estructuras más externas de las células eucariotas y tienen permeabilidad selectiva.
- Todas las membranas biológicas tienen la misma estructura básica, incluidas las membranas plasmáticas, las membranas de los orgánulos y las vesículas intracelulares.
- Los lípidos suelen ser el tipo de macromolécula más abundante en las membranas celulares.
- Los **fosfolípidos** y el **colesterol** son lípidos anfipáticos que forman la estructura básica de las membranas celulares.
- Las proteínas asociadas con las membranas pueden ser transmembrana, ancladas a lípidos o periféricas.
- Las proteínas de membrana suelen actuar como canales de iones, proteínas de transporte, receptores de ligandos y componentes del citoesqueleto.
- La estructura básica de la membrana corresponde a una **bicapa fosfolipídica**.
- Una **distribución asimétrica de los fosfolípidos** hace que cada lado, o lámina, de la membrana tenga características distintivas.
- Los lípidos y las proteínas de la membrana no están estáticos, sino que retienen la capacidad para desplazarse por esta estructura.
- El **modelo del mosaico fluido** describe al "mar" fluido de fosfolípidos, en que las proteínas parecen estar distribuidas con un patrón en mosaico y flotar en el mar de lípidos.
- Microdominios de la membrana conocidos como **cúmulos lipídicos** son regiones dinámicas enriquecidas con lípidos especializados que participan en el transporte del colesterol, la endocitosis y la transducción de señales.
- Entre los tipos de balsas lipídicas se encuentran las planares, las **membranas ricas en glucoesfingolípidos** (MRG) y las **caveolas**.
- Las caveolas son pliegues interiores de la membrana plasmática en forma de matraz y ricos en colesterol que contienen la proteína integral de membrana **caveolina-1**, que provoca un cambio local en la morfología de la membrana. La familia de proteínas cavina, en particular Cavin1/PTRF, contribuye a regular la formación de las caveolas.
- Las balsas lipídicas intervienen en el ciclo de replicación de varios virus que infectan células humanas, entre ellos los coronavirus. El SARS-CoV2 infecta a las células hospederas al unirse a los receptores de la enzima convertidora de angiotensina 2 (ACE 2), que se localizan en las balsas lipídicas.

Preguntas de estudio

Elija la respuesta CORRECTA.

3.1 La esfingomielina se identifica en la membrana plasmática de una célula viva saludable. ¿Cuál de las siguientes opciones describe su ubicación en esa membrana?

    A. La laminilla externa de la membrana.

    B. Una disposición transmembrana.

    C. Intercalada entre fosfolípidos.

    D. Anclada a los lípidos de frente al citosol.

    E. Se extiende hacia el medio circundante.

Respuesta correcta: A. La esfingomielina es un fosfolípido que se identifica en la lámina externa de la membrana lipídica. Puesto que los fosfolípidos constituyen la estructura bicapa, no puede tener una disposición transmembrana o intercalarse entre fosfolípidos. La esfingomielina es un fosfolípido, de modo que no está anclada a los lípidos y no se extiende hacia el medio circundante, sino que es un componente estructural de la bicapa lipídica.

3.2 Se estudia una molécula individual de fosfatidilcolina en una membrana plasmática de una célula viva. ¿Cuál de las siguientes características es probable que contenga o posea esta molécula?

    A. Una disposición rígida, fija de sus componentes estructurales.

    B. Transposición continua de una lámina a otra.

    C. Colas de ácidos grasos que sufren flexión.

    D. Sitios de unión a componentes del citoesqueleto.

    E. Distribución idéntica a ambos lados de la bicapa.

Respuesta correcta: C. La fosfatidilcolina es un fosfolípido, y las colas de ácidos grasos de los fosfolípidos ubicadas al interior de la membrana plasmática sufren flexión al igual que rotación en torno a la cabeza fosfolipídica, además de tener la habilidad para desplazarse en sentido lateral en el plano de la membrana. Los fosfolípidos de membrana no son rígidos ni están fijos en un sitio, más bien describen los movimientos indicados. Sin embargo, no se transponen de una lámina de la membrana a la otra. La fosfatidilcolina se identifica sólo en la lámina externa, y no está distribuida por igual en ambos lados de la membrana bicapa. Se encuentra en el exterior de la membrana y, por lo tanto, se orienta hacia el ambiente y no se localiza en la lámina interna hacia el citosol, donde se ubican los componentes del citoesqueleto.

3.3 Un receptor ligando transmembrana que se asocia a la membrana plasmática es:

A. Una proteína periférica.

B. Una proteína anclada a lípidos.

C. Una proteína integral de membrana.

D. Un cúmulo lipídico.

E. Un glucolípido.

Respuesta correcta: C. Los receptores de ligandos son proteínas transmembrana, por lo que son proteínas integrales de membrana. Las proteínas transmembrana abarcan la bicapa y no pueden retirarse sin alterar la estructura de la membrana. Las proteínas periféricas de membrana y las ancladas a lípidos se asocian únicamente a la lámina interna de la membrana, orientada hacia el citosol. Debido a que los receptores de ligandos son proteínas, no son glucolípidos ni tampoco cúmulos lipídicos, que son microdominios dinámicos de membrana ricos en colesterol.

3.4 ¿Con cuál de las siguientes características cuenta una glucoproteína en la membrana plasmática?

A. Se ancla a las proteínas del citoesqueleto.

B. Se orienta hacia el ambiente.

C. Muestra anclaje periférico a la membrana.

D. Se ubica en las dos láminas de la membrana.

E. Tiene capacidad para sufrir flexión.

Respuesta correcta: B. Las cadenas de carbohidratos de las glucoproteínas (y los glucolípidos) están orientadas hacia el medio circundante. Se ubican en la lámina externa, por lo que no se distribuyen en ambas láminas o se relacionan con proteínas del citoesqueleto. Las proteínas periféricas de membrana se anclan a la lámina interna. Las proteínas de membrana pueden desplazarse en sentido lateral y rotar, pero no poseen estructuras como las colas de los ácidos grasos, que pueden flexionarse respecto de las otras.

3.5 Se observa que en una membrana plasmática de una célula saludable existe una caveola. Estas estructuras:

A. Son componentes de los fosfolípidos.

B. Están intercaladas entre moléculas de colesterol.

C. Están compuestas por fosfolípidos desordenados.

D. Son regiones con alto contenido de carbohidratos.

E. Son invaginaciones de la membrana ricas en colesterol.

Respuesta correcta: E. Las caveolas son tipos de cúmulos lipídicos, que corresponden a microdominios ordenados ricos en colesterol y esfingolípidos. Las caveolas se aprecian como invaginaciones de la membrana o pliegues dirigidos hacia el interior de la célula, producidos por la presencia de caveolina. No son componentes de los fosfolípidos ni están compuestas por fosfolípidos desordenados. Las caveolas no se intercalan entre las moléculas de colesterol, más bien corresponden a regiones de la membrana con un alto contenido de éste.

3.6 ¿Cuál de las siguientes opciones describe al modelo de mosaico fluido de las membranas plasmáticas?

A. Una monocapa de glucolípidos con glucoproteínas en la lámina interna.

B. Microdominios ricos en colesterol y carentes de proteínas.

C. Una bicapa fosfolipídica de naturaleza fluida y proteínas incrustadas.

D. Una bicapa lipídica con componentes que se transponen con libertad entre láminas.

E. Capas de fosfolípidos y colesterol de disposición estática, con proteínas en el exterior.

Respuesta correcta: C. El modelo del mosaico fluido describe al mar de la bicapa fosfolipídica con proteínas incluidas, que se comparan con témpanos flotantes. Una membrana plasmática cuenta con glucoproteínas sólo como componentes menores, y no forman monocapas. Si bien los microdominios ricos en colesterol constituyen cúmulos lipídicos, no carecen de proteínas, y de hecho concentran ciertas proteínas en sus estructuras. Las bicapas fosfolipídicas tienen configuración asimétrica, y ciertos fosfolípidos se ubican en la lámina interna y otros en la externa. No existe transposición entre láminas en las membranas de las células vivas y saludables. Los componentes de las membranas celulares tienen naturaleza dinámica, lo que se contrapone a una disposición estática inmutable. Se identifican proteínas en toda la membrana plasmática, y no se limitan a una sola región.

3.7 Una proteína periférica de membrana se describe mejor como una proteína:

A. Incrustada en la bicapa de fosfolípidos.

B. De naturaleza transmembrana.

C. Que atraviesa el citosol de una célula viviente.

D. Incluida en las invaginaciones de la membrana en las caveolas.

E. Con anclaje laxo a la lámina interna de la membrana.

Respuesta correcta: E. Las proteínas periféricas de membrana tienen un anclaje laxo a la lámina interna de la membrana y no son un elemento integral de la estructura de esta última. Las proteínas incluidas en la bicapa fosfolipídica y las de naturaleza transmembrana, en contraste, son proteínas integrales de la membrana. Las proteínas que atraviesan el citosol de una célula constituyen el citoesqueleto y no necesariamente son por definición proteínas periféricas de membrana. Las proteínas en las caveolas pueden tener vínculos periféricos o integrales con la membrana, y no por fuerza son de naturaleza periférica.

3.8 Una proteína tiene un enlace covalente con una cadena de ácidos grasos de un fosfolípido de la lámina interna de la membrana plasmática de una célula, pero su estructura no se extiende hacia el centro hidrofóbico de la bicapa fosfolipídica. Por ende, esta proteína:

A. Tiene regiones glucosiladas que se orientan hacia el citosol.

B. Actúa como un receptor de ligandos.

C. Es una proteína transmembrana de un solo paso.

D. Se orienta hacia el compartimiento citosólico.

E. No puede tener algún tipo de movimiento en la membrana.

Respuesta correcta: D. Una proteína anclada a la lámina interna de la membrana se orienta hacia el componente citosólico de la célula. Las glucoproteínas se ubican en la lámina externa, con sus carbohidratos orientados hacia el medio circundante. Los receptores de ligandos son transmembrana, y no están anclados a la lámina interna, donde no encontrarían ligandos. Un receptor transmembrana de un solo paso atraviesa de un lado a otro la membrana en una ocasión y no está unida a una cadena de ácidos grasos en la lámina interna de la membrana. Debido a que esa proteína no ingresa al centro hidrofóbico de la membrana, no es transmembrana. Las proteínas dentro de las membranas tienen movimiento. No hay algo en la descripción de esta proteína específica que indique que no pueda rotar, flexionarse o moverse en dirección lateral a medida que se extiende desde la valva interna hacia el citosol.

3.9 Se detecta que un paciente con anemia secundaria a la destrucción prematura de sus eritrocitos presenta un mayor contenido de colesterol en sus membranas eritrocitarias. Estas membranas eritrocitarias:

A. Muestran disminución de su fluidez.

B. Exhiben fosfatidilserina en su lámina externa.

C. También contienen concentraciones excesivas de colágeno.

D. Carecen de glucoproteínas en su superficie.

E. Sólo tienen una capa de fosfolípidos que forma sus estructuras.

Respuesta correcta: A. El contenido de colesterol tiene gran impacto sobre la fluidez de la membrana y una mayor cantidad de esta molécula la disminuye ante la mayor compactación de los fosfolípidos por la intercalación de una mayor cantidad de colesterol entre ellos. La fosfatidilserina se identifica en la lámina interna de la membrana en las células vivientes saludables, y su posición no se ve afectada por el contenido de colesterol de la membrana. Las glucoproteínas se identifican en las láminas externas de las membranas, de manera independiente al contenido de colesterol de estas últimas. Las membranas plasmáticas son bicapas fosfolipídicas, no monocapas. El colesterol se intercala entre los fosfolípidos, pero el contenido de aquél no modifica la estructura bicapa básica de la membrana.

3.10 Se determinó que la eliminación de una *N*-acetilgalactosamina terminal de un carbohidrato grande unido a una proteína de membrana eritrocitaria permitió que las células se clasificaran como de tipo sanguíneo O y no de tipo sanguíneo A, a partir del análisis de antígenos en la superficie de las células. Estos hallazgos indican que los residuos de carbohidrato, como la *N*-acetilgalactosamina, unidos a las proteínas eritrocitarias:

A. Se entierran y alejan del medio exterior acuoso.

B. Se orientan de frente al medio externo de la célula e interactúan con el ambiente.

C. Se transponen de la lámina externa a la interna de la membrana.

D. Incrementan la cualidad hidrofóbica de los lípidos en las membranas.

E. Se intercalan entre los fosfolípidos para aumentar su compactación.

Respuesta correcta: B. Las cadenas de carbohidrato se orientan hacia el exterior de la célula e interactúan con el ambiente. Esto se demuestra en esta situación mediante la remoción del carbohidrato, lo que determina la reclasificación de las células en otro tipo sanguíneo. Las glucoproteínas en la superficie celular se reconocen por medio de anticuerpos para llevar a cabo la tipificación sanguínea. Los carbohidratos no se entierran y alejan del ambiente ni se transfieren hacia la lámina interna. Las glucoproteínas no son del todo hidrofóbicas; incluso si contienen residuos hidrofóbicos de aminoácidos su cadena de carbohidratos es hidrofílica. Las glucoproteínas contribuyen en mayor grado a la función celular que a la estructura de la membrana. Es el colesterol el que se intercala entre los fosfolípidos para incrementar su compactación.

Citoesqueleto

4

I. GENERALIDADES

El **citoesqueleto** es una red compleja de filamentos proteínicos que crea un sistema de andamiaje de soporte dentro de la célula (fig. 4-1). Las proteínas del citoesqueleto están ancladas a la membrana plasmática y distribuidas en todo el **citoplasma** (interior de la célula), con lo que proveen un marco en el cual residen los organelos.

El citoesqueleto no es tan solo un esqueleto interno pasivo, sino una estructura reguladora dinámica de la célula. Los **microtúbulos** son un tipo de proteína del citoesqueleto. Organizan el citoplasma e interactúan con los organelos para inducir su movimiento. Además de los microtúbulos, los **filamentos de actina** y **filamentos intermedios** constituyen el citoesqueleto. Todos los componentes del citoesqueleto trabajan en conjunto como una red integrada de sostén dentro del citoplasma.

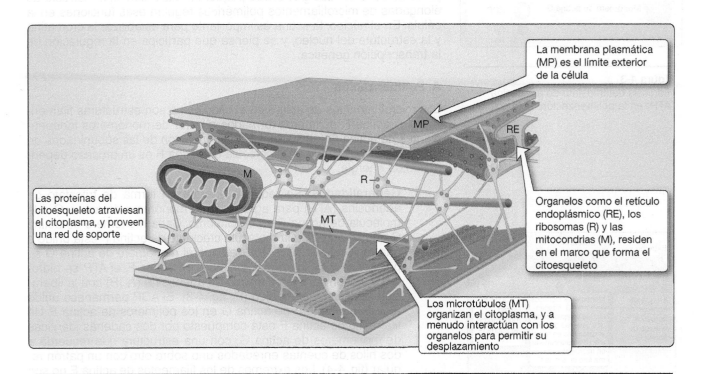

La membrana plasmática (MP) es el límite exterior de la célula

Las proteínas del citoesqueleto atraviesan el citoplasma, y proveen una red de soporte

Organelos como el retículo endoplásmico (RE), los ribosomas (R) y las mitocondrias (M), residen en el marco que forma el citoesqueleto

Los microtúbulos (MT) organizan el citoplasma, y a menudo interactúan con los organelos para permitir su desplazamiento

Figura 4-1
El citoesqueleto como andamiaje intracelular.

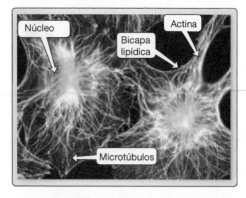

Figura 4-2
Localización de los componentes del
citoesqueleto.

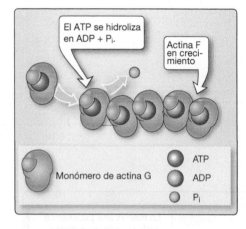

Figura 4-3
Hidrólisis del trifosfato de adenosina
(ATP) en la polimerización de la actina.

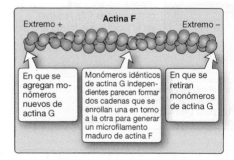

Figura 4-4
Estructura de la actina F.

Cada tipo de filamento del citoesqueleto está formado por una agrupación específica de subunidades de monómeros proteínicos. Los filamentos de actina y los microtúbulos se integran a partir de subunidades de proteínas globulares compactas, en tanto los filamentos intermedios contienen subunidades de proteínas fibrosas extendidas. Proteínas accesorias regulan la longitud, posición y asociación de los filamentos con los organelos y la membrana plasmática.

II. ACTINA

La actina fue considerada al inicio como una proteína que se encontraba de manera exclusiva en los tejidos musculares, pero en la actualidad se piensa que también está presente en el citoplasma de casi todos los tipos de células. Cuatro de las seis formas de actina se hallan sólo en las células musculares, pero las otras formas se identifican en el citoplasma de casi todos los tipos celulares. La actina tiene un diámetro aproximado de 8 nm y forma estructuras conocidas como microfilamentos. Junto con los microtúbulos, la actina ayuda a establecer un marco de proteínas citoplásmicas que pueden visualizarse irradiando a partir del núcleo en dirección de la bicapa fosfolipídica de la membrana plasmática (fig. 4-2). La actina a menudo se localiza en regiones cercanas a la membrana plasmática denominadas **corteza celular**.

La actina es importante para inducir la contracción de las células musculares. Las funciones de la actina en el citoplasma de las células no musculares incluyen la regulación del estado físico del **citosol** (porción similar a un fluido del citoplasma carente de organelos), el movimiento celular y la formación de anillos contráctiles durante la división de la célula. Los cambios en la complejidad de la estructura de la actina a partir de subunidades globulares pequeñas hasta constituir estructuras elongadas de microfilamentos poliméricos regulan esas funciones en la célula. En el núcleo, la actina es importante para estabilizar la cromatina y la estructura del núcleo, y se piensa que participa en la regulación de la transcripción genética.

A. Polimerización

Los microfilamentos de actina en el citoplasma son estructuras filamentosas, o actina F, polímeros formados a partir de monómeros independientes de actina G (globular). La polimerización de las subunidades de actina G para constituir una molécula de actina F es un proceso dependiente de energía.

1. **Generalidades.** Se requiere energía en forma de trifosfato de adenosina (ATP) para agregar cada monómero de actina G a la molécula de actina F en crecimiento. Cada monómero de actina G que se agrega a la molécula creciente de actina F está unido a una molécula de ATP. Una vez que el monómero de actina G se polimeriza y se integra al polímero de actina F, el ATP se hidroliza y se convierte en difosfato de adenosina (ADP) con la liberación de fosfato inorgánico (P_i; fig. 4-3). El ADP permanece unido a cada monómero de actina G en los polímeros de actina F. Un filamento de actina F está compuesto por dos cadenas idénticas de monómeros de actina G, con una estructura que recuerda a dos hilos de cuentas enredados uno sobre otro con un patrón regular (fig. 4-4). Los extremos de los filamentos de actina F no son idénticos entre sí. El extremo más (+) corresponde al sitio en que los monómeros de actina G unidos a ATP se juntan al filamento de actina F, en tanto el extremo menos (—) corresponde al sitio del microfilamento de actina F a partir del cual se eliminan monómeros de actina G unidos a ADP.

2. **Pasos.** Un microfilamento de actina F se genera en tres fases: (1) rezago; (2) polimerización, y (3) estado estable (fig. 4-5). Para la fase de rezago, tres monómeros de actina G unidos a ATP se juntan para dar origen al sitio de nucleación sobre el que se construye el filamento creciente de actina F. Durante la fase de polimerización, la longitud del microfilamento aumenta a medida que se agregan monómeros nuevos de actina G a la cadena creciente, que se unen casi siempre en el extremo +. El ATP se hidroliza para obtener ADP y P_i con cada actina G añadida. El estado estable se alcanza cuando la adición de monómeros de actina G al extremo + ocurre a la misma velocidad que su eliminación a partir del extremo –.

En estado estable la longitud del polímero de actina F se mantiene. Los nuevos monómeros de actina G se añaden al extremo + al mismo ritmo que su sustracción del extremo –. Los monómeros de actina G que dejan un polímero de actina F vuelven a formar parte de la reserva citoplásmica de actina G no polimerizada. El proceso por igual de adición y eliminación de monómeros de actina G hacia/desde un polímero de actina F se describe como "**repolimerización continua**", debido a que si se sigue a un monómero específico de actina G durante el proceso de polimerización parece desplazarse a todo lo largo del polímero de actina F (fig. 4-6) después de agregarse a éste mismo. En esta situación, cuando los siguientes monómeros de actina G se agregan al polímero tras el monómero de interés parecen empujarlo para que avance a lo largo del polímero. Con el tiempo, el monómero de actina G observado parece desplazarse cada vez más adelante sobre el polímero de actina F, antes de caer por el otro extremo.

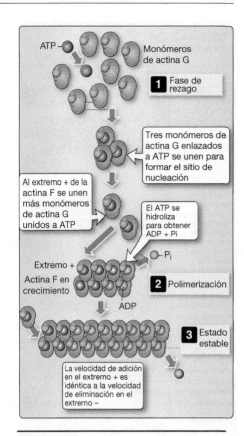

Figura 4-5
Polimerización de la actina.

Aplicación clínica 4-1: productos micóticos y actina

Se sabe que algunos productos de los hongos influyen sobre la polimerización de la actina. La **faloidina** es la toxina de los hongos venenosos *Amanita phalloides*, los cuales a menudo se denominan "hongos de la muerte" por los efectos tóxicos que provocan en las personas que los consumen. Los síntomas tempranos son de naturaleza gastrointestinal, y les sigue un periodo de latencia durante el cual el individuo se siente mejor. Sin embargo, entre el cuarto y el octavo día tras el consumo de un hongo *Amanita phalloides*, la persona desarrolla insuficiencia hepática y renal que progresa hasta la muerte. Si bien la intervención temprana y la desintoxicación en ocasiones son útiles, podría requerirse un trasplante hepático para salvar su vida.

La faloidina actúa al unir a los polímeros de actina F, lo que interrumpe la función normal de la actina. Esta unión promueve una polimerización excesiva de actina, al tiempo que impide la despolimerización del filamento. La faloidina también inhibe la hidrólisis del ATP unido a los monómeros de actina G que se unen al polímero de actina F, y se sabe que la faloidina impide el movimiento celular debido a su inhibición de la actina. La faloidina puede utilizarse en el laboratorio como herramienta de imagen para identificar a la actina (fig. 4-2).

Las **citocalasinas** son otros productos micóticos útiles como instrumentos de laboratorio. Debido a que se sabe que bloquean la polimerización de la actina y generan cambios en la morfología celular, pueden usarse para inhibir el movimiento de la célula y su división e inducir la muerte celular programada.

B. Proteínas de unión a la actina

Las **proteínas de unión a la actina** regulan la estructura de esta proteína en las células y controlan la polimerización de los monómeros de actina G, la integración de haces de microfilamentos, y la degradación de la actina estructurada en fragmentos menores según lo requiera la célula. Algunas proteínas de unión a la actina interactúan

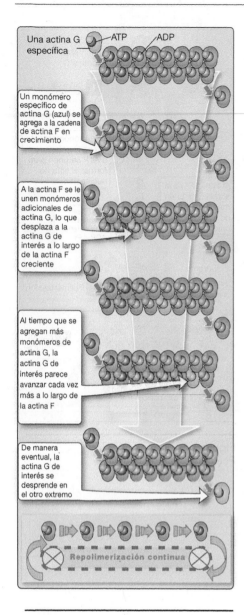

Figura 4-6
Repolimerización continua de la actina F.

con monómeros independientes de actina G e impiden su polimerización para constituir actina F. Otras se unen a los microfilamentos ensamblados y les inducen a formar haces o enlaces cruzados con otras cadenas de microfilamentos, o bien, fragmentarse y desensamblarse. La complejidad de las estructuras del citoplasma que tienen a la actina como base regula ciertas características celulares.

1. **Reguladores del gel-sol del citosol.** Una característica de una célula es la naturaleza física de su citosol. Éste puede describirse como **gel**, un estado más sólido, o como **sol**, un estado más soluble. Mientras más estructurada se encuentre la actina, más firme (gel) es el citosol. Mientras menos estructurada (más fragmentada) esté la actina, más soluble (sol) será el citosol. La actina está en repolimerización continua tanto en el estado de gel como de sol, lo que contribuye al carácter del citoplasma. Además, las proteínas de unión a la actina regulan las estructuras de actina y, por lo tanto, el estado del citosol (fig. 4-7).

    Una reserva de monómeros de actina G está en equilibrio con los polímeros de actina F, y de igual modo con los monómeros de actina G unidos a una proteína secuestradora que inhibe la capacidad de los monómeros de actina G para polimerizarse. La actina F puede degradarse en fragmentos de menor tamaño mediante la acción de torsión de la proteína **cofilina** que también impide su elongación adicional. Asimismo, los polímeros de actina F pueden convertirse en estructuras más complejas mediante la acción de proteínas de empaquetamiento y de enlazamiento cruzado. Estas estructuras complejas pueden fragmentarse cuando es necesario, mediante la acción de proteínas de escisión de la actina, como la **gelsolina**, lo que determina un estado más sol en el citosol. El calcio es necesario para la función de las proteínas de unión a la actina que fragmentan sus polímeros; en el citosol en que se está desarrollando un estado sol existen concentraciones más altas de calcio. Por ejemplo, tal vez se requiera que el citosol de una célula fagocítica, como un macrófago, sea menos estructurado y cuente con más actina cortical solubilizada para poder engullir a un organismo invasor. De igual modo, una célula en migración, como un fibroblasto que se desplaza a lo largo de un sustrato, debe polimerizar la actina en el extremo conductor para hacer avanzar la célula. Al mismo tiempo debe solubilizar su actina cortical para permitir el flujo de su contenido por detrás del extremo conductor (fig. 4-8).

2. **Espectrina.** Las proteínas de unión a la actina de la familia de la espectrina confieren estabilidad, fuerza y sostén a las células. De particular importancia en los eritrocitos (células rojas de la sangre), la espectrina cuenta con una configuración de bastón elongado y flexible, y se encuentra en los dímeros. En la cara citosólica de la membrana plasmática los dímeros de espectrina se unen a los filamentos de actina F asociados con los fosfolípidos de la lámina interna por un mecanismo dependiente de ATP para fortalecer y dar sostén a la membrana eritrocitaria. La actina y la espectrina adoptan una disposición similar a un entramado junto con otras proteínas como la anquirina y la proteína 4.1, lo que facilita su interacción.

    La asociación espectrina-actina es importante para mantener la configuración de disco bicóncavo característica de los eritrocitos, que puede ser importante para maximizar la cantidad de hemoglobina y oxígeno que porta cada célula roja de la sangre (fig. 4-9; *véase LIR. Bioquímica*, capítulo 3) y parece maximizar el flujo

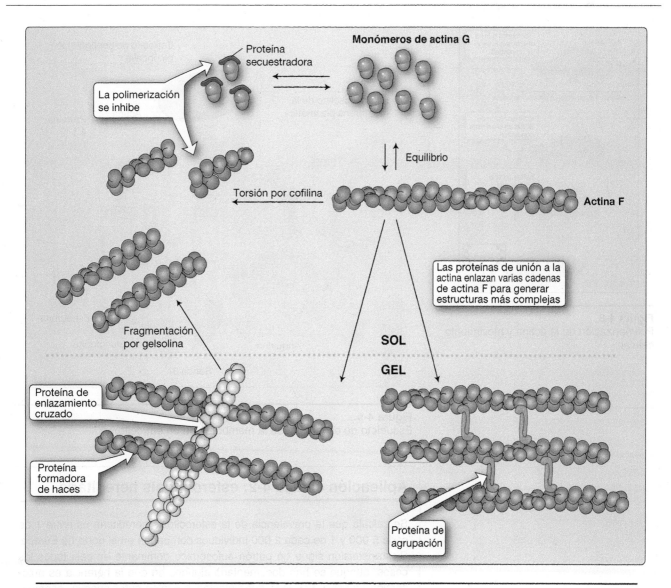

Figura 4-7
Actina y la transición gel-sol.

laminar de la sangre. Los eritrocitos también deben contar con membranas plasmáticas flexibles capaces de modificar y distorsionar su forma al navegar por la microvasculatura. Las alteraciones de la unión espectrina-actina facilitan estos cambios en los eritrocitos saludables.

Deficiencias hereditarias que determinan la ausencia de espectrina o una espectrina anormal inducen **esferocitosis hereditaria** (fig. 4-10). Los individuos afectados por esta última tienen eritrocitos esféricos frágiles, con una membrana menos flexible, susceptibilidad a la lisis y que determinan el desarrollo de anemia hemolítica, lo que contrasta con los eritrocitos usuales con configuración de disco bicóncavo. Los eritrocitos de individuos con esferocitosis hereditaria se identifican mediante microscopia de luz por la falta de la palidez central vista en eritrocitos bicóncavos que tienen una depresión, que causa la coloración pálida normalmente observada dentro de los eritrocitos.

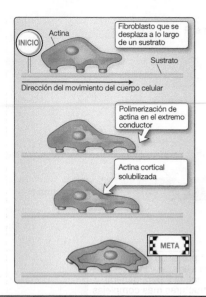

Figura 4-8
Polimerización de la actina y movimiento celular.

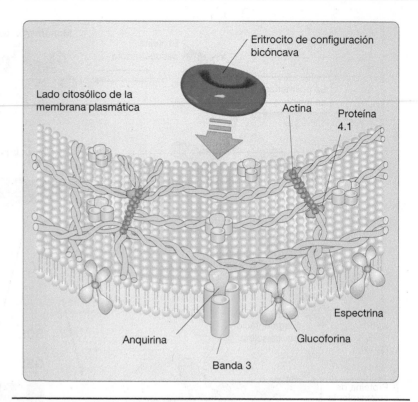

Figura 4-9
Esqueleto de espectrina de la membrana en un eritrocito.

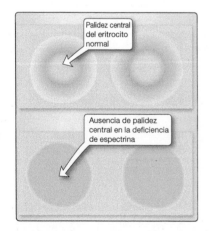

Figura 4-10
Espectrina y configuración eritrocitaria.

Aplicación clínica 4-2: esferocitosis hereditaria

Se calcula que la prevalencia de la esferocitosis hereditaria es entre 1 de cada 5 000 y 1 de cada 2 000 individuos con origen en el norte de Europa. Su transmisión sigue un patrón autosómico dominante en casi todos los casos, aunque se han documentado algunos en que la herencia es autosómica recesiva. Los individuos afectados suelen sufrir anemia, acompañada por ictericia y crecimiento del bazo. La anemia se presenta cuando los eritrocitos sufren lisis prematura; la ictericia es una consecuencia del procesamiento de concentraciones de hemoglobina superiores a las normales, derivada de las células rojas destruidas.

Se han descrito cuatro formas de esferocitosis hereditaria que se definen con base en sus signos y síntomas: leve, moderada, moderada a grave, y grave. La mayor parte de los individuos afectados padece la forma moderada de la enfermedad. Si bien aquéllos con la forma leve en ocasiones carecen de síntomas, en la forma moderada suele existir anemia con ictericia y esplenomegalia desde la niñez. Los bazos de las personas afectadas crecen como consecuencia de la acumulación local de eritrocitos anormales. Los individuos con afectación grave presentan estos síntomas, además de una anemia que amenaza la vida y hace necesarias transfusiones de sangre frecuentes. A menudo también se observan anomalías esqueléticas en individuos con afectación grave.

Mutaciones en por lo menos cinco genes pueden causar esferocitosis hereditaria y trastornos relacionados: *ANK1*, que codifica la anquirina-1; *EPB42*, que codifica la banda 4.2; *SLC4A1*, que codifica un intercambiador de aniones; y *SPTA1* y *SPTB*, que codifican la espectrina. Las mutaciones del *ANK1* son la causa más frecuente de esferocitosis hereditaria y explican

Aplicación clínica 4-2: continuación

más de la mitad de los casos. Las mutaciones de *SPTB* y *SPTA1* también dan origen a eritrocitos de configuración esférica, en tanto las mutaciones de *EPB42* y *SLC4A1* causan una condición relacionada con eritrocitos de configuración elíptica.

El gen *ANK1* se localiza en el brazo corto (p) del cromosoma 8. Por lo menos 55 mutaciones en el gen *ANK1*, algunas de pérdida de sentido y otras por deleción, se relacionan con la esferocitosis hereditaria. El resultado de las mutaciones es una proteína anquirina-1 que no se une a la membrana eritrocitaria y, por ende, no está disponible para la unión de la espectrina. Por lo tanto, hay una deficiencia completa de espectrina en la membrana, lo que altera la configuración y la flexibilidad de la membrana eritrocitaria.

El *SPTB* (*spectrin beta, erythrocytic*) es un miembro de la familia de genes de la espectrina y se ubica en el brazo largo (q) del cromosoma 14. Varias mutaciones de este gen se relacionan con la esferocitosis autosómica dominante o con la eliptocitosis autosómica dominante. La espectrina anormal que se sintetiza a partir del gen mutante no puede asociarse en forma apropiada con la banda 4.1 y la actina en la membrana eritrocitaria para generar y mantener la morfología de disco bicóncavo flexible.

3. **Distrofina.** Las alteraciones de otras proteínas de unión a la actina, como la distrofina, también pueden causar enfermedad. En las células del músculo esquelético, la distrofina y las proteínas relacionadas forman el complejo distrofina-glucoproteína que enlaza la actina con la lámina basal (*véase* el capítulo 2). Esta asociación entre la distrofina y la actina aporta la fuerza tensil a las fibras musculares y también parece actuar como marco para las moléculas de señalización. Los defectos de la distrofina determinan la distrofia muscular (DM), un grupo de trastornos genéticos cuyo síntoma principal es el desgaste del músculo.

Aplicación clínica 4-3: formas de distrofia muscular

Cuando la proteína distrofina está ausente o existe en una forma no funcional el resultado es la degeneración del tejido muscular. Le sigue el desgaste del músculo una vez que la capacidad para regenerarlo se agota. La **DM de Duchenne** (DMD) y la **DM de Becker** (BMD) derivan de mutaciones del gen *DMD* que codifica la proteína distrofina. *DMD* es un gen grande (2.6 Mbp) con 97 exones. Tanto la DMD como la BMD se heredan como rasgos recesivos ligados al X, con personas con un cromosoma X (p. ej., XY) que expresan signos y síntomas de la enfermedad cuando su único cromosoma X es portador del *DMD* mutado. Ambas formas de DM difieren en cuanto a edad de inicio y gravedad. Los síntomas de la DMD pueden observarse en la niñez temprana y generar debilitamiento con rapidez. La DMB se caracteriza por debilidad muscular con progresión lenta en pelvis y piernas. Tiene una edad de inicio posterior en comparación con la DMD, y síntomas menos graves.

En los individuos con DM de Becker se identifican varias deleciones extensas en el gen *DMD*. Sin embargo, estas deleciones no provocan un desplazamiento del marco de lectura (*véase* el capítulo 9). En vez de ello faltan porciones internas del gen, pero la transcripción y la traducción del gen remanente son posibles. Por lo tanto, en personas con DMB se sintetiza una distrofina parcialmente funcional, lo que determina un desgaste muscular menos intenso. En contraste, en la DMD se identifican varias deleciones más cortas en el gen *DMD*. Sin embargo, debido a que hay desplazamiento del marco de lectura que da origen a una terminación temprana de la conversión de la distrofina (*véase* el capítulo 9), esta proteína no se sintetiza y ocurre una degeneración más intensa del músculo en la DM de Duchenne.

C. Funciones contráctiles en las células no musculares

Si bien la polimerización de la actina ayuda a impulsar a la célula hacia adelante (*véase* fig. 4-8), se requiere la contracción para tirar de la membrana plasmática en el extremo rezagado para separarla del sustrato y permitir el avance. De hecho se necesita la contracción, o tensión y acortamiento, para producir una fuerza de tracción a fin de mantener la estructura de la célula y realizar funciones celulares normales. La actina participa en estas contracciones gracias a los efectos de una proteína motora de la familia de la **miosina** que hidroliza el ATP.

1. **Miosina.** Tal como ocurrió con la actina, la miosina se descubrió primero en el músculo, pero se distribuye en todos los tipos celulares. Las interacciones entre actina y miosina en el músculo están bien estudiadas (*véase LIR. Fisiología*, capítulo 12). Se piensa que mecanismos similares actúan para producir contracciones en las células no musculares. Las moléculas de miosina tienen un dominio de cabeza que interactúa con la actina F, y una cola que contiene un sitio de unión al ATP. Hidrolizan el ATP cuando se unen a la actina. Las interacciones de la miosina con la actina son cíclicas. La miosina se une a la actina, se desprende y luego vuelve a unirse. La cola de miosina también puede unirse a estructuras celulares y tirar de ellas a lo largo del filamento de actina. Existen varias formas de miosina. En las células no musculares la miosina II es importante para muchos ejemplos de contracción, puesto que desliza los filamentos de actina sobre sí misma para mediar contracciones locales (fig. 4-11A). Las miosinas I y V están implicadas en el desplazamiento de la carga celular a lo largo de rieles provistos por la actina F.

2. **Requerimientos estructurales y funcionales para la contracción.** Proveer estabilidad a la estructura celular es una razón importante por la que ocurren contracciones dependientes de actina y miosina. La miosina II interactúa con la actina F en la corteza celular para darle rigidez y ayudar a impedir la deformación de la membrana plasmática. Además, los haces de actina que circundan la porción interna de las células epiteliales forman un cable de tensión, conocido como cinturón perimetral, que puede regular la configuración de la célula. Este tipo de contracción es importante para la cicatrización de las heridas debido a que el defecto existente en la herida puede sellarse por medio de la contracción de las células existentes. La división de cualquier tipo de célula también depende de la contracción. Las estructuras de actina-miosina son importantes durante las citocinesis, o división citoplásmica tras la división nuclear en la mitosis (*véase* el capítulo 20). En este caso se forma una estructura formada por actina y miosina denominada **anillo contráctil**. El diámetro del anillo contráctil disminuye de manera progresiva, lo que profundiza cada vez más el surco de segmentación a fin de dividir la célula en dos células hijas. La hidrólisis del ATP por la miosina unida a la actina genera la retracción de esta última, además de la constricción y separación de la membrana (fig. 4-11B).

III. FILAMENTOS INTERMEDIOS

Con un diámetro de 10 nm, los filamentos intermedios son de mayor tamaño que los microfilamentos de actina y menores que los microtúbulos. Casi todos los filamentos intermedios están ubicados en el citosol, entre la cubierta nuclear y la membrana plasmática. Éstos proveen estabilidad estructural al citoplasma, lo que de algún modo recuerda la forma en que las varillas de acero refuerzan el concreto. Algunos otros filamentos intermedios, las láminas nucleares, dan fuerza y soporte al núcleo. Existen seis categorías de filamentos intermedios que se agrupan según su localización. Todos tienen características estructurales en común (tabla 4-1).

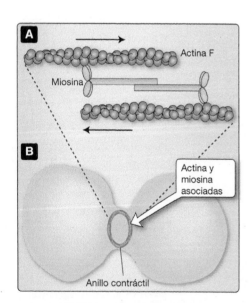

Figura 4-11
Funciones contráctiles de la actina en las células no musculares. **A.** La miosina II desliza a los filamentos de actina uno sobre otro para mediar las contracciones locales. **B.** Un anillo contráctil separa a una célula en división para obtener dos células hijas.

Tabla 4-1 Tipos de filamentos intermedios

Tipo	Nombres	Funciones
I y II	Queratinas ácidas (I) y básicas (II)	Forman una red compleja entre el núcleo y la membrana plasmática en las células epiteliales
III	Desmina, vimentina	Dan soporte y estructura
IV	Neurofilamentos, sinemina, sincoilina	Protegen del esfuerzo mecánico y mantienen la integridad estructural en varios tipos de células
V	Lámina nuclear	Función estructural en el núcleo de todas las células
VI	Nestina	Se expresa ante todo en las células nerviosas y está implicada en su crecimiento

A. Estructura

Los filamentos intermedios están constituidos por subunidades proteínicas en hélice α similares a bastoncillos, que cuentan con dominios globulares en sus extremos aminoterminal y carboxiterminal. Dos subunidades similares a bastoncillos se combinan para formar dímeros, conocidos como **dímeros entrelazados** (*coiled coils*; fig. 4-12). Un dímero entrelazado se asocia con otro del mismo tipo, en un patrón escalonado, para formar un tetrámero. Debido a que el extremo carboxiterminal de un dímero entrelazado se ubica en proximidad estrecha con el extremo aminoterminal del otro dímero entrelazado, los tetrámeros tienen una orientación antiparalela. Ocho tetrámeros se anclan entre sí al disponerse lado a lado en forma escalonada, y se enroscan juntos para formar la estructura similar a

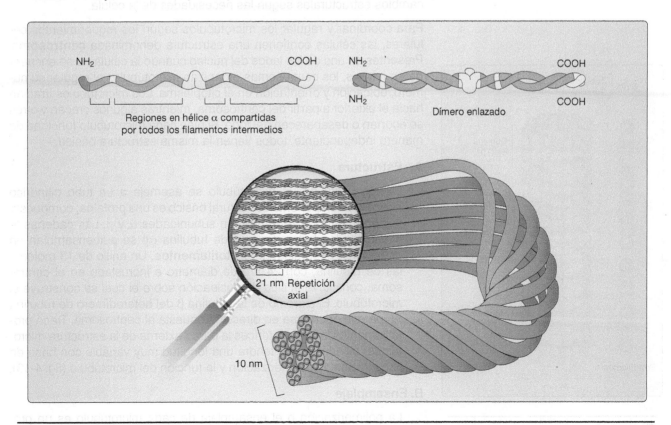

Figura 4-12
Estructura de los filamentos intermedios.

una cuerda del filamento intermedio maduro. No se requiere energía para el ensamblaje de los filamentos intermedios. Las subunidades de filamentos intermedios siempre están incorporadas a estructuras estables. Carecen de polaridad, por lo que no tienen extremos + y −. Las regiones aminoterminal y carboxiterminal son específicas de cada clase de filamentos intermedios.

B. Tipos de filamentos intermedios

Se han definido seis categorías de filamentos intermedios, con base en las similitudes de su estructura y el sitio en que actúan. Los tipos I y II son **queratinas**, las del primero queratinas ácidas y las del segundo queratinas básicas. Las queratinas ácidas y las básicas se unen entre sí para constituir queratinas funcionales que se identifican en las células epiteliales. El tipo III tiene cuatro miembros, entre ellos la **vimentina**, el filamento proteínico intermedio con distribución más amplia. El tipo IV se identifica en las neuronas y el tipo V es la lámina nuclear que contienen todas las células nucleadas para dar soporte estructural en el núcleo.

IV. MICROTÚBULOS

Los microtúbulos son el último tipo de estructura predominante observada en el citoesqueleto. Participan en los movimientos cromosómicos durante las divisiones nucleares (mitosis y meiosis), en la formación de cilios y flagelos en ciertos tipos de células, y en el transporte intracelular. Se aprecian similitudes entre la actina y los microtúbulos en cuanto a que requieren energía para ensamblarse, y por su capacidad para sufrir cambios estructurales según las necesidades de la célula.

Para coordinar y regular los microtúbulos según los requerimientos celulares, las células contienen una estructura denominada **centrosoma**. Presentes en uno de los lados del núcleo cuando la célula no se encuentra en mitosis, los centrosomas organizan microtúbulos al regular su número, ubicación y orientación en el citoplasma. Los microtúbulos irradian hacia el exterior a partir del centrosoma, mientras algunos crecen y otros se acortan o desaparecen del todo. Si bien cada microtúbulo funciona de manera independiente, todos tienen la misma estructura básica.

A. Estructura

La estructura de un microtúbulo se asemeja a un tubo cilíndrico hueco. Su componente estructural básico es una proteína, compuesta por un dímero de **tubulina** con subunidades α y β. Las cadenas lineales de los heterodímeros de tubulina αβ se autoensamblan en estructuras denominadas **protofilamentos**. Un anillo de 13 moléculas de tubulina, con 24 nm de diámetro e incrustado en el centrosoma, constituye el sitio de nucleación sobre el cual se construye el microtúbulo. El extremo de la tubulina β del heterodímero de tubulina αβ parece orientarse en dirección opuesta al centrosoma. Trece protofilamentos forman entonces la pared externa de la estructura microtubular cilíndrica, que tendrá una longitud muy variable con base en la condición de polimerización y la función del microtúbulo (fig. 4-13).

B. Ensamblaje

La polimerización o el ensamblaje de cada microtúbulo es un proceso complejo debido a que estas estructuras cambian de manera continua entre las fases de crecimiento y acortamiento. Ante su siem-

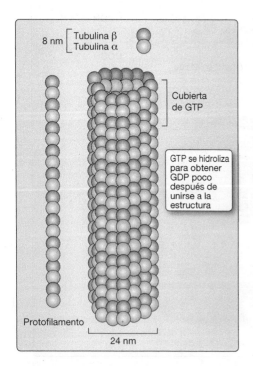

8 nm [Tubulina β
       Tubulina α

Cubierta de GTP

GTP se hidroliza para obtener GDP poco después de unirse a la estructura

Protofilamento

24 nm

Figura 4-13
Estructura de los microtúbulos.

pre cambiante estado de crecimiento se habla de la "**inestabilidad dinámica**" de los microtúbulos. En el proceso de ensamblaje los heterodímeros de tubulina unidos a trifosfato de guanosina (**GTP**) pueden interactuar con otros heterodímeros de tubulina unidos a GTP para formar protofilamentos. Poco después de su polimerización en un microtúbulo en crecimiento, el GTP de la tubulina se hidroliza, con lo que se obtiene difosfato de guanosina (GDP), de manera similar a la hidrólisis de ATP en ADP que se detecta en los protofilamentos de actina. En el extremo + o conductor del microtúbulo (en el extremo opuesto al anclado en el centrosoma) se describe una **cubierta de GTP**, que representa a los heterodímeros de tubulina recién agregados en los que el GTP no se ha hidrolizado para constituir GDP. El microtúbulo aumenta su longitud en búsqueda de estructuras celulares, como organelos o cromosomas, a los cuales pueda enlazarse. El crecimiento del microtúbulo continúa hasta que se une a una estructura de este tipo o pierde una masa crítica de tubulinas unidas a GTP a partir del extremo conductor.

C. Desensamblaje

Cuando la adición de tubulinas unidas a GTP en los protofilamentos pierde velocidad, la hidrólisis del GTP para obtener GDP avanza y se pierde la cubierta de GTP. La unión de heterodímeros de tubulina nuevos a los heterodímeros de tubulina que contienen GDP deja de ser posible. Además de detener el crecimiento de los microtúbulos, la ausencia de una cubierta de GTP desestabiliza la estructura. Los protofilamentos se desprenden uno a uno y se tuercen para alejarse del centro del tubo cilíndrico (fig. 4-14). Los heterodímeros de tubulina que contienen GDP se disocian del protofilamento, y el microtúbulo se desensambla con gran rapidez. Éste puede desaparecer por completo o comenzar a crecer de nuevo si el GDP unido a los heterodímeros de tubulina es sustituido por GTP. Se forman microtúbulos nuevos con rapidez para sustituir a los desensamblados.

D. Funciones

Mientras los microtúbulos nuevos que se generan irradian de su centrosoma, otros se desensamblan o despolimerizan. Sin embargo, si un microtúbulo en crecimiento establece una unión constante con una estructura celular su despolimerización se evita. Las proteínas pueden unirse a los microtúbulos y estabilizarlos, e inhibir así su desensamblaje. Los microtúbulos estabilizados pueden respaldar así la organización del citosol y facilitar los desplazamientos de los cromosomas además del trasporte a lo largo de la red que forman.

1. **Movimientos cromosómicos.** Los microtúbulos jalan y empujan a los cromosomas de las células en división para permitir la segregación del material genético en las células hijas recién formadas (*véase* el capítulo 20). En la mitosis, en que una célula progenitora se duplica para dar origen a dos células hijas idénticas, la cubierta nuclear que circunda al núcleo debe degradarse. Los microtúbulos citoplásmicos se desensamblan. Entonces, los microtúbulos vuelven a ensamblarse y configuran una estructura organizada llamada **huso mitótico** (fig. 4-15). Esta estructura es estable pero dinámica, ya que existe un intercambio continuo entre heterodímeros de tubulina libres y moléculas de tubulina polimerizadas en los microtúbulos. Debido a que la barrera de la cubierta nuclear desaparece, los microtúbulos pueden tener acceso a los cromosomas. Los microtúbulos se estabilizan mediante esta unión, y su ensamblaje y desensamblaje cesan a fin de que desempeñen esta función.

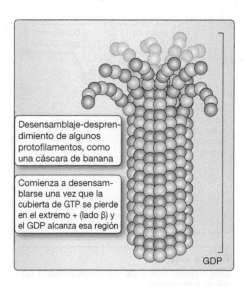

Desensamblaje-desprendimiento de algunos protofilamentos, como una cáscara de banana

Comienza a desensamblarse una vez que la cubierta de GTP se pierde en el extremo + (lado β) y el GDP alcanza esa región

GDP

Figura 4-14
Desensamblaje de los microtúbulos.

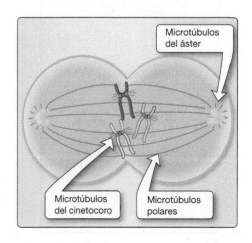

Microtúbulos del áster

Microtúbulos del cinetocoro

Microtúbulos polares

Figura 4-15
Huso mitótico.

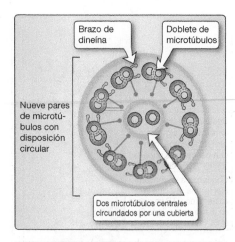

Figura 4-16
Disposición 9 + 2 de los microtúbulos en
cilios y flagelos.

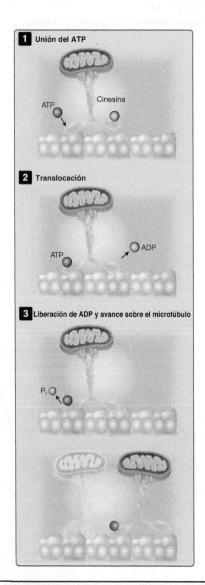

Figura 4-17
Motores de microtúbulos y transporte de
organelos.

Los microtúbulos alinean los cromosomas en la metafase, tiran de ellos para separarlos en la anafase, y los mueven hacia polos opuestos de la célula en la telofase. Los microtúbulos en un huso mitótico tienen funciones específicas. Los microtúbulos polares empujan el huso para separarlo, en tanto los microtúbulos del cinetocoro se anclan a las estructuras del cinetocoro de los cromosomas duplicados (*véase* el capítulo 20). Se piensa que los microtúbulos del áster que irradian de los centrosomas mantienen al huso en posición.

2. **Formación de cilios y flagelos.** Algunos microtúbulos forman estructuras estables de cilios y flagelos, según las necesidades específicas de la célula. Los **cilios** son importantes para el movimiento de los fluidos, como el moco, sobre las células epiteliales del aparato respiratorio. Tienen un movimiento cíclico y se baten en el líquido. Los **flagelos** suelen ser más largos que los cilios y son importantes para desplazar a toda la célula, como al espermatozoide, por los fluidos. Tanto los cilios como los flagelos tienen estructuras que dependen de microtúbulos. Nueve pares especializados de microtúbulos constituyen un anillo y circundan a dos microtúbulos adicionales (fig. 4-16). Los microtúbulos de estas estructuras se flexionan y deslizan uno contra otro, lo que genera movimiento. La **dineína** es una proteína de unión a los microtúbulos que genera las fuerzas de deslizamiento entre los microtúbulos de los cilios y cataliza su movimiento.

Tóxicos para el huso mitótico

Ciertos compuestos pueden inhibir o detener la división celular al interferir con los microtúbulos. Por ejemplo, la **colchicina** se une a las moléculas de tubulina libres e impide su polimerización en un microtúbulo creciente. Si se administra colchicina a las células que se encuentran en división su huso mitótico se degrada. Las células con anomalías de la división no pueden sobrevivir. Por lo tanto, los compuestos relacionados con las colchicinas, como los alcaloides de la vinca vinblastina y vincristina, se utilizan a menudo para controlar el crecimiento celular en el cáncer (*véase* el capítulo 23). Otro fármaco antineoplásico, el **paclitaxel**, también se une a la tubulina. Sin embargo, se une de manera preferencial a la tubulina ensamblada en microtúbulos e impide su desensamblaje. La incapacidad de los microtúbulos para sufrir cambios estructurales en el huso mitótico determina la detención de las células en división en la mitosis.

E. Proteínas motoras de los microtúbulos

Otros tipos de movimiento en las células también dependen de los microtúbulos. Por ejemplo, puede observarse que tanto los organelos como las vesículas viajan a lo largo de los microtúbulos dentro de las células. La **dineína** y otra proteína de unión a los microtúbulos, la **cinesina**, facilitan el movimiento de las cargas intracelulares, que pueden incluir organelos unidos a membrana y vesículas de transporte. La dineína y la cinesina son de hecho familias de proteínas denominadas proteínas motoras de los microtúbulos, que tienen cabezas de unión al ATP y colas que se enlazan en forma estable con su carga intracelular. Las dineínas se mueven a lo largo de los microtúbulos en dirección al centrosoma (hacia el extremo – de los microtúbulos), en tanto las cinesinas viajan a lo largo de los microtúbulos y se alejan del centrosoma (hacia el extremo + de los microtúbulos). Los dos tipos de proteínas hidrolizan al ATP para catalizar su propio movimiento a lo largo de los microtúbulos al tiempo que tiran de su carga al seguir la red que éstos les proveen (fig. 4-17).

Resumen del capítulo

- El **citoesqueleto** es una red compleja de filamentos proteínicos que se distribuye en todo el interior de las células.
- Los tres tipos principales de filamentos proteínicos del citoesqueleto son filamentos de **actina**, **microtúbulos** y **filamentos intermedios**.
- Las proteínas accesorias se unen a las proteínas del citoesqueleto y regulan su función.

Actina:

- Las funciones de la actina en las células no musculares incluyen la regulación del estado físico del **citosol**, el movimiento de la célula y la formación de anillos contráctiles durante la división celular.
- La polimerización de la actina ocurre mediante la adición de monómeros de actina G a los polímeros de actina F, en un proceso dependiente de ATP.
- El movimiento de "**repolimerización continua**" es el proceso dinámico de la adición de un monómero de actina G nuevo a una cadena creciente, seguido por su desplazamiento a lo largo del polímero de actina F y su eliminación de la cadena, al tiempo que monómeros de actina G nuevos se unen a ella por detrás de él.

Los **filamentos intermedios** son estructuras estables del citoesqueleto similares a cuerdas, que proveen fuerza y sostén.

Microtúbulos:

- Los microtúbulos están implicados en los movimientos cromosómicos durante la división nuclear, la formación de cilios y flagelos, y el transporte intracelular.
- Compuestos por heterodímeros de **tubulina**, los microtúbulos tienen **inestabilidad dinámica** y siguen su ensamble y desensamble según las necesidades de la célula.

Preguntas de estudio

Elija la respuesta CORRECTA.

4.1 Un componente del citoesqueleto requiere ATP para polimerizarse y contiene subunidades que parecen someterse a repolimerización continua. Ese componente del citoesqueleto es:

    A. Un filamento de actina.

    B. Un filamento intermedio.

    C. Queratina.

    D. Un microtúbulo.

    E. Tubulina.

Respuesta correcta: A. Los filamentos de actina requieren ATP para su polimerización, y las subunidades se someten a repolimerización continua al tiempo que avanzan por un polímero de actina F. Los filamentos intermedios, incluido un tipo, la queratina, tienen estructuras estables y no sufren procesos dinámicos de ensamblaje o desensamblaje y no requieren de ATP. Los microtúbulos están compuestos por heterodímeros de tubulina y en lugar de ATP, requieren GTP para polimerizarse. La adición y la eliminación de tubulinas en los microtúbulos ocurren a partir del mismo extremo de la estructura.

4.2 Un niño de cuatro años de edad es llevado a la clínica con signos y síntomas de distrofia muscular. Las pruebas revelan deleciones pequeñas en el gen *DMD*, sin proteína distrofina funcional. Debido a este defecto, ¿cuál de los siguientes componentes del citoesqueleto es incapaz de unirse de manera estable a la lámina basal en las células del músculo esquelético?

    A. Filamentos de actina.

    B. Filamentos intermedios.

    C. Microtúbulos.

    D. Miosina.

    E. Vimentina.

Respuesta correcta: A. El gen *DMD* codifica la proteína distrofina que facilita la unión de la actina a la lámina basal de las células musculares esqueléticas. La distrofina es una proteína de unión a la actina. Ni los filamentos intermedios ni los microtúbulos se unen a la distrofina de este modo. La miosina es otra proteína de unión a la actina que facilita la contracción de la actina F. La vimentina es un tipo de filamento intermedio y no es una proteína de unión a actina.

4.3 Se observa que un microtúbulo se desensambla con rapidez tras un periodo de crecimiento rápido. ¿Cuál de los siguientes es más probable que haya ocurrido a este microtúbulo específico para estimular su degradación?

    A. Unión de dineína.

    B. Hidrólisis de ATP.

    C. Pérdida de su cubierta de GTP.

    D. Escisión por gelsolina.

    E. Torsión por cofilina.

Respuesta correcta: C. La pérdida de la cubierta de GTP permite el desensamblaje rápido de los microtúbulos. En cambio, los microtúbulos utilizan GTP como fuente de energía. La gelsolina y la cofilina son proteínas de unión a la actina que estimulan la degradación de las estructuras complejas de actina y no están relacionadas con los microtúbulos.

4.4 El fármaco paclitaxel (Taxol) se añade a un cultivo de células tumorales que se dividen con rapidez en el laboratorio. En respuesta al fármaco, la división celular se inhibe debido a ¿cuál de los siguientes efectos ejercidos por el fármaco sobre el citoesqueleto de estas células tumorales?

    A. Conversión del estado gel al estado sol del citosol.

    B. Interrupción de la formación del huso mitótico por los microtúbulos.

    C. Inhibición de la repolimerización continua por el ensamblaje de actina F a partir de actinas G.

    D. Prevención de la hidrólisis de ATP por las proteínas motoras de los microtúbulos.

    E. Promoción del desensamblaje de filamentos intermedios.

Respuesta correcta: A. El paclitaxel se dirige a los microtúbulos que en condiciones normales forman un huso mitótico para separar los cromosomas durante la mitosis, una fase del ciclo celular. El fármaco se une a las subunidades de tubulina e impide el desensamblaje de los microtúbulos. En presencia de paclitaxel, los microtúbulos seguirán creciendo en longitud. Este medicamento no afecta de forma directa a las proteínas motoras de los microtúbulos ni inhibe su hidrólisis de ATP; tampoco afecta a la actina ni a los filamentos intermedios. El estado de la actina cortical, y no el de los microtúbulos, regula la transición gel-sol en las células y el paclitaxel no inhibe la repolimerización continua de la actina F.

4.5 Una vesícula dentro de la célula debe transportarse a otra región de esta última a lo largo de la red de microtúbulos citoesqueléticos. ¿Cuál de las siguientes proteínas está implicada en catalizar este transporte?

    A. Distrofina.

    B. Cinesina.

    C. Miosina.

    D. Espectrina.

    E. Vimentina.

Respuesta correcta: B. La cinesina, y también la dineína, son familias de proteínas motoras de microtúbulos que facilitan el trasporte intracelular a lo largo de estas últimas estructuras. Distrofina, miosina y espectrina son proteínas de unión a la actina, y no tienen relación con las proteínas motoras de los microtúbulos. La vimentina es un tipo de filamento intermedio.

4.6 La polimerización de la actina puede servir para controlar o regular:

    A. Cambios en el estado físico del citosol.

    B. El movimiento cromosómico durante la división celular.

    C. La estabilidad estructural rígida del citoplasma.

    D. La resiliencia del tejido, como el cartílago.

    E. La fuerza en los tejidos conectivos.

Respuesta correcta: A. La polimerización de la actina controla el estado físico del citosol y la transición de gel a sol. Los microtúbulos, compuestos por tubulina, regulan los movimientos cromosómicos en la división celular. Los filamentos intermedios aportan estabilidad estructural al citoplasma. A diferencia de la actina y los microtúbulos que sufren cambios dinámicos de su estructura, los filamentos intermedios son estructuras más permanentes con una vida más prolongada, y pueden compararse con soportes rígidos. La resiliencia es una propiedad que se atribuye a los proteoglucanos en la matriz extracelular (ME), y no a los componentes del citoesqueleto, como la actina. El colágeno y elastina confieren resistencia a la ME en el tejido conectivo.

4.7 Una paciente de ocho meses de edad presenta ictericia y esplenomegalia. Su hemoglobina está por debajo del intervalo de referencia que indica anemia, y existe elevación marcada de la deshidrogenasa láctica en suero, lo que indica lisis celular. Un frotis de sangre periférica revela eritrocitos globulares pequeños que carecen de palidez central. Estos hallazgos se explican mejor a partir de la deficiencia eritrocitaria de:

    A. Actina.

    B. Colágeno.

    C. Elastina.

    D. Glucosaminoglucanos.

    E. Espectrina.

Respuesta correcta: E. La deficiencia de espectrina en las membranas eritrocitarias les genera cambios y da origen a eritrocitos de configuración esférica que se lisan con facilidad. La espectrina es una proteína de unión a la actina, pero esta última no muestra deficiencia en los individuos con esferocitosis hereditaria. Colágeno, elastina y glucosaminoglucanos son componentes de la ME y no de células independientes. La deficiencia de estos componentes de la ME no causaría los signos que se observan en este paciente.

4.8 Un joven de 17 años de edad es valorado por debilidad muscular de progresión gradual en pelvis y piernas. Se identifican varias deleciones grandes en un gen que codifica una proteína de unión a la actina, lo que permite obtener una proteína con función parcial. Lo más probable es que este paciente esté afectado por:

A. Distrofia muscular de Becker.
B. Síndrome de Ehlers-Danlos.
C. Esferocitosis hereditaria.
D. Síndrome de Marfan.
E. Pénfigo vulgar.

Respuesta correcta: A. La proteína de unión a la actina que se describe es la distrofina. La distrofia muscular de Becker es el resultado de deleciones en el gen *DMD* que codifica la distrofina. El síndrome de Ehlers-Danlos se debe a defectos hereditarios del colágeno fibrilar, y la mayor parte de sus variantes se caracterizan por piel muy elástica y articulaciones hiperextensibles. La esferocitosis hereditaria se debe a la carencia de espectrina eritrocitaria, lo que impide la adopción de la configuración usual en disco bicóncavo de la membrana eritrocitaria. El síndrome de Marfan implica una mutación de el gen que codifica fibrina-1, una proteína esencial para el mantenimiento de las fibras elásticas, por lo que se identifica patología en ojos, sistema esquelético y aorta. El pénfigo vulgar, que se caracteriza por úlceras orales, deriva de una alteración de las uniones celulares mediadas por cadherina.

4.9 Una persona confunde setas venenosas con otras que se pueden comer sin peligro y consume hongos venenosos de la especie *Amanita phalloides*. La toxina faloidina de estos hongos interrumpe la función celular normal al unirse con firmeza a un componente del citoesqueleto dependiente de ATP. Por tanto, la toxina se une a:

A. Queratinas ácidas.
B. Cadherinas.
C. Desmosomas.
D. Polímeros de actina F.
E. Heterodímeros de tubulina.

Respuesta correcta: D. La faloidina es una toxina micótica que se une a la actina, un componente citoesquelético dependiente de ATP, y compromete su función. No interfiere con la estructura de las queratinas, las cuales son filamentos intermedios que no requieren ATP para su ensamblaje. Las cadherinas son moléculas de adhesión celular y los desmosomas son uniones celulares; ninguno de ellos es un componente del citoesqueleto y ninguno requiere ATP. Los heterodímeros de tubulina son subunidades de los microtúbulos, que son componentes del citoesqueleto dependientes de GTP.

4.10 Una mujer de 24 años de edad es diagnosticada con linfoma de Hodgkin y es tratada con quimioterapia combinada. Su régimen farmacológico incluye sulfato de vinblastina, conocido por inhibir la formación de microtúbulos. Por ende, ¿cuál de los siguientes procesos se verá alterado/comprometido al usar el sulfato de vinblastina?

A. Formación del uso mitótico con detención de las células malignas en mitosis.
B. Producción de actina filamentosa a partir de monómeros de actina G en las células malignas.
C. Estabilización de las membranas de las células malignas y protección de las fuerzas de elongación.
D. Transformación del citosol en las células malignas, del estado de gel al sol.
E. Repolimerización continua de los monómeros de tubulina filamentosos en un proceso que depende de ATP.

Respuesta correcta: A. Los inhibidores de la formación de microtúbulos, como el sulfato de vinblastina, impiden la formación del huso mitótico, con detención de las células malignas en la mitosis. La actina es independiente de los microtúbulos y no se afecta, de modo que la formación de actina F continúa, así como la transformación del estado de gel a sol, regulado por la actina. Los monómeros de tubulina son heterodímeros globulares, no filamentosos. Y el GTP, no el ATP, se utiliza para la formación de microtúbulos.

5 Organelos

I. GENERALIDADES

Los organelos son estructuras intracelulares especializadas en las que ocurren los procesos necesarios para la vida celular eucariota. Casi todos los organelos son compartimentos, separados del espacio intracelular circundante y están rodeados por membranas compuestas por los mismos elementos que las membranas plasmáticas (*véase* el capítulo 3). Junto con el **citosol** (contenido intracelular similar al gel) los organelos ayudan a formar el **citoplasma**, integrado por todos los materiales contenidos dentro de los límites de la membrana plasmática. Los organelos no flotan libres en el citosol, más bien se encuentran interconectados y unidos por un marco establecido por las proteínas del citoesqueleto (*véase* el capítulo 4).

Si bien cada organelo desempeña una función específica, sus actividades en ocasiones también pueden conjuntarse. La cooperación entre organelos es necesaria para la expresión de los genes codificados en el ADN nuclear a manera de proteínas que actúan en varios sitios intracelulares y extracelulares. Los organelos de este grupo incluyen el **núcleo**, los **ribosomas**, el **retículo endoplásmico (RE)** y el **complejo de Golgi**. Los miembros de este conjunto de organelos tienen una disposición característica dentro de la célula, y la proximidad entre uno y otro les permite llevar a cabo su función en el procesamiento de las proteínas (fig. 5-1). Si se parte del núcleo y se avanza hacia el exterior en dirección a la membrana plasmática, se encuentra a continuación el RE con ribosomas unidos, seguido por el complejo de Golgi, en gran cercanía a la membrana plasmática.

En otras ubicaciones del citoplasma se identifican más organelos que desempeñan funciones diferentes, pero con la misma importancia que los implicados en el procesamiento de proteínas. La función principal de las **mitocondrias** es obtener energía para impulsar los procesos metabólicos de las células. Otros organelos participan en la digestión y la desintoxicación. Los **lisosomas** contienen enzimas potentes que degradan macromoléculas que llegan al final de su periodo de vida, en tanto los **peroxisomas** tienen funciones que incluyen la eliminación de los peróxidos que de otro modo dañarían la célula.

II. ORGANELOS EN EL PROCESAMIENTO DE LAS PROTEÍNAS

Los procesos implicados en la expresión de genes presentes en el ADN a manera de proteínas funcionales requieren acciones conjuntas de

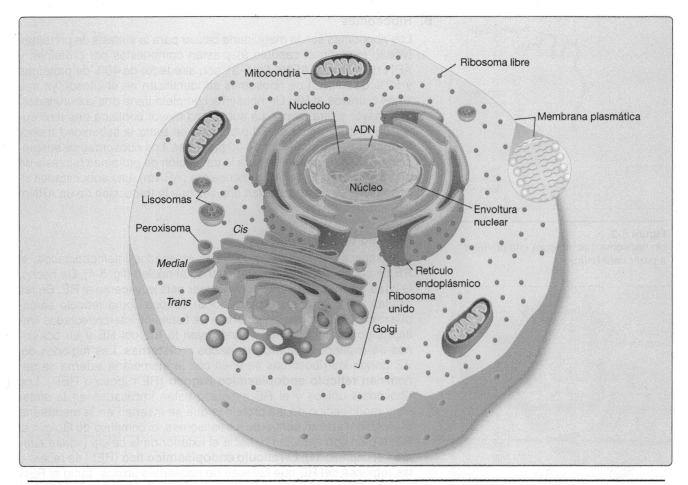

Figura 5-1
Diagrama de una célula eucariota que muestra las características y disposición peculiares de los organelos.

organelos que incluyen el núcleo, los ribosomas, el RE y el complejo de Golgi. Los detalles del procesamiento y el tráfico de proteínas o su desplazamiento entre organelos se analizan en el capítulo 11. Las estructuras y funciones de cada uno de estos organelos son el objetivo de esta sección.

A. Núcleo

Las células eucariotas, con excepción de los eritrocitos (células rojas de la sangre) maduros, contienen un núcleo en el cual reside el ADN genómico de la célula. En las células que no están en división activa, el ADN se encuentra en los cromosomas (*véase también* el capítulo 22). Cada célula humana normal contiene 23 pares de cromosomas dentro del núcleo. La estructura más superficial del núcleo es la **envoltura nuclear** (fig. 5-2), la cual es una membrana fosfolipídica de doble capa con **poros nucleares** para permitir la transferencia de materiales entre el núcleo y el citosol. El interior del núcleo contiene el **nucleoplasma**, el fluido en que se ubican los cromosomas. Éste está organizado por la **lámina nuclear**, el andamiaje proteínico del nucleoplasma compuesto sobre todo por filamentos intermedios (*véase también* el capítulo 4). La lámina nuclear forma vínculos entre el ADN y la membrana nuclear interna. Una estructura prominente dentro del núcleo es un organelo denominado **nucleolo**, el sitio de producción de los **ribosomas**.

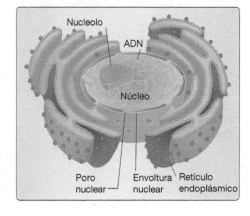

Figura 5-2
Estructura del núcleo de una célula.

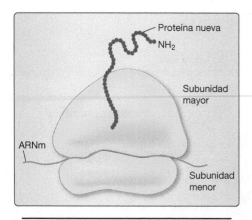

Figura 5-3
Un ribosoma que sintetiza una proteína
a partir del ARNm.

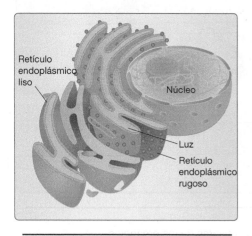

Figura 5-4
Retículo endoplásmico que forma una
estructura con membrana adyacente al
núcleo.

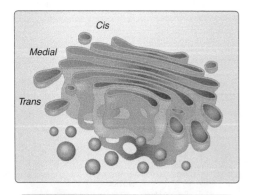

Figura 5-5
Complejo de Golgi.

B. Ribosomas

Los ribosomas son la maquinaria celular para la síntesis de proteínas (*véase también* el capítulo 9) y están compuestos por proteínas y ARN ribosómico (ARNr; fig. 5-3), con alrededor de 40% de proteínas y 60% de ARNr. Los ribosomas se identifican en el citosol, ya sea libres o unidos al RE. Un ribosoma completo tiene dos subunidades, una mayor y otra menor. La subunidad mayor contiene tres moléculas de ARNr y cerca de 50 proteínas, en tanto la subunidad menor tiene un ARNr y alrededor de 30 proteínas. Los ribosomas se ensamblan cuando se requieren para la traducción de proteínas (síntesis de proteínas) a partir del ARN mensajero (ARNm). Las subunidades ribosómicas se desensamblan una vez que la traducción de un ARNm específico termina.

C. Retículo endoplásmico

Con aspecto de una serie de tubos aplanados interconectados, el **RE** se observa a menudo circundando al núcleo (fig. 5-4). De hecho, la capa externa de la envoltura nuclear está adyacente al RE. En las células musculares este organelo se conoce como retículo sarcoplásmico. El RE forma un laberinto de espacios interconectados limitados por membrana, que constituyen la **luz** del RE y en ocasiones se expanden para formar sacos o **cisternas**. Las regiones del RE donde los ribosomas se unen con la membrana externa se denominan **retículo endoplásmico rugoso** (RE rugoso o RER). Los ribosomas unidos y el RE asociado están implicados en la síntesis y modificación de las proteínas que se insertan en la membrana plasmática; actúan dentro de los lisosomas, el complejo de Golgi o el RE; o bien son secretadas hacia el exterior de la célula (*véase también* el capítulo 11). El **retículo endoplásmico liso** (REL) se refiere a las regiones del RE que carecen de ribosomas unidos. Tanto el RER como el REL participan en la glucosilación (adición de carbohidratos) de las proteínas y la síntesis de lípidos.

D. Complejo de Golgi

Si se avanza hacia el exterior desde el núcleo y el RE, el organelo que se identifica a continuación es el complejo de Golgi. Este organelo se aprecia como sacos sobrepuestos, aplanados y membranosos (fig. 5-5). En el complejo de Golgi se describen tres regiones: la **cis**, en la mayor cercanía al RE, la **medial** en el centro, y la **trans**, que es la más inmediata a la membrana plasmática. Cada región es responsable de realizar distintas modificaciones, como glucosilación (adición de hidratos de carbono), fosforilación (adición de fosfato) o proteólisis (degradación de proteínas mediada por enzimas) a los polipéptidos recién sintetizados que se están convirtiendo en proteínas maduras funcionales. La red del Golgi trans selecciona y empaca las proteínas recién sintetizadas y modificadas en diferentes regiones del propio organelo. Estas regiones se desprenden del cuerpo principal del complejo de Golgi y constituyen estructuras denominadas vesículas de transporte. De este modo se facilita el movimiento de estas proteínas nuevas hacia su destino celular o extracelular final.

III. MITOCONDRIAS

Las mitocondrias son organelos complejos con varias funciones importantes en las células eucariotas. Sus membranas únicas se utilizan para generar ATP, lo que incrementa en gran medida el rendimiento energético de la degradación de carbohidratos y lípidos. Las mitocondrias pueden autorreplicarse (reproducirse en forma autónoma) y también contienen su propio ADN. Por estas propiedades se piensa que las mitocondrias tuvieron su origen en organismos procariotas unicelulares. La supervivencia misma de cada célula eucariota depende de la integridad de sus mitocondrias. La muerte celular programada, o apoptosis, ocurre cuando se forman poros en la membrana mitocondrial, lo que permite la liberación de proteínas que facilitan el proceso de muerte apoptósica (*véase también* el capítulo 23). La estructura singular de las mitocondrias es importante para permitirles realizar estas funciones celulares necesarias.

A. Función en la producción de energía

Una característica de las mitocondrias es la doble membrana con bicapa fosfolipídica que constituye su límite externo (fig. 5-6). La membrana mitocondrial interna forma estructuras plegadas denominadas **crestas**, que protruyen hacia el lumen (espacio) mitocondrial, conocido como matriz mitocondrial. Los protones (H$^+$) son bombeados para expulsarse de la **matriz** mitocondrial, lo que genera un gradiente electroquímico de protones. El flujo de protones que reingresa a la matriz conduce la formación de ATP de carbohidratos y lípidos en el proceso de **fosforilación oxidativa** (*véase también LIR. Bioquímica*, 8.ª edición, pp. 77-80). La presencia de mitocondrias en una célula incrementa la cantidad de ATP que se obtiene a partir de cada molécula de glucosa degradada, lo que se hace evidente en los eritrocitos que carecen de mitocondrias. En los eritrocitos sólo se obtienen dos moléculas de ATP por cada molécula de glucosa. En contraste, en las células humanas con mitocondrias la producción de ATP es de hasta 32 por molécula de glucosa.

B. Función como unidades independientes en las células eucariotas

Las mitocondrias también contienen ADN (ADNmt) y ribosomas para la síntesis de ARN y algunas proteínas mitocondriales. El ADNmt corresponde a cerca de 1% del ADN celular total, y tiene una disposición circular dentro de la matriz mitocondrial. Las mutaciones o los errores de ciertos genes mitocondriales pueden causar enfermedad. No obstante, casi todas las proteínas mitocondriales están codificadas en el ADN genómico del núcleo celular. Las mitocondrias se dividen mediante fisión, al igual que las bacterias, y de hecho se piensa que derivaron de bacterias que fueron engullidas por células eucariotas ancestrales.

C. Función en la supervivencia celular

La supervivencia de las células eucariotas depende de la integridad de las mitocondrias. En ocasiones la muerte de una célula independiente es importante para el bienestar del organismo. Durante el desarrollo algunas células deben morir para permitir una formación apropiada de tejidos y órganos. La muerte de las células anómalas, como las infectadas por virus o cancerosas, también es conveniente para el organismo. En todos estos casos la participación mitocondrial es relevante para asegurar la supervivencia de la célula cuando resulta apropiada, y también para facilitar la muerte celular programada si es necesaria. Cuando el proceso de muerte celular programada, o apoptosis, se estimula en la célula se insertan en la membrana mitocondrial proteínas proapoptósicas que forman poros. Una proteína conocida como **citocromo *c*** puede entonces escapar del espacio intermembranoso de la mitocondria por los poros e ingresar al citosol (fig. 5-7). La citocromo *c* en el citosol estimula una cascada de eventos bioquímicos, cuya consecuencia es la muerte apoptósica de la célula (*véase también* el capítulo 23).

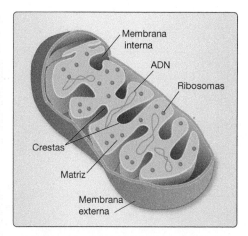

Figura 5-6
Una mitocondria.

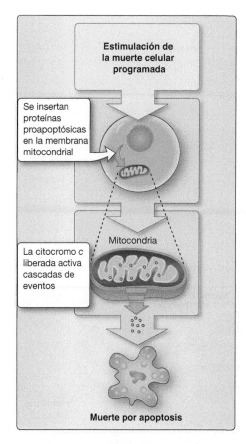

Figura 5-7
Mitocondrias en la apoptosis.

Aplicación clínica 5-1: trastornos mitocondriales

Las citopatías mitocondriales son trastornos que derivan de la incapacidad de las mitocondrias para producir ATP en forma apropiada. Estos trastornos pueden derivar de mutaciones en el ADNmt o los genes del genoma que codifican proteínas y enzimas mitocondriales. Debido a que las mitocondrias de los espermatozoides no ingresan al óvulo fertilizado, éstas se heredan de modo exclusivo de la madre. Así, los trastornos del ADNmt también se heredan sólo a partir de la madre. Los hijos y la madre comparten las mitocondrias, lo que hace que los trastornos que derivan del ADNmt sólo ocurran en familias. Algunos individuos pueden afectarse con mayor o menor gravedad, incluso en una misma familia. Se calcula que 1 de cada 4 000 niños en Estados Unidos habrá desarrollado un trastorno mitocondrial antes de los 10 años de edad. Algunas enfermedades del envejecimiento (diabetes tipo 2, enfermedad de Parkinson, enfermedad de Alzheimer, ateroesclerosis, etc.) también pueden deberse en parte a la disminución de la función mitocondrial.

Se han descrito más de 40 trastornos mitocondriales. Éstos comparten la característica común de una menor capacidad de las mitocondrias para oxidar o degradar por completo fuentes energéticas, como los carbohidratos. La acumulación de productos intermedios puede dañar aún más las mitocondrias y el ADNmt, que no cuenta con un mecanismo de reparación eficiente. Las enfermedades mitocondriales se clasifican según el órgano afectado. Los defectos de la fosforilación oxidativa dañan los tejidos con la mayor necesidad de ATP. Cerebro, corazón, hígado, músculo esquelético y ojos son ejemplos de órganos que a menudo se afectan en algunas citopatías mitocondriales. Retraso del desarrollo, crecimiento deficiente, pérdida de la coordinación muscular y de la visión son algunas manifestaciones de estos trastornos.

El síndrome de Kearns-Sayre es un ejemplo de un trastorno mitocondrial causado por defectos del ADNmt; es muy raro e induce parálisis de los músculos oculares y degeneración de la retina. Una sola deleción grande en el ADNmt es responsable del desarrollo de este síndrome. La neuropatía óptica hereditaria de Leber provoca ceguera, sobre todo en hombres jóvenes. Un solo cambio (mutación puntual) en el ADNmt causa este trastorno. Las deleciones en el ADNmt pueden desencadenar síndrome de Pearson, en que existe disfunción de la médula ósea y el páncreas. En la actualidad las citopatías mitocondriales no tienen curación, y los tratamientos están diseñados para aliviar la sintomatología o impedir el avance de la enfermedad.

IV. LISOSOMAS

Los lisosomas son organelos circundados por membrana con tamaños diversos y un pH interno ácido (pH 5; fig. 5-8). Se forman a partir de regiones del complejo de Golgi que se desprenden cuando las proteínas destinadas al lisosoma llegan al Golgi trans (*véase también* el capítulo 11). Los lisosomas contienen potentes enzimas digestivas conocidas de manera colectiva como **hidrolasas ácidas**. Estas enzimas se sintetizan en los ribosomas unidos al RE, y actúan en el ambiente ácido de los lisosomas para hidrolizar o degradar macromoléculas (proteínas, ácidos nucleicos, carbohidratos y lípidos). Los lisosomas desempeñan un papel crítico en el recambio normal de las macromoléculas que han alcanzado el final de su vida funcional. Las enzimas lisosomales también degradan los materiales que han sido captados por la célula a través de la endocitosis o la fagocitosis.

Si no se degradan en los lisosomas y se reciclan de manera apropiada para ser reutilizados por la célula, entonces las macromoléculas no funcionales se acumulan hasta concentraciones tóxicas. Esto puede ejemplificarse con las enfermedades conocidas como trastornos del almacenamiento lisosómico. Estas afecciones se deben a hidrolasas ácidas defectuosas que permiten la acumulación de sustratos.

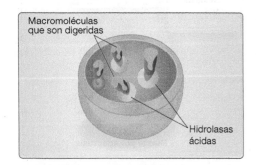

Macromoléculas que son digeridas
Hidrolasas ácidas

Figura 5-8
Estructura y función del lisosoma.

Aplicación clínica 5-2: trastornos por almacenamiento lisosómico

Más de 70 trastornos metabólicos hereditarios se consideran trastornos por almacenamiento lisosómico y la mayoría se debe a mutaciones en genes que codifican enzimas hidrolasas ácidas (una excepción es la mucolipidosis tipo II, en que las hidrolasas ácidas no se distribuyen en forma apropiada hacia los lisosomas). Existen más de 60 hidrolasas ácidas distintas en los lisosomas saludables normales y su función es digerir proteínas, lípidos, carbohidratos y ácidos nucleicos dentro del entorno ácido de los lisosomas. La ausencia de hidrolasas ácidas específicas puede permitir la acumulación de los sustratos que en condiciones normales serían degradados por una hidrolasa ácida funcional dentro de los lisosomas. La acumulación de sustrato es responsable de las manifestaciones de las enfermedades por almacenamiento lisosómico, la mayoría de las cuales presentan signos y síntomas neurológicos que incluyen retraso del desarrollo, convulsiones y debilidad motora. Las formas de aparición más tardía se caracterizan por una progresión más lenta de los síntomas neurológicos.

Los trastornos por almacenamiento lisosómico se catalogan a partir del tipo de compuesto que se acumula hasta niveles tóxicos dentro del lisosoma. Por ejemplo, en la enfermedad de Tay-Sachs se acumulan gangliósidos, y en las "mucopolisacaridosis" lo hacen los glucosaminoglucanos (también conocidos como mucopolisacáridos), como en los síndromes de Hurler y de Hunter. Tanto el síndrome de Hunter como el de Hurler pueden ser graves, con pérdida auditiva y daño al sistema nervioso central. Los niños con síndrome de Hurler suelen dejar de desarrollarse entre los 2 y 4 años de edad. Por lo regular, los individuos con síndrome de Hunter de inicio temprano tienen una esperanza de vida de 10 a 20 años. En la enfermedad de Farber la ceramida se acumula como consecuencia de la deficiencia de ceramidasa ácida y genera la muerte en el primer año de vida. Otros trastornos del almacenamiento lisosómico se manifiestan hasta mucho más tarde en la vida. La forma de inicio en el adulto del síndrome de Gaucher (tipo I) es el trastorno por almacenamiento lisosómico más frecuente. Éste deriva de la deficiencia de glucosilceramidasa e induce lipidosis por glucosilceramida (exceso de este tipo de lípido). Sus características son esplenomegalia (crecimiento del bazo) y dolor óseo. La forma infantil del síndrome de Gaucher (tipo II) es mucho más grave, con disfunción neurológica y muerte antes de los 3 años de edad.

De manera tradicional, la mayoría de los enfoques de tratamiento ha consistido en sustituir la enzima lisosómica faltante, ya sea con terapia de sustitución enzimática o incluso con sustitución génica. Este enfoque, en el que un fármaco trata sólo una forma de la enfermedad por almacenamiento lisosómico, se complementa con abordajes para tratar mecanismos comunes de la enfermedad que incluyen la autofagia (eliminación ordenada de componentes celulares a través de los lisosomas) y la inflamación. Estos enfoques más novedosos pueden complementar los enfoques enzimáticos y de terapia génica utilizados para sustituir las hidrolasas ácidas defectuosas.

Aplicación clínica 5-3: enfermedad de Tay-Sachs

Se reconocen tres variantes de enfermedad de Tay-Sachs: infantil, juvenil y del adulto/inicio tardío. La afección se caracteriza por la acumulación de gangliósidos en el cerebro como resultado de la actividad escasa o la deficiencia completa de la hidrolasa ácida lisosómica llamada hexosaminidasa β tipo A. La acumulación de gangliósidos ocurre en forma temprana o tardía en la vida, según el grado de actividad enzimática que la persona afectada conserva. Los individuos con la variante infantil suelen morir por la enfermedad entre los 2 y los 4 años, en tanto aquéllos con la forma juvenil viven entre 5 y 15 años con deterioro progresivo de las habilidades motoras. Las personas con la variedad del adulto/inicio tardío desarrollan problemas del lenguaje y la deglución, declinación cognitiva y deterioro neurológico progresivos, enfermedad psiquiátrica y trastornos de la marcha, pero a menudo no mueren como consecuencia directa de la enfermedad de Tay-Sachs.

La variedad infantil de la enfermedad de Tay-Sachs es la más común y se hereda con un patrón autosómico recesivo. Ocurre cuando mutaciones

Aplicación clínica 5-3: enfermedad de Tay-Sachs (continuación)

graves del gen *HEXA* en el cromosoma humano 15 se heredan de ambos padres, lo que causa la ausencia de actividad de la enzima hexosaminidasa β tipo A (en otras formas de enfermedad de Tay-Sachs las mutaciones pueden inducir disminución de la actividad, pero no ausencia total de hexosaminidasa β tipo A). Se conocen más de 100 mutaciones distintas en este gen, y éstas varían en las diferentes poblaciones. Los individuos también pueden heredar mutaciones distintas de cada padre y ser considerados heterocigotos compuestos por las mutaciones *HEXA*. Los niños con este trastorno son normales al nacer, pero desarrollan signos de enfermedad alrededor de los 6 meses de edad. Los individuos afectados tienen una respuesta en particular intensa a los ruidos súbitos ("respuesta de sobresalto") y pueden mostrar hipertonía. Se desarrollan signos y síntomas en respuesta a la distensión neuronal por gangliósidos, que se acumulan en forma anormal. El deterioro de las habilidades mentales y físicas ocurre con rapidez, lo que puede implicar incapacidad para deglutir, ceguera, sordera y parálisis; la muerte ocurre a menudo antes de los 2 años de edad, y por lo general antes de los 4 años.

Se calcula que aproximadamente 1 de cada 250 personas de la población general estadounidense es portadora de una mutación *HEXA*, pero cada año nacen en Estados Unidos menos de 20 niños con la enfermedad de Tay-Sachs infantil. Se han identificado bebés afectados por la enfermedad de Tay-Sachs en todos los grupos étnicos y raciales, pero las mutaciones en *HEXA* son más comunes en judíos Ashkenazi, cajún de Luisiana, algunos francocanadienses, amish de Pensilvania y personas de ascendencia irlandesa. Entre los individuos de ascendencia judía Ashkenazi, entre 1/25 y 1/30 personas es portadora de mutaciones *HEXA*; sin embargo, al ser habituales las pruebas de portadores y el asesoramiento genético en la población, el número de bebés nacidos con Tay-Sachs en la comunidad Ashkenazi ha disminuido de manera considerable. Entre los cajún del sur de Luisiana y los francocanadienses de una región del sureste de Quebec el riesgo de ser portadores es similar al de la población Ashkenazi, mientras que los francocanadienses muestran mutaciones distintas del *HEXA* respecto de las identificadas con frecuencia en las poblaciones Ashkenazi y cajún. Cálculos recientes indican que hasta 1/50 estadounidenses de ascendencia irlandesa también puede ser portador de mutaciones del *HEXA*. En la actualidad, la mayoría de los niños nacidos en Estados Unidos con la enfermedad de Tay-Sachs procede de poblaciones distintas a la judía Ashkenazi.

V. PEROXISOMAS

Los peroxisomas se asemejan a los lisosomas en tamaño y estructura. Tienen membranas únicas que les circundan y contienen enzimas hidrolíticas. Sin embargo, se forman a partir de regiones del RE y no del complejo de Golgi. Las enzimas que actúan en los peroxisomas se sintetizan en ribosomas libres y no son modificadas en el RE o el complejo de Golgi. Dentro de los peroxisomas se degradan los ácidos grasos y las purinas (AMP y GMP; *véase también* el capítulo 7, y *LIR. Bioquímica*, 8.ª edición, pp. 215-216). El peróxido de hidrógeno, un producto colateral de muchas reacciones metabólicas, se elimina en los peroxisomas. Dentro de las células hepáticas (hepatocitos) los peroxisomas participan en la síntesis de colesterol y ácidos biliares (*véase también LIR. Bioquímica*, 8.ª edición, pp. 244-249). Los peroxisomas también están implicados en la síntesis de **mielina**, la sustancia que forma una capa protectora en torno a muchas neuronas.

Algunas enfermedades hereditarias raras se deben a una función deficiente del peroxisoma. Éstas se manifiestan desde el nacimiento y la esperanza de vida es baja. Por ejemplo, la adrenoleucodistrofia ligada al X (la enfermedad experimentada por el niño pequeño de la película de 1992, *Un milagro para Lorenzo*) se caracteriza por el deterioro de las cubiertas de mielina de las neuronas por un metabolismo inapropiado de los ácidos grasos. El síndrome de Zellweger se debe a un defecto del transporte de enzimas peroxisómicas hacia los peroxisomas en hígado, riñones y cerebro. Los individuos afectados no suelen sobrevivir más allá de los seis meses de edad.

Resumen del capítulo

- Junto con el **citosol** (contenido intracelular gelatinoso), los organelos contribuyen a formar el **citoplasma**, que se compone de todos los materiales contenidos dentro de los límites de la membrana plasmática.
- Los organelos son estructuras intracelulares contenidas en las células eucariotas, responsables de llevar a cabo funciones específicas necesarias para la vida celular normal.
- El **núcleo**, los **ribosomas**, el **retículo endoplásmico** (RE) y el **complejo de Golgi** actúan en conjunto en el procesamiento de proteínas que desempeñarán su función fuera de la célula o en los lisosomas.
- El núcleo está circundado por una doble membrana y alberga al ADN genómico de la célula en los cromosomas.
- El **nucleolo** dentro del núcleo es el sitio donde se forman los ribosomas.
- Los ribosomas participan en la traducción de proteínas y pueden ser libres o estar unidos al RE.
- El RE tiene continuidad con la cubierta nuclear y una serie de espacios limitados por membrana en los que puede ocurrir el procesamiento de las proteínas.
- El retículo endoplásmico rugoso cuenta con ribosomas unidos, en tanto el retículo endoplásmico liso carece de ellos.
- El complejo de Golgi se aprecia como una serie de sacos aplanados limitados por membrana con tres regiones distintas (*cis*, medial y *trans*). Está implicado en la modificación y el empaquetamiento de proteínas nuevas.
- Las **mitocondrias** tienen una doble membrana que forma crestas plegadas y circunda la matriz.
- El ATP se obtiene por medio de un gradiente electroquímico que se genera en la matriz.
- Las mitocondrias pueden autorreplicarse y contienen su propio ADN y ribosomas. Se piensa que derivaron de bacterias englobadas por células eucariotas ancestrales.
- La supervivencia de la célula depende de la integridad de la membrana mitocondrial. Cuando se integran poros a la membrana el citocromo *c* se libera hacia el citosol, lo que desencadena una cascada de reacciones que conducen a la muerte celular programada.
- Los **lisosomas** contienen enzimas digestivas potentes conocidas como hidrolasas ácidas, que funcionan en su ambiente ácido.
- Los defectos de las hidrolasas ácidas de los lisosomas inducen **trastornos por almacenamiento lisosómico**, en que la acumulación de macromoléculas no funcionales causa daño celular y muerte a edad temprana.
- Los **peroxisomas** contienen enzimas hidrolíticas, desintoxican el peróxido de hidrógeno y participan en la degradación de los ácidos grasos. Están implicados en la síntesis hepática de colesterol y en la formación de las cubiertas de mielina que protegen a las neuronas.

Preguntas de estudio

Elija la respuesta CORRECTA.

5.1 Se observa que una estructura celular citosólica con dos subunidades se ensambla y desensambla, se une al ARNm y se asocia, en ocasiones, con el retículo endoplásmico. La identidad más probable de esta estructura es:

A. Complejo de Golgi.

B. Lisosoma.

C. Núcleo.

D. Peroxisoma.

E. Ribosoma.

Respuesta correcta: E. Los ribosomas están compuestos por dos subunidades y se ubican en el citosol, a menudo unidos al retículo endoplásmico (RE). Participan en la traducción de proteínas a partir del ARNm y se unen a éste durante el proceso. Aparato de Golgi, lisosomas, núcleo y peroxisomas no están constituidos por subunidades que se ensamblan y desensamblan. Ninguno de estos otros organelos se une al ARNm o al RE.

5.2 Se observa un organelo rodeado por una membrana única en gran proximidad a la membrana plasmática. Parece circundar proteínas recién modificadas dentro de estructuras limitadas por membrana. La identidad más probable de este organelo es:

A. Complejo de Golgi.

B. Lisosoma.

C. Mitocondria.

D. Núcleo.

E. Peroxisoma.

Respuesta correcta: A. El complejo de Golgi está formado por una serie de túbulos limitados por membrana que participan en el procesamiento de proteínas. Se localiza cerca de la membrana plasmática e inserta las proteínas recién modificadas en vesículas, que se desprenden a partir de él. Las mitocondrias y el núcleo tienen membranas dobles. Los lisosomas y los peroxisomas tienen membranas únicas, pero no participan en el procesamiento de proteínas y no rodean a las proteínas recién producidas dentro de la célula. Los lisosomas se forman a partir del aparato de Golgi, y los peroxisomas del retículo endoplásmico.

5.3 Un organelo intracelular limitado por membrana libera una proteína a través de un poro hacia el citosol. Después de esta liberación ocurren reacciones bioquímicas que desencadenan la muerte celular por apoptosis. La identidad más probable de esta estructura celular es:

A. Complejo de Golgi.

B. Lisosoma.

C. Mitocondria.

D. Núcleo.

E. Peroxisoma.

Respuesta correcta: C. Las mitocondrias liberan citocromo *c* hacia el citosol, lo que inicia una cascada de eventos bioquímicos que induce la muerte celular apoptósica. El núcleo contiene el ADN de la célula. El complejo de Golgi participa en la modificación y clasificación de proteínas recién producidas. Los lisosomas y los peroxisomas son diferentes entre sí, aunque ambos participan en la digestión. De ellas, sólo las mitocondrias liberan una proteína de este tipo (citocromo *c*) que puede hacer que una célula sufra apoptosis. (Note que se trata de la muerte celular a través de un programa de muerte interno o formación de apoptosomas. *Véase también* el capítulo 23).

5.4 Se piensa que un organelo con ADN, diferente del ADN genómico, cromosómico y ribosomas, fue en su origen un organismo unicelular independiente engullido por células eucariotas ancestrales. Este organelo es:

A. Una mitocondria.

B. El complejo de Golgi cis.

C. El retículo endoplásmico rugoso.

D. Un núcleo.

E. Un peroxisoma.

Respuesta correcta: A. Una mitocondria es un organelo con ADN propio, independiente del ADN genómico del núcleo. Se piensa que las mitocondrias fueron engullidas por células eucariotas ancestrales. El Golgi cis es una porción de sacos aplanados entre el RER y el Golgi medial, y no contiene ADN. El RER cuenta con ribosomas unidos y participa en la traducción de proteínas a partir del ARNm. El núcleo contiene el ADN genómico en los cromosomas. Los peroxisomas están limitados por membranas únicas y degradan ácidos grasos y purinas, al tiempo que eliminan el peróxido de hidrógeno.

5.5 La lámina nuclear está compuesta ante todo por:

A. Colágeno.

B. Microtúbulos.

C. Fosfolípidos.

D. Colesterol.

E. Filamentos intermedios.

Respuesta correcta: E. La lámina nuclear está compuesta ante todo por filamentos intermedios. El interior del núcleo, que contiene el nucleoplasma, está organizado por la lámina nuclear, el andamiaje de proteínas del nucleoplasma compuesto sobre todo de filamentos intermedios, que son componentes del citoesqueleto. Los microtúbulos también son componentes del citoesqueleto, pero no son los más importantes en la lámina nuclear. El colágeno es secretado por las células hacia la matriz extracelular y no se identifica en el núcleo. Los fosfolípidos y el colesterol son los constituyentes principales de las membranas biológicas.

5.6 Un organelo está limitado por una sola membrana y contiene enzimas hidrolíticas que desintoxican especies reactivas de oxígeno que se sintetizaron en ribosomas libres y se deriva de regiones del retículo endoplásmico. ¿De qué estructura derivó este organelo?

A. Mitocondria.

B. Núcleo.

C. Peroxisoma.

D. Golgi.

E. Lisosoma.

Respuesta correcta: C. El organelo descrito es un peroxisoma, derivado de regiones del retículo endoplásmico y no del complejo de Golgi, que forma los lisosomas. Las proteínas peroxisomales se sintetizan en ribosomas libres, mientras que las enzimas lisosomales se sintetizan en ribosomas unidos al RE. Los peroxisomas funcionan para desintoxicar las especies reactivas de oxígeno que son subproductos de las reacciones metabólicas. Las mitocondrias y los núcleos no dan origen directo a las estructuras de otros organelos.

5.7 Dos tipos de células se comparan por su capacidad para sintetizar ATP a partir de glucosa, y en tanto una sólo produce dos ATP a partir de la glucosa, la otra obtiene 32 ATP. La diferencia más probable en estas células que contribuye a este hallazgo es:

A. Mutación de la hidrolasa ácida en los lisosomas de un tipo de células.

B. La presencia de mitocondrias en un tipo de célula, pero no en el otro.

C. La ausencia de una hidrolasa peroxisómica específica en un tipo de células.

D. La incapacidad de un tipo de células para degradar ácidos grasos y purinas para extraer energía.

E. La acumulación de glucosaminoglucanos en un tipo de célula, lo que inhibe la síntesis del ATP.

Respuesta correcta: B. La presencia de mitocondrias en una célula incrementa la cantidad de ATP que se obtiene a partir de cada glucosa. Es probable que uno de los tipos de célula fuera un eritrocito, que carece de mitocondrias y sólo produce dos ATP por glucosa, en comparación con 32 ATP en las células con mitocondrias. Este proceso para la obtención de ATP dependiente de mitocondrias es la fosforilación oxidativa. No depende de los peroxisomas o los lisosomas (o sus hidrolasas ácidas) o la degradación de ácidos grasos o purinas, un proceso que suele ocurrir en los peroxisomas. Los glucosaminoglucanos se acumulan en ciertos trastornos por almacenamiento lisosómico, que no guardan relación con la síntesis de ATP en las mitocondrias.

5.8 Una niña de siete meses de edad que había tenido un desarrollo normal muestra ahora signos y síntomas de la enfermedad de Tay-Sachs. ¿Cuál de los siguientes organelos se afecta en este trastorno?

A. Retículo endoplásmico.

B. Golgi.

C. Lisosomas.

D. Mitocondrias.

E. Peroxisomas.

Respuesta correcta: C. La enfermedad de Tay-Sachs es un trastorno por almacenamiento lisosómico adquirido por herencia autosómica recesiva, con un alelo *HEXA* mutante en el cromosoma 15 de cada progenitor. Los gangliósidos se acumulan en los lisosomas y la hexosaminidasa A está ausente debido al *HEXA* mutante. Ninguno de los otros organelos mencionados se afectan en la enfermedad de Tay-Sachs.

5.9 La niña con enfermedad de Tay-Sachs que se describe en la pregunta 5.8 tiene más probabilidad de haber adquirido este trastorno mediante:

A. Transmisión de una mutación en el cromosoma X heredado de su padre.

B. Herencia autosómica dominante de un gen *HEXA* mutado de uno de sus progenitores.

C. Herencia mitocondrial de la mutación *HEXA* a partir de su madre.

D. Herencia de mutaciones iguales o distintas del *HEXA* de ambos progenitores.

E. Adquisición de peroxisomas defectuosos mediante endocitosis.

Respuesta correcta: D. La enfermedad de Tay-Sachs es un trastorno de almacenamiento lisosómico que se hereda como un rasgo autosómico recesivo, no como un rasgo dominante o ligado al cromosoma X. El gen *HEXA* se ubica en el cromosoma 15, y las personas con esta enfermedad heredan un alelo mutante de cada progenitor. Los alelos mutantes pueden ser iguales o diferentes entre sí. El alelo *HEXA* se encuentra en un cromosoma autosómico (cromosoma 15) y no en el cromosoma X ni codificado por el ADN mitocondrial. Los peroxisomas no están implicados.

5.10 Un hombre antes saludable de 24 años de edad desarrolla neuropatía óptica y ceguera. El hermano de su madre padece el mismo trastorno. Se le dice al paciente que si bien esta afección es hereditaria, no existe posibilidad de que transmita el gen mutado a alguno de sus hijos en el futuro. ¿Qué tipo de trastorno es más probable que afecte a este paciente?

A. Trastorno autosómico recesivo.

B. Enfermedad del envejecimiento.

C. Trastorno por almacenamiento lisosómico.

D. Trastorno mitocondrial.

E. Trastorno peroxisómico.

Respuesta correcta: D. Lo más probable es que este paciente padezca un trastorno mitocondrial (pudiera tener neuropatía óptica hereditaria de Leber, que presenta signos y síntomas más significativos en los varones que en las mujeres). Los trastornos mitocondriales se heredan de manera exclusiva de la madre. Debido a que las mitocondrias de los espermatozoides no sobreviven al proceso de fecundación, un hombre no puede transmitir el gen mitocondrial defectuoso a sus hijos. Éste es el único tipo de trastorno en que no existe posibilidad de que el varón lo herede a alguno de sus hijos. Los trastornos autosómicos recesivos obligan a que ambos progenitores transmitan un gen mutado para que el hijo se vea afectado. Sin embargo, en los trastornos autosómicos una persona afectada tendría un riesgo de 50% de transmitir el gen mutado a sus hijos. Un hombre de 24 años no tiene edad suficiente para mostrar signos y síntomas por una enfermedad del envejecimiento. Los trastornos por almacenamiento lisosómico a menudo son autosómicos recesivos, no mitocondriales. Los trastornos peroxisómicos suelen manifestarse al nacer y los individuos afectados tienen una esperanza de vida muy corta.

Están en ti y en mí; nos crearon, cuerpo y mente; y su conservación es la lógica final de nuestra existencia. . . reciben el nombre de genes, y nosotros somos sus máquinas de supervivencia.

—Richard Dawkins (biólogo inglés, 1941–)

El gen egoísta (1976)

La información genética humana, conocida en su conjunto como genoma, toma la forma de ácido desoxirribonucleico, o ADN, en cada célula somática nucleada del cuerpo. El ADN de cada célula contiene todas las instrucciones necesarias para dirigir el crecimiento y desarrollo de las células con el fin de construir un organismo y mantener la función celular durante el periodo de vida del individuo. La replicación, o copiado, del ADN durante el desarrollo, el crecimiento y la reparación debe asegurar que las instrucciones contenidas en aquél tengan una transmisión fidedigna de una generación celular a la siguiente. Este requisito asegura la conservación tanto de cada organismo como de las especies. El ADN humano y la célula humana no pueden existir uno sin el otro, en una relación de tipo simbiótico. Las células aportan el marco y la maquinaria para asegurar que las instrucciones genéticas contenidas en el ADN se reproduzcan y se sigan con fidelidad.

El ADN contiene bases de nucleótidos dispuestas en secuencias específicas para formar genes. Los genes existen para codificar las proteínas que realizan las funciones de las células y, por ende, del organismo. Aún así, si bien este plano genético es idéntico en todas las células somáticas de un individuo, las proteínas dentro de las células difieren según el tipo celular. Por ejemplo, mientras las células hepáticas requieren una serie de enzimas proteínicas para llevar a cabo funciones metabólicas, las células del hueso necesitan más estructuras proteínicas para soporte. Mediante la transcripción, las instrucciones del ADN se convierten en ácido ribonucleico mensajero (ARNm), y el lenguaje de los ácidos nucleicos se traduce entonces en proteínas. Al regular las regiones del ADN que se transcriben, los tipos celulares específicos pueden definir las proteínas que se sintetizan. Una vez producidas, las proteínas son transferidas o movilizadas hasta los sitios en que desempeñan su función dentro o fuera de su célula de origen. Se requiere un equilibrio cuidadoso entre la síntesis y la degradación de las proteínas para permitir el funcionamiento y la supervivencia de las células y, en consecuencia, la continuidad de la existencia del ADN que dirige su formación.

6

El genoma eucariótico

I. GENERALIDADES

Cada célula somática eucariota nucleada contiene el mismo patrón: una serie de datos genéticos conocidos en forma colectiva como **genoma**. El tremendo potencial del conocimiento sobre la base genética para el desarrollo humano y la enfermedad condujeron a un esfuerzo mundial exitoso para secuenciar todo el genoma humano. Aún es necesario entender cómo está organizado el genoma humano y cómo descifrar el significado de gran parte de la secuencia del ácido desoxirribonucleico (ADN) humano.

Ciertas regiones del genoma contienen instrucciones que la célula utiliza a diario. Sin embargo, algunas instrucciones genéticas son útiles para la célula sólo cuando se encuentra bajo tensión, mientras que otras nunca son utilizadas por la célula. Ante la vasta cantidad de información genética resulta crítico que una célula recupere esta información de manera oportuna. El conocimiento en torno a cómo se almacena y recupera la información genética resulta esencial para comprender el funcionamiento del genoma eucariótico. En primer lugar se examinará la organización física del genoma y luego se procederá a analizar los procesos bioquímicos requeridos para conservar y controlar el genoma. Así como esta página contiene sólo letras que se disponen en unidades de información pequeñas conocidas como palabras y éstas se combinan para formar oraciones, párrafos, capítulos y así sucesivamente, el ADN contiene nucleótidos dispuestos en genes, cromosomas y así de forma subsecuente (fig. 6-1). Este capítulo describirá la organización física del genoma y su información.

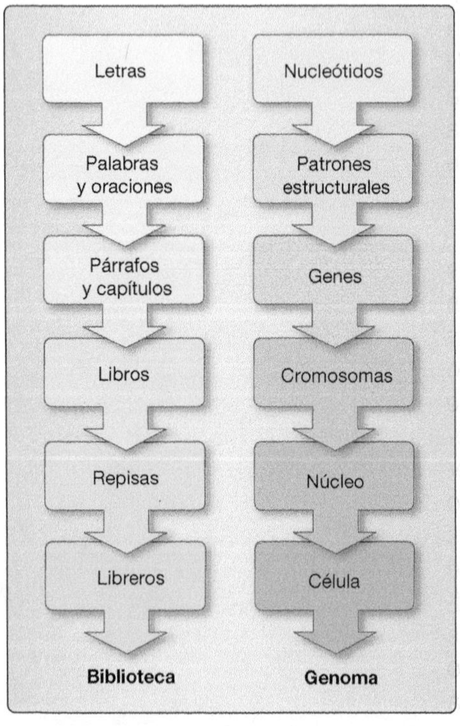

II. ORGANIZACIÓN FÍSICA

El genoma humano está contenido en dos compartimientos distintos: el núcleo y las mitocondrias. La mayor parte del genoma, que cuenta con cerca de 20 000 a 25 000 genes codificados en el ADN, está contenida en una serie de cromosomas lineales dentro del núcleo celular, y alberga material genético de origen tanto materno como paterno. En contraste, el ADN mitocondrial contiene 37 genes que son esenciales para la función mitocondrial normal y son de origen materno exclusivo. Este capítulo se refiere a la organización del ADN nuclear. El ADN nuclear eucariótico se vincula con distintas proteínas, que en conjunto constituyen la cromatina, una estructura compleja que permite configuraciones numerosas de la molécula de ADN y tipos de control únicos para el organismo eucariota.

Figura 6-1
Analogía del almacenamiento de datos.

Letras → Palabras y oraciones → Párrafos y capítulos → Libros → Repisas → Libreros → **Biblioteca**

Nucleótidos → Patrones estructurales → Genes → Cromosomas → Núcleo → Célula → **Genoma**

A. Bloques de construcción de ADN

El ADN alberga un patrón estructural de todas las instrucciones genéticas. El código genético contenido en el ADN está compuesto por cuatro "letras" o bases. Dos de las bases son compuestos heterocíclicos o purinas –adenina (A) y guanina (G)– y las otras dos son anillos de seis miembros conocidos como pirimidinas –citosina (C) y timidina (T)–. La famosa estructura de doble hélice del ADN deriva de su esqueleto de desoxirribosa-fosfato (fig. 6-2). El esqueleto comprende moléculas de un azúcar de cinco carbonos (pentosa) unidas a un nucleósido (A, G, C o T). Las moléculas de pentosa también tienen una unión asimétrica con los grupos fosfato mediante enlaces fosfodiéster. Los enlaces de hidrógeno entre nucleótidos complementarios (G:C o A:T; un nucleósido enlazado con un azúcar y uno o más grupos fosfato) interactúan para estabilizar y constituir la estructura de doble hélice.

B. Histonas

La cromatina está conformada por moléculas de ADN de doble cadena muy largas, una masa idéntica de proteínas básicas pequeñas denominadas **histonas**, así como cantidades menores de proteínas que no son histonas, y un volumen bajo de ácido ribonucleico (ARN). Las histonas son un grupo heterogéneo de proteínas básicas con relación estrecha entre sí, ricas en arginina y lisina, que en conjunto constituyen hasta una cuarta parte de sus residuos de aminoácidos. Estos aminoácidos con carga positiva ayudan a las histonas a unirse con firmeza al esqueleto de azúcares fosforiladas con carga negativa del ADN. Desde la perspectiva funcional, las histonas se encargan de la compactación de la cromatina. Sin embargo, la cromatina está lejos de ser estática y puede sufrir modificaciones dinámicas, lo que determina cambios del estado de diferenciación de la célula.

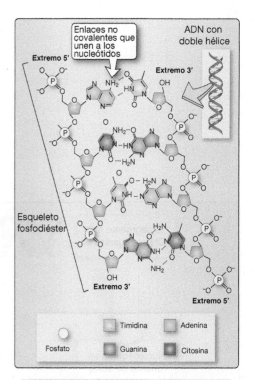

Figura 6-2
Estructura nuclear del ADN eucariótico.

> **¿Cuánto ADN existe?**
>
> El genoma haploide humano contiene cerca de 3×10^9 pares de bases agrupados en 23 cromosomas. Todo el ADN desenrollado de una sola célula humana podría estirarse hasta medir más de 1 m. Cada cromosoma desenrollado mediría entre 1.7 y 8.5 cm de longitud.

C. Compactación del ADN

El núcleo de una célula humana tiene en forma característica 6 μm de diámetro, pero contiene un ADN que en sus fases de condensación máxima mide tan sólo 1/50 000 de su longitud lineal. Existen al menos cuatro niveles de compactación del ADN con el objetivo de que el correspondiente a cada cromosoma pueda acomodarse en el cromosoma compacto de 1.4 μm que se observa en la metafase (una fase de la mitosis en el ciclo celular en que el ADN alcanza su condensación máxima).

Los nucleosomas son la organización fundamental sobre la que se estructura la condensación de mayor orden de la cromatina. Cada región central de un nucleosoma está conformada por un complejo de ocho proteínas histonas (dos moléculas de cada histona: H2A, H2B, H3 y H4) con ADN de doble cadena enredado en torno a ella. Con la partícula del nucleosoma se relacionan los 146 pares de bases (bp) del ADN, y entre cada par de nucleosomas se extiende un segmento de 50 a 70 bp de ADN de unión, al que se enlaza una histona de unión H1 (fig. 6-3). Existen variantes menores de histonas en el genoma eucariota. La H2AX a veces está presente en lugar

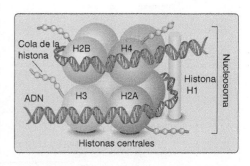

Figura 6-3
Estructura de un nucleosoma.

de la H2A y se sabe que participa en el proceso de reparación cromosómica (*véase* el capítulo 7).

Además de su papel en la compactación del ADN, los nucleosomas también regulan la expresión o actividad genética al determinar si los factores de transcripción pueden tener acceso a las secuencias de ADN (*véase* el capítulo 10).

Los nucleosomas, a su vez, son empaquetados en estructuras de mayor orden mediante enrollamiento y formación de asas (fig. 6-4). El centro de cada histona tiene un dominio estructurado y una "cola" aminoterminal no estructurada de 25 a 40 residuos de aminoácidos (*véase* fig. 6-3). Las colas de las histonas contribuyen a la formación

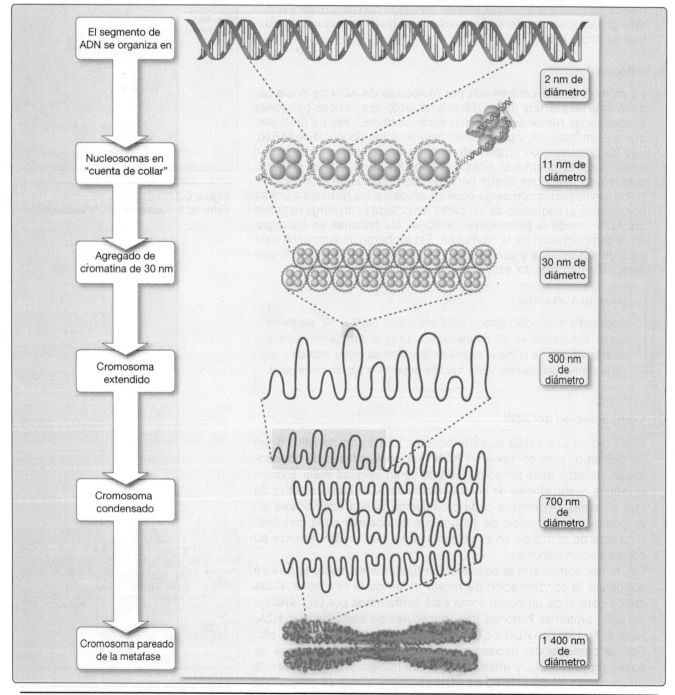

Figura 6-4
Estructuras de orden más alto formadas durante la compactación progresiva de la cromatina.

de las estructuras de orden superior, como la disposición de la cromatina de 30 nm.

D. Modificación de histonas

La modificación enzimática de las colas aminoterminales (p. ej., mediante acetilación, metilación o fosforilación) cambia la carga eléctrica neta y la configuración de las histonas. Estas alteraciones son reversibles en condiciones fisiológicas y se piensa que preparan a la cromatina para la replicación y la transcripción del ADN (más detalles en la sección "Epigenética").

1. **Eucromatina y heterocromatina.** Estos términos se refieren a la compactación del ADN en el cromosoma, y se utilizan para clasificar con más precisión la cromatina. Las regiones con condensación o compactación intensas de la cromatina se denominan **heterocromatina** y muestran inactividad genética (fig. 6-5). La transcripción está inhibida en la heterocromatina debido a que el ADN tiene un empaquetamiento tan intenso que es inaccesible para las proteínas responsables de la transcripción del ARN.
2. **Núcleo con actividad transcripcional.** Las regiones de cromatina con compactación menos intensa en un núcleo con actividad transcripcional se denominan **eucromatina** (fig. 6-5) y es común que en ellas se realice, prepare o acabe de completarse la transcripción. Para que un gen se transcriba su secuencia genética debe ser accesible para las polimerasas del ARN y los factores de transcripción que influyen sobre la velocidad a la cual el gen se transcribe. La eucromatina corresponde a estructuras de cromatina desenrolladas que permiten a las polimerasas del ARN y las proteínas reguladoras tener acceso al ADN.

Durante la división celular la cromatina alcanza gran compactación y enrollamiento, y se condensa para dar origen a la estructura tan conocida del cromosoma mitótico.

E. Estructura del cromosoma

Cada cromosoma está compuesto por un complejo no covalente integrado por ADN de doble cadena lineal muy largo y las proteínas histonas asociadas. La estructura del cromosoma varía durante el ciclo celular, desde tener un aspecto laxo similar a un hilo en la fase G_1, hasta alcanzar el estado de compactación intensa que se observa durante la fase M (*véase* el capítulo 20). Los cromosomas necesitan tres elementos secuenciales para su propagación y mantenimiento como unidades independientes. Los **telómeros** son repeticiones hexaméricas de ADN $[(TTAGGG)^n]$ ubicadas en los extremos de los cromosomas, que sirven para protegerlos contra la degradación (fig. 6-6). Los elementos de la secuencia conocidos como **centrómeros** fungen como "manijas" que permiten a los husos mitóticos unirse al cromosoma durante la división celular. Al tiempo que la célula avanza por la fase mitótica o M del ciclo celular, la cubierta nuclear se degrada y los cromosomas se segregan hacia los polos opuestos de las células (para formar a las células hijas) al tiempo que se forma un **cinetocoro**, conformado por el centrómero y los husos mitóticos. El centrómero también sirve como un límite que separa los dos brazos del cromosoma (corto, o **p**, del francés *petite*, y largo, o **q**, debido a que ésta sigue a la "p" en el alfabeto), y su ubicación varía en los distintos tipos de cromosomas. El mecanismo del ciclo celular se analiza con más detalle en el capítulo 20.

Para que el ADN de los cromosomas se replique, una secuencia específica de nucleótidos actúa como sitio de origen de la replicación de ese ácido. Cada cromosoma contiene **orígenes de replicación numerosos**, distribuidos en toda su extensión. En el origen de la replicación se observa una asociación entre proteínas de unión para secuencias específicas del ADN de doble cadena y una serie de secuencias de repeticiones directas de ácido desoxirribonucleico.

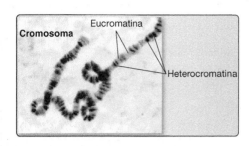

Figura 6-5
Eucromatina y heterocromatina.

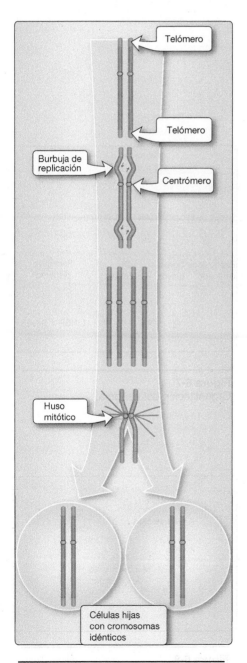

Figura 6-6
Estructura del cromosoma.

III. ORGANIZACIÓN DE LA INFORMACIÓN

De manera colectiva, la **ploidía** se refiere al número de copias de cromosomas que contiene una célula. Casi todas las células somáticas en
el organismo son **diploides**, lo que implica que cada núcleo cuenta con
dos copias de cada cromosoma, una obtenida de la madre y otra del
padre. Los gametos son la excepción a esta regla, ya que contienen una
sola copia de cada cromosoma y se conocen como haploides.

El genoma haploide de cada célula humana está constituido por 3.0×10^9 bp de ADN, que se distribuyen en 23 cromosomas (22 somáticos y
uno sexual). El genoma haploide completo contiene ADN suficiente para
codificar cerca de 1.5 millones de pares de genes. Resulta sorprenden-
te que el proyecto del genoma humano demostró que el humano sólo
tiene 20 000 a 25 000 genes. Nuestro genoma tiene el mismo número de
genes que la mosca de la fruta, aunque es más complejo que el de ese
organismo. Los genes codificadores de proteínas del humano dan origen
a más de un producto proteínico mediante corte y empalme alternativo
(*véase el* capítulo 10). El **proteoma** humano, o número total de especies
proteínicas, es 5 a 10 veces mayor que el de la mosca de la fruta.

Existen varios genes adicionales que se transcriben en ARN que no codifican proteínas. En la actualidad aún no se ha alcanzado una comprensión completa de muchas de sus funciones. Los ARN no codificantes
largos (ARNlnc) y los ARN no codificantes pequeños como los microARN
(miARN), los ARN interferentes pequeños (ARNipi) y los ARN nucleolares pequeños (ARNsno) son algunos ejemplos.

Entre estos genes, los microARN regulan la traducción y la estabilidad de
ARN mensajeros específicos (*véanse* los capítulos 8 y 10). Estos genes
están implicados en muchas enfermedades del humano, desde diabetes, obesidad y enfermedades virales hasta distintos tipos de cáncer.

El ADN eucariótico del genoma puede clasificarse además como de copia
única o individual, o como secuencias de repetición de ADN (fig. 6-7).

A. Secuencias únicas de ADN

El ADN o los genes de secuencia única suelen codificar información de
productos proteínicos específicos. Los 20 000 a 25 000 genes del genoma humano pueden dividirse en cuatro amplias categorías. Alrededor de 5 000 genes están implicados en el mantenimiento del genoma,
cerca de 5 000 en la transducción de señales, y 4 000 en las funciones
bioquímicas generales; la mayor parte, 9 000 genes, está implicada en
otras actividades (fig. 6-8).

B. Secuencias de repetición

Si bien las secuencias de repetición no codifican proteínas, constituyen
por lo menos 50% del genoma humano. Estas secuencias no parecen
tener funciones directas, pero son relevantes para la estructura y la

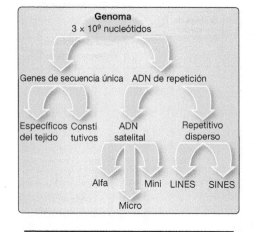

Figura 6-7
Organización del genoma.

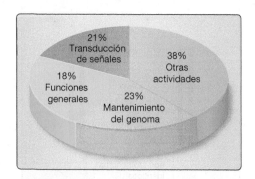

Figura 6-8
Distribución del ADN de secuencia única
(no repetitivo) en el genoma.

dinámica de los cromosomas. Estas secuencias pertenecen a dos clases principales: ADN satelital, y LINES y SINES.

1. **ADN satelital.** Estas secuencias con repetición intensa tienden a estar concentradas y repetirse en muchas ocasiones en tándem (una disposición de cabeza a pies). Por lo general no se transcriben, y existen entre 1 y 10 millones de copias por genoma haploide. Estas secuencias también se relacionan con los centrómeros y los telómeros de los cromosomas.

   Las secuencias del ADN satelital se catalogan con base en el número de pares de bases que contiene la secuencia de repetición:

   - Satélite alfa: secuencia de 171 bp que se extiende varios millones de pares de bases o más.
   - Minisatélite: 20 a 70 bp de longitud, con extensión total de algunos miles de pares de bases.
   - Microsatélite: unidades de repetición de tan sólo 2, 3 o 4 bp de longitud, con una extensión total de algunos cientos de pares de bases.

Aplicación clínica 6-2: microsatélites, minisatélites y mapeo genético

Las secuencias de repetición del ADN están distribuidas en todo el genoma humano y son polimórficas (una variación genética común en la secuencia de nucleótidos). En consecuencia, se les ha encontrado utilidad como marcadores genéticos en las pruebas de identidad y para el diagnóstico de enfermedades. Las repeticiones cortas en tándem (RCT) son microsatélites de 2 a 6 bp de longitud, relevantes para los laboratorios forenses debido a que estas secuencias pueden amplificarse con facilidad mediante la reacción en cadena de la polimerasa (PCR) a partir de cantidades pequeñas de ADN de calidad subóptima. Antaño, las secuencias minisatelitales se identificaban con el análisis de polimorfismos de la longitud del fragmento de restricción (PLFR), una técnica más compleja que requería grandes cantidades de ADN de calidad moderadamente buena para lograr la amplificación exitosa del ADN.

En la actualidad, en Estados Unidos se recurre a una serie básica de 20 marcadores RCT para generar la base de datos de ADN a nivel nacional denominada *Combined DNA Index System* (CODIS), del FBI. CODIS y otras bases de datos de ADN similares han permitido vincular los perfiles de ADN de infractores reincidentes con la evidencia de la escena del crimen. La tipificación de RCT también se ha empleado en la resolución de demandas de paternidad. Los datos de RCT del cromosoma *Y* y de ADN mitocondrial se utilizan en las búsquedas relacionadas con personas desaparecidas.

Los **tripletes de repetición** son secuencias microsatelitales que suelen existir en ciertos genes y pueden sufrir expansión. Se ha demostrado que varias enfermedades del humano derivan de la expansión del número de repeticiones por encima del normal, lo que da origen a un gen inestable y defectuoso (tabla 6-1).

2. **LINES y SINES.** Estas secuencias no concentradas están intercaladas entre secuencias únicas. También existen menos de 10^6 copias por genoma haploide. Se transcriben en ARN y pueden agruparse según su tamaño.
   - LINES (*long, interspersed elements* o elementos intercalados largos), de 7 000 bp (20 a 50 000 copias).
   - SINES (*short, interspersed elements* o elementos intercalados cortos), de 90 a 500 bp (alrededor de 100 000 copias).

Tabla 6-1 Tripletes de repetición y enfermedad

Enfermedad	Secuencia de repetición	Número normal	Número en estado patológico	Ubicación
Kennedy	CAG	11 a 33	40 a 62	Región codificadora de proteínas
Huntington	CAG	11 a 34	42 a 100	Región codificadora de proteínas
X frágil	CGG	6 a 54	250 a 4 000	Región 5' sin traducción
Distrofia miotónica	CTG	5 a 30	> 50	Región 5' sin traducción

IV. ORGANIZACIÓN FUNCIONAL

En la célula, las funciones suelen estar codificadas por genes. Los genes se encuentran en los cromosomas y las mitocondrias. No todos los genes están activos en todos los tejidos y se requieren alteraciones específicas en estos genes para la expresión genética específica del tejido.

A. Genes

Un **gen** es la secuencia completa de información necesaria para generar un producto funcional. Esto incluye a las regiones promotoras y de control necesarias para la transcripción, el procesamiento y, si corresponde, la traducción de un gen. Alrededor de 2% del genoma codifica instrucciones para la síntesis de proteínas. Los genes parecen concentrarse en regiones aleatorias a lo largo del genoma, y entre ellos se localizan extensiones vastas de ADN no codificador (fig. 6-9).

B. Epigenética

Excepto por la mutación, todas las células en un individuo tienen un contenido y una secuencia de ADN idénticos. Sin embargo, los distintos tejidos y células requieren una serie específica de genes para llevar a cabo sus funciones. La modificación estructural que difiere entre los distintos tipos celulares desempeña un papel clave para controlar la expresión genética durante el desarrollo y la diferenciación. Estos cambios no afectan la secuencia del ADN del genoma, y se denominan **epigenéticos**; a menudo ocurren en concierto y ayudan a explicar las modificaciones de la expresión genética que se heredan en forma estable. Los siguientes corresponden a mecanismos epigenéticos operativos en las células eucariotas.

1. **Metilación de citosinas.** La metilación específica de la citosina se correlaciona con la expresión genética y se logra mediante procesos de adición o eliminación de grupos metilo en los nucleótidos del ADN. La metilación del ADN implica una gran variedad de procesos celulares fundamentales. El sitio principal de metilación del ADN en los mamíferos es una base de citosina en el ADN —en particular, la citosina 5' adyacente a una base de guanosina (5'-CG-3'; fig. 6-10).

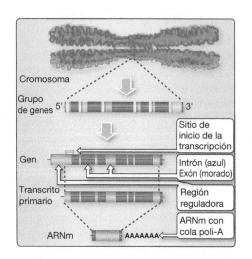

Figura 6-9
Organización de los genes.

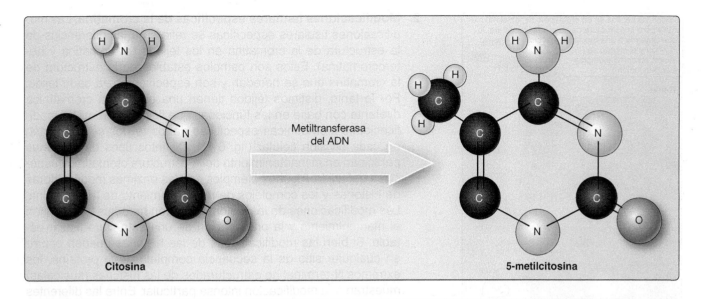

Figura 6-10
Metilación de residuos específicos de citosina en el ADN.

Metilación de los genes

Los residuos 5'-CG-3' tienden a concentrarse en las regiones promotoras de los genes. En ocasiones muestran hipometilación constitutiva, están activos en todos los tipos de células, y se les denomina genes constitutivos. Los genes específicos de los tejidos tienden a la metilación preferencial en las células o los tejidos en que no se les requiere. Un ejemplo es el gen de la globina, el cual se sintetiza de modo activo en las células hematopoyéticas (células que dan origen a los distintos tipos de células sanguíneas) que forman los reticulocitos (eritrocitos jóvenes), en tanto el mismo gen se encuentra metilado y silenciado en los tejidos que no necesitan sintetizar la proteína globina. Se piensa que la metilación de los residuos 5'-CG-3' en el ADN genera un impedimento estérico para la unión de las proteínas, lo que influye sobre la expresión genética.

Aplicación clínica 6-3: impronta genómica

Si bien la mayor parte de los genes tiene una representación idéntica de ambos progenitores, algunos se expresan de manera exclusiva a partir de los aportados ya sea por la madre o el padre. El silenciamiento de los genes en estos cromosomas se debe a la metilación genética. Se dice que estos genes sufren "impronta" o pueden ser activados o desactivados según el progenitor que los haya aportado. La deleción de una región específica en el cromosoma 15 produce un resultado distinto con base en el progenitor que la aportó. Una deleción de esta región aportada por el padre causa síndrome de Prader-Willy, en tanto la deleción de la misma región del cromosoma provisto por la madre desencadena síndrome de Angelmann. Estos trastornos tienen poco en común desde la perspectiva patológica, si bien es la misma área del cromosoma la que sufre deleción en ambas. En el caso del síndrome de Prader-Willi la imposibilidad de expresar varios genes del cromosoma paterno induce la enfermedad, en tanto es la incapacidad del cromosoma materno para expresar un gen distinto la que induce el síndrome de Angelmann.

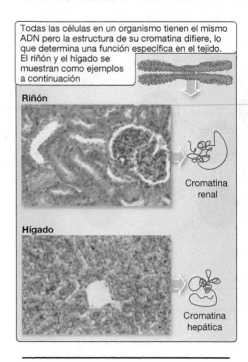

Todas las células en un organismo tienen el mismo ADN pero la estructura de su cromatina difiere, lo que determina una función específica en el tejido. El riñón y el hígado se muestran como ejemplos a continuación

Riñón

Cromatina renal

Hígado

Cromatina hepática

Figura 6-11
La estructura de la cromatina es específica en cada tejido.

2. Modificaciones tisulares específicas de la cromatina. Las modificaciones tisulares específicas se refieren a las diferencias de la estructura de la cromatina en los tejidos (eucromatina y heterocromatina). Éstos son cambios estables de la estructura de la cromatina que se heredan y son específicos para cada tejido. Por lo tanto, distintos tejidos tienen una estructura cromatínica diferente con base en las funciones que llevan a cabo. Las modificaciones cromatínicas específicas de los tejidos se mantienen en cada división celular (fig. 6-11). Distintos tipos de proteínas participan en el mantenimiento de la estructura cromatínica específica del tejido. Algunos ejemplos son las enzimas modificadoras de histonas y los complejos de remodelamiento de la cromatina. Las modificaciones de las histonas pueden heredarse y permiten el mantenimiento y la propagación de una estructura tisular estable. Si bien las modificaciones de las histonas pueden ocurrir en cualquier sitio de la secuencia completa de la proteína, los extremos N-terminal no estructurados de las histonas (sus colas) muestran una modificación intensa particular. Entre las diferentes modificaciones posibles de las histonas (acetilación, metilación, ubiquitilación, fosforilación, etc.), la acetilación y la desacetilación son las que se conocen mejor.

a. Modificación de las histonas mediante acetilación y desacetilación de los residuos de lisina. Estos procesos son importantes para hacer al ADN accesible para los factores de transcripción (proteínas que regulan la expresión genética mediante su unión directa al ADN). La acetilación de los residuos de lisina debilita las interacciones entre el ADN y las histonas, y vuelve al primero más accesible para los factores necesarios para la transcripción (fig. 6-12). Por lo tanto, la **acetilación de histonas** (a la que catalizan las histonas acetiltransferasas,

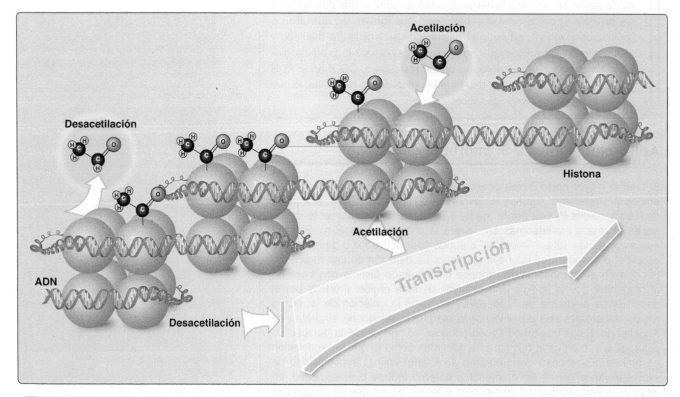

Figura 6-12
La (des)acetilación de las histonas controla la compactación y la descompactación de la cromatina.

HAT) suele relacionarse con la **activación de la transcripción**. Por otra parte, la **desacetilación de las histonas** (a la que cataliza la histona deacetilasa, **HDAC**) se vincula con el **silenciamiento** genético. La interacción de las actividades de la acetilasa y la desacetilasa define la actividad transcripcional en una región específica de la cromatina.

Código histónico, lectores, escritores y borradores epigenéticos

La evidencia acumulada obtenida en estudios sobre las distintas modificaciones de las histonas sugiere que la transcripción de la información genética en el ADN está en parte regulada por tipos específicos de modificaciones. El código de las histonas para la metilación de estas proteínas puede vincularse con la activación o la represión de la transcripción. Por ejemplo, la metilación triple de la histona H3 en la lisina 4 (H3K4me3) es una marca activa para la transcripción, en tanto la metilación triple de la histona H3 en la lisina 27 es una marca activa de represión. Las acetiltransferasas y las metiltransferasas de las histonas son enzimas capaces de "escribir" el código, en tanto las desacetilasas y las desmetilasas de las histonas pueden "borrar" el código. Asimismo se descubrió otra clase adicional de proteínas con dominios específicos conservados que reconocen a las histonas modificadas para "leer" e interpretar el lenguaje de modificación de las histonas.

---

b. Complejos de remodelamiento de la cromatina. En la actualidad se reconoce que los complejos de remodelamiento de la cromatina actúan junto con las modificaciones de las histonas para regular la expresión genética al ayudar a desplazar, reubicar o expulsar a los nucleosomas y generar así una región libre de ellos, con el fin de facilitar la unión de los factores de transcripción. Si bien hoy en día se conocen varias familias de remodeladores de la cromatina en los eucariotas, el mejor comprendido es SWI/SNF (*switch-sniff*, el primer complejo de remodelamiento descubierto), que recurre al trifosfato de adenosina (ATP) como fuente de energía para la disgregación de muchos de los contactos entre el ADN y los nucleosomas para la activación genética.

Resumen del capítulo

- La cromatina está compuesta por ADN y proteínas histonas pequeñas.
- Para la compactación del ADN se necesita a las cadenas laterales de aminoácidos de las histonas para interactuar con el ADN.
- Las modificaciones de las histonas son reversibles, lo que permite la compactación y la descompactación de la cromatina.
- Telómeros, centrómeros y puntos de origen de la replicación múltiples son importantes para el mantenimiento y copiado de los cromosomas.
- El ADN genómico contiene secuencias tanto de repetición como únicas.
- Las distintas células expresan regiones diferentes de la cromatina.
- La metilación y la estructura cromatínica específica de los tejidos representan cambios epigenéticos hereditarios estables en el genoma.
- La metilación de ciertos residuos de citosina en el ADN se correlaciona con el silenciamiento de la transcripción.

Preguntas de estudio

Elija la respuesta CORRECTA.

6.1   Los telómeros:

    A.   Están constituidos por secuencias repetitivas de ADN ubicadas en los extremos de los cromosomas.

    B.   Inhiben la organización del ADN para formar unidades de nucleosoma en los cromosomas.

    C.   Facilitan la unión de los cromosomas al cinetocoro durante la división celular.

    D.   Son regiones de ADN cromosómico en que se ubican grupos de genes.

    E.   Se encuentran dispersas en los cromosomas y cuentan con secuencias únicas de ADN.

Respuesta correcta: A. Los telómeros son secuencias de repetición ubicadas en los extremos de los cromosomas, que los protegen del daño. No afectan la organización del ADN en estructuras de mayor orden. El cinetocoro se forma en torno a la región del centrómero. Los extremos del ADN no contienen genes. LINES y SINES son secuencias con repetición moderada que están intercaladas entre secuencias únicas de ADN.

6.2   Las proteínas histonas:

    A.   Contienen grandes cantidades de residuos de aminoácidos ácidos.

    B.   Son importantes para estabilizar el ADN monocatenario.

    C.   Tienen una masa que equivale a tres veces la del ADN del núcleo.

    D.   Se asocian con el ADN nuclear para formar la cromatina.

    E.   Son diferentes en nucleosomas de cromosomas distintos.

Respuesta correcta: D. El término cromatina hace referencia al material genético ubicado en el núcleo, que forma complejos con las histonas. Las histonas son proteínas básicas que contienen grandes cantidades de aminoácidos básicos. El ADN de doble cadena está enredado en torno a núcleos de histonas. Existe una masa idéntica de ADN e histonas. Los nucleosomas son el nivel fundamental de organización y contienen las mismas histonas.

6.3   Las secuencias de ADN con repetición en tándem forman parte de:

A. El ADN nuclear de secuencia única.

B. El ADN mitocondrial.

C. Los elementos dispersos largos (LINES).

D. El ADN minisatelital.

E. Los elementos dispersos cortos (SINES).

Respuesta correcta: D. Las secuencias con repetición en tándem forman parte de las secuencias de ADN minisatelital presentes en el ADN nuclear. Los genes de copia única contienen secuencias únicas de ADN. El ADN mitocondrial codifica genes específicos esenciales para su función. Los LINES y los SINES son secuencias de ADN con repetición moderada que están intercaladas en todo el genoma nuclear.

6.4   ¿En cuál de las siguientes células o tejidos se esperaría encontrar al gen de la globina β sin metilar?

    A.   Células eritroides.

    B.   Riñón.

    C.   Hígado.

    D.   Piel.

    E.   Leucocitos.

Respuesta correcta: A. El gen de la globina carece de metilación y se encuentra activo en las células eritroides, que sintetizan la hemoglobina. Los otros tipos celulares no requieren la síntesis de la proteína globina, por lo que sufren metilación y silenciamiento.

6.5   La modificación de las proteínas histonas mediante acetilación:

    A.   Agrega grupos metilo a la región reguladora de los genes blanco.

    B.   Incrementa la condensación de la cromatina.

    C.   Incrementa la afinidad de las histonas por el ADN.

    D.   Incrementa la transcripción de los genes blanco.

    E.   Inhibe la actividad de la polimerasa del ARN.

Respuesta correcta: D. La modificación de las histonas mediante acetilación disminuye su afinidad por el ADN y genera descompactación de la cromatina, lo que permite la transcripción genética. Las histonas no controlan la adición de grupos metilo al ADN. La desacetilación de las histonas incrementa su afinidad por el ADN. La modificación de las histonas mediante acetilación, por lo general, permite la activación de la polimerasa del ARN, que puede unirse al ADN e iniciar la transcripción.

Replicación del ADN

7

I. GENERALIDADES

El ácido desoxirribonucleico (ADN) contiene toda la información necesaria para el desarrollo y funcionamiento de todos los organismos. La replicación o el copiado del ADN de la célula ocurre durante la fase de síntesis o S del ciclo celular (*véase* el capítulo 20). Éste es un proceso necesario para asegurar que las instrucciones que contiene el ADN se transmitan en forma precisa a las células recién formadas. En los núcleos celulares, los complejos de ADN y proteínas conocidos como **cromatina** conforman los **cromosomas** (*véase* el capítulo 6). Debido a que la replicación sólo puede realizarse sobre un templete de ADN monocatenario, el ADN de doble cadena de la cromatina debe desenrollarse antes. Una vez desenrollado, las dos cadenas del ADN se copian de manera simultánea. En este proceso se requieren proteínas para separar las dos cadenas de ADN y formar así una **horquilla de replicación**. La enzima catalizadora más importante de la integración de las cadenas nuevas de ADN es la **ADN polimerasa**. El copiado preciso del ADN requiere que la ADN polimerasa reconozca los nucleótidos de la cadena opuesta de ADN, y cuenta con una función de verificación para detectar y corregir cualquier error que pueda cometerse. El ADN que se replica experimenta entonces **torsión**, o giro, consecuencia del desenrollamiento de la cadena original. Enzimas denominadas **topoisomerasas** actúan para disminuir esta fuerza de torsión (las topoisomerasas son un blanco farmacológico importante entre los agentes diseñados para inhibir la replicación del ADN). Una vez que la replicación termina, las hebras parental e hija de ADN deben volver a formar una estructura de doble cadena y también restablecer la estructura de la cromatina. La biología molecular eucariótica es una de las áreas en torno a la que existen brechas de conocimiento. Los pasos y procesos que se sabe ocurren durante la replicación del ADN procariótico (bacteriano) también suelen aplicar en la replicación del ADN eucariótico.

II. ESTRUCTURA DEL ADN

James Watson y Francis Crick describieron por primera vez la estructura del ADN en 1953. El ADN se encuentra en forma de una **doble hélice**, con cerca de 10 pares de nucleótidos por cada giro que describe. La relación espacial entre las dos cadenas crea surcos en el ADN —los **surcos mayor y menor**—. Cada una de las dos cadenas de la hélice está compuesta por un esqueleto de azúcares fosfatados unidos a bases y se conecta con la cadena complementaria mediante enlaces de hidrógeno. El azúcar del ADN es la **desoxirribosa**. El pareado de las bases de nucleótidos ocurre de tal modo que la adenina (A) se une a la timina (T), y la guanina (G) a la citosina (C).

A. Estructura primaria

El orden de las bases de nucleótidos determina la estructura primaria o secuencia del ADN. En general, el ADN es un polímero de doble cadena con peso molecular alto ($> 10^8$), formado por desoxirribonucleótidos unidos mediante **enlaces fosfodiéster** covalentes. Los enlaces fosfodiéster se forman entre los grupos hidroxilo 3′ (3′-OH) del azúcar desoxirribosa en un nucleótido y los grupos fosfato 5′ en el nucleótido adyacente (fig. 7-1). Los enlaces fosfodiéster entre desoxinucleótidos específicos son de naturaleza direccional. El grupo fosfato 5′ de un nucleótido se une al grupo 3′-OH del nucleótido siguiente. Las dos cadenas complementarias del ADN de doble hélice se disponen así en direcciones **antiparalelas**. El extremo 5′ de una cadena tiene sus bases pareadas con el extremo 3′ de la otra. Esta estructura primaria es estabilizada por dos tipos de interacciones no covalentes (fig. 7-2).

B. Interacciones no covalentes

Un tipo de interacción no covalente en el ADN incluye los **enlaces de hidrógeno** que mantienen unidas las dos cadenas de ADN en la estructura de doble hélice. Las bases de nucleótidos de una cadena establecen estos enlaces con las bases de nucleótidos en la cadena

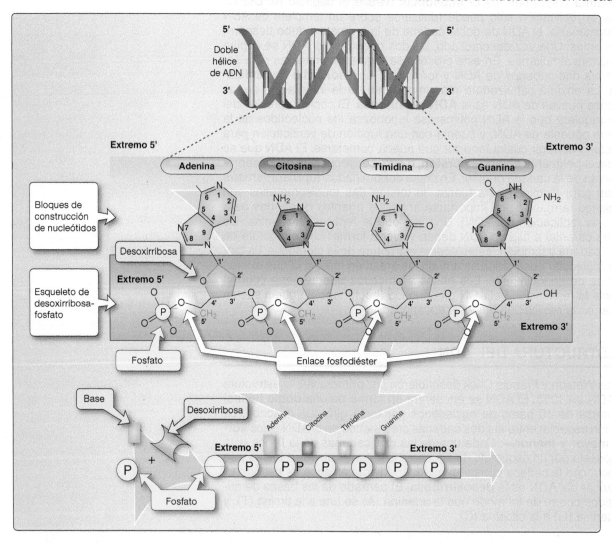

Figura 7-1
Estructura covalente del ADN.

opuesta. La adenina forma dos enlaces hidrógeno con la timina, en tanto la guanina y la citosina están conectadas por tres enlaces de hidrógeno. Este tipo de pareado de las bases al interior de la hélice estabiliza la región interna del ADN de doble cadena, puesto que las bases sobrepuestas se repelen entre sí por su naturaleza **hidrófóbica**. Los enlaces de hidrógeno entre las bases pueden formarse y romperse con facilidad, lo que permite al ADN someterse a una replicación y reparación precisas (fig. 7-2).

III. CARACTERÍSTICAS DE LA SÍNTESIS DEL ADN EUCARIÓTICO

Durante el proceso de copiado del ADN eucariótico las enzimas conocidas como la ADN polimerasa seleccionan el nucleótido que debe agregarse en el extremo 3'-OH de la cadena en crecimiento y catalizan la formación del enlace fosfodiéster. Los sustratos de las ADN polimerasas son los cuatro desoxinucleósidos trifosfatados (dATP, dCTP, dGTP y dTTP) y un templete de ADN monocatenario. Existen diferencias bien definidas entre los mecanismos de replicación del ADN procariótico y el eucariótico. En este capítulo el análisis se concentra en los procesos eucarióticos, y a continuación se mencionan algunas características de la replicación del ADN eucariótico.

A. Semiconservadora respecto de la cadena parental

Una característica de la replicación del ADN eucariótico es que se trata de un proceso semiconservador. Cuando el ADN se replica durante el proceso de división celular cada hebra parental u original del ADN queda integrada a una estructura dúplex hija, y se combina con la hebra recién sintetizada con una orientación antiparalela. Debido a que la información genética en ambas cadenas es similar, al final del proceso en cada una de las dos cadenas hijas el ADN es mitad nuevo y mitad viejo; por lo tanto, el proceso es semiconservador (fig. 7-3).

B. Bidireccional con orígenes de replicación múltiples

Otra característica de la replicación del ADN eucariótico es ser bidireccional e iniciar en varios sitios a la vez. El ADN se copia a una velocidad cercana a 50 pares de bases (bp) por segundo. En el ADN eucariótico, conformado por 3×10^9 nucleótidos, este proceso tomaría demasiado tiempo y no sólo las horas en que ocurre. La aceleración de ese proceso de replicación es posible gracias a que inicia en varios puntos del ADN lineal, y termina al final de la fase S del ciclo celular (*véase* el capítulo 20). Al tiempo que la replicación se acerca a su término, las "burbujas" de ADN recién replicado se unen y constituyen dos moléculas nuevas (fig. 7-4).

C. Cebado por segmentos cortos de ARN

Una tercera característica del proceso de replicación del ADN eucariótico es que requiere un segmento corto de ácido ribonucleico (ARN) para iniciar. Las ADN polimerasas no pueden empezar la síntesis de una hebra complementaria de ADN sobre un simple templete monocatenario. Una enzima específica asociada con la ADN polimerasa, denominada **ADN primasa**, sintetiza segmentos cortos de ARN que son complementarios y antiparalelos al templete de ADN. El cebador (*primer*) de ARN se elimina más adelante. La elongación de la cadena es llevada a cabo por las ADN polimerasas mediante la

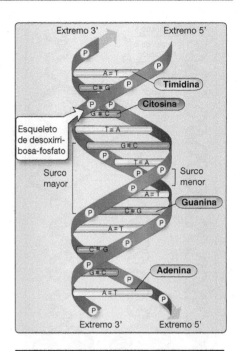

Figura 7-2
Doble hélice del ADN.

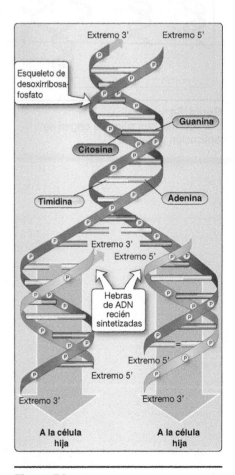

Figura 7-3
La síntesis del ADN es semiconservadora respecto de la cadena parental.

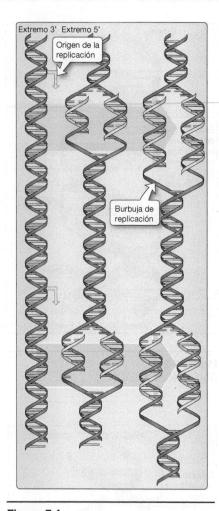

Figura 7-4
Bidireccional con sitios de origen de
replicación múltiples.

adición de desoxirribonucleótidos al extremo 3′ de la cadena en crecimiento. La secuencia de nucleótidos que se agrega está determinada
por la secuencia de bases de la cadena template (o codificadora) con
la que se parean los nucleótidos que se agregan (fig. 7-5).

D. Semidiscontinua respecto de la síntesis del ADN nuevo

Una característica adicional de la replicación del ADN eucariótico es
que se trata de un proceso semidiscontinuo. Una hebra nueva de
ADN siempre se sintetiza en dirección 5′ a 3′. Debido a que las dos
cadenas de ADN son antiparalelas, la hebra que se está copiando se
lee desde el extremo 3′, en dirección al extremo 5′.
Todas las ADN polimerasas actúan del mismo modo: "leen" una cadena parental en dirección 3′ a 5′, y sintetizan una hebra complementaria antiparalela nueva desde el extremo 5′ al 3′.
Puesto que el ADN parental tiene dos cadenas antiparalelas, la ADN
polimerasa sintetiza una hebra en sentido 5′ a 3′ de manera continua.
Esta cadena se denomina **hebra conductora**. La hebra continua o
conductora es aquélla en que la síntesis 5′ a 3′ procede en la misma
dirección que el desplazamiento de las horquillas de replicación. La
otra cadena nueva se sintetiza en sentido 5′ a 3′, pero de manera
intermitente, lo que genera fragmentos que se enlazan (unen) más
tarde. Esta cadena se denomina **hebra rezagada** o discontinua, y es
aquélla en la que la síntesis 5′ a 3′ procede en dirección opuesta a la
del desplazamiento de las horquillas. Los fragmentos cortos de ADN
sintetizados en la hebra rezagada (100 a 200 nucleótidos) se denominan **fragmentos de Okazaki**. Si bien la elongación general de la
cadena sucede en la base de la horquilla de replicación, la síntesis
de la hebra rezagada ocurre de manera discontinua en la dirección
opuesta, pero con una polaridad exclusiva 5′ a 3′ (fig. 7-6).

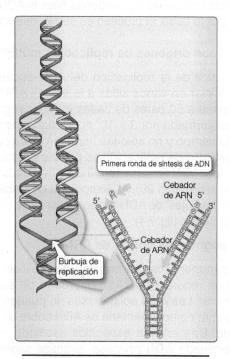

Figura 7-5
Cebada por segmentos cortos de
ARN.

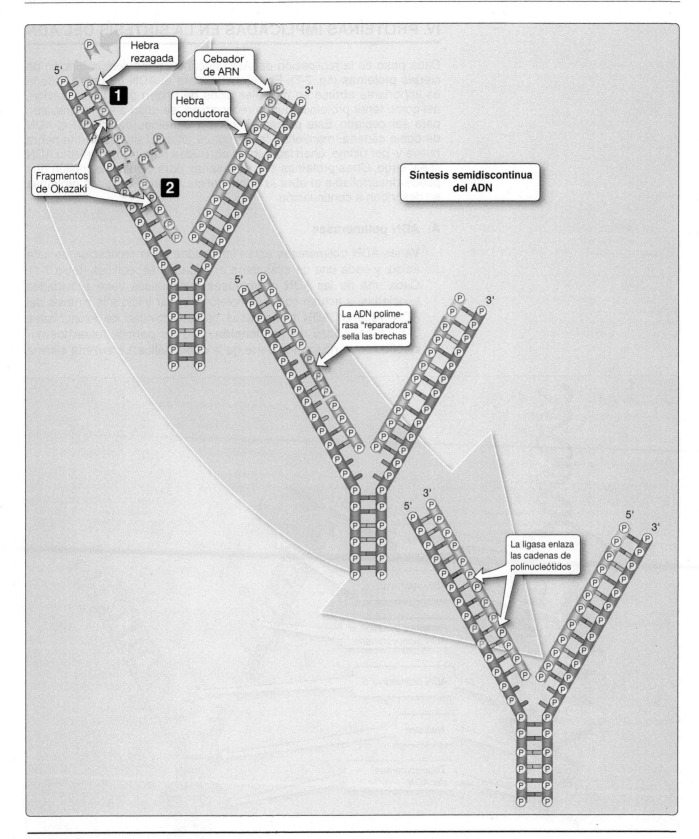

Figura 7-6
Semidiscontinua respecto de la síntesis del ADN nuevo (no se representa a escala).

IV. PROTEÍNAS IMPLICADAS EN LA SÍNTESIS DEL ADN

Cada paso en la replicación del ADN eucariótico requiere la función de ciertas proteínas (fig. 7-7). Por ejemplo, para el ADN de doble cadena es importante abrirse en múltiples sitios de origen para la replicación, así como tener proteínas que lo reconozcan, se unan a él y lo preparen para ser copiado. Este proceso implica a proteínas que abren el ADN de doble cadena, mantienen la estructura abierta, sintetizan una hebra nueva y, por último, unen las hebras obtenidas para formar un solo ADN lineal largo. Otras proteínas son necesarias para eliminar la torsión que puede desarrollarse al abrir la doble hélice. Algunas de estas proteínas se describen a continuación.

A. ADN polimerasas

Varias ADN polimerasas están implicadas en la replicación de este ácido, y cada una de ellas tiene actividades específicas (tabla 7-1). Cada una de las ADN polimerasas eucarióticas tiene actividades asociadas, y actúan como complejo para dar inicio a la síntesis del ADN. Algunas ADN polimerasas tienen actividad de exonucleasa 3′-5′, o capacidad de **verificación**, que les permite retirar los nucleótidos que no forman parte de la doble hélice. La enzima elimina

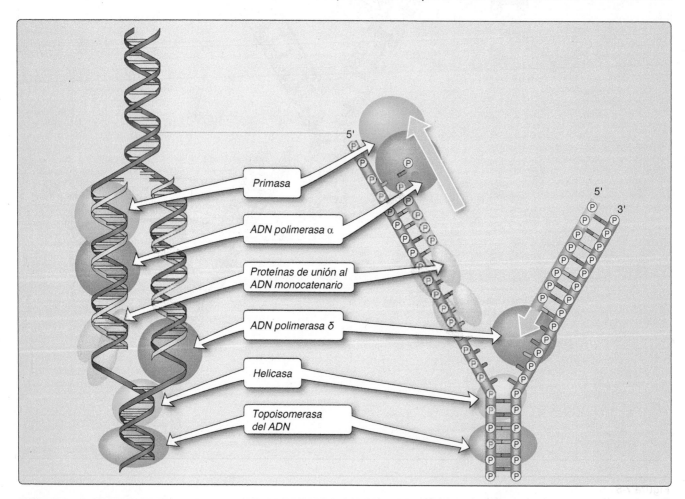

Figura 7-7
Proteínas implicadas en la síntesis del ADN.

Tabla 7-1 Propiedades de las ADN polimerasas eucariotas

Polimerasa	α	β	γ	δ	ε
Ubicación	Núcleo	Núcleo	Mitocondria	Núcleo	Núcleo
Replicación	Sí	No	Sí	No	Sí
Reparación	No	Sí	No	No	Sí
Funciones asociadas: polimerasa 5'-3'	Sí	Sí	Sí	Sí	Sí
Exonucleasa 3'-5'	No	No	Sí	Sí	Sí
Exonucleasa 5'-3'	No	No	No	No	No

los residuos mal pareados, con lo que lleva a cabo una función de edición. Esta actividad favorece la fidelidad del copiado del ADN al comprobar la precisión del pareado de las bases antes de proceder a la polimerización (fig. 7-8). Las polimerasas eucarióticas *no poseen* actividad de exonucleasa 5' a 3', la cual es relevante para eliminar los cebadores en los procariotas. En los eucariotas, otra enzima se encarga de eliminar los cebadores.

B. ADN helicasas

Las ADN helicasas son una clase de proteínas motoras necesarias para eliminar la torsión en segmentos cortos del dúplex parental de ADN. Estas enzimas utilizan energía generada a partir de la hidrólisis de los nucleótidos (trifosfato de adenosina [ATP]) para catalizar la separación de las cadenas y la formación de la horquilla de replicación durante la síntesis del ADN.

C. ADN primasas

Las ADN primasas inician la síntesis de una molécula de ARN, esencial para cebar la síntesis de ADN tanto en la hebra conductora como en la rezagada. Los primeros nucleótidos agregados son ribonucleótidos, y los subsecuentes pueden ser ribonucleótidos o desoxirribonucleótidos.

D. Proteínas de unión al ADN monocatenario

Las proteínas de unión al ADN monocatenario impiden que la cadena monocatenaria de ADN se estabilice y forme ADN de doble cadena. Una función importante de las proteínas del ADN monocatenario durante el proceso de replicación del ADN es mantener las hebras protegidas de nucleasas hasta que las complementarias se sintetizan (fig. 7-7). La unión de una molécula de proteína de unión monocatenaria facilita que moléculas adicionales de proteína monocatenaria se unan con firmeza a la cadena de ADN. Estas proteínas no son enzimas, sino que sirven para desplazar el equilibrio entre el ADN bicatenario y el ADN monocatenario en la dirección de las formas monocatenarias.

E. ADN ligasa

La ADN ligasa es una enzima que cataliza el sellado de las muescas (discontinuidades) existentes en el ADN una vez que la ADN polimerasa llena las brechas que dejaron los cebadores de ARN. La ADN ligasa es necesaria para formar el último enlace fosfodiéster entre los nucleótidos adyacentes en la cadena de ADN (fig. 7-9).

F. Topoisomerasas

La mayor parte de los ADN celulares tiene menos giros a la derecha de lo que se esperaría a partir de su número de pares de bases. Esta condición de menor torsión (**superenrollamientos** negativos) facilita el desenrollamiento de la doble hélice durante la replicación y

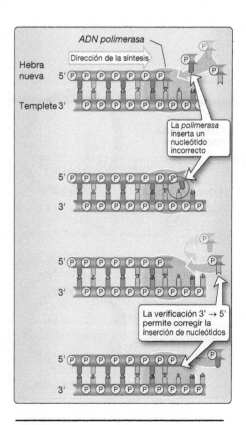

Figura 7-8
Actividad de verificación de algunas ADN polimerasas.

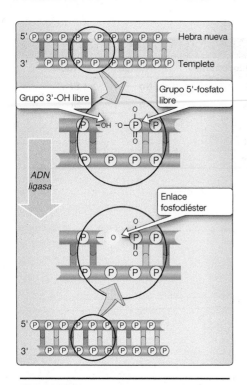

Figura 7-9
Mecanismo de acción de la ADN ligasa.

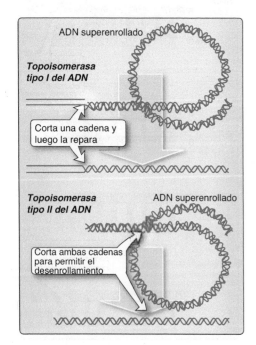

Figura 7-10
Mecanismo de acción de las topoisomerasas.

la transcripción. Al tiempo que la horquilla de replicación avanza a lo largo de la hélice, la rotación de las moléculas hijas en torno una de la otra hace que las hebras de ADN desarrollen una torsión excesiva. Esta torsión excesiva del ADN puede ser eliminada por enzimas que se conocen en conjunto como topoisomerasas. Estas enzimas alivian la tensión torsional del ADN al producir roturas monocatenarias reversibles en el ADN. En primer lugar se escinde el enlace fosfodiéster, ya sea en una o en ambas cadenas. Una vez que el ADN gira en torno a su eje la enzima sella la muesca.

1. **Topoisomerasa tipo I.** Esta forma de topoisomerasa cataliza el corte de una sola cadena en el ADN bicatenario, lo que permite el desenrollamiento de la cadena rota para luego volver a unir los extremos separados al catalizar la formación de enlaces fosfodiéster nuevos (fig. 7-10).

2. **Topoisomerasa tipo II.** Esta forma de topoisomerasa cataliza el corte de las dos hebras del ADN bicatenario, lo que permite que ambas hebras se desenreden, y luego cataliza la formación de enlaces fosfodiéster nuevos (fig. 7-10).

Aplicación clínica 7-1: actividades de las topoisomerasas como blancos para los antibióticos

La ADN girasa es una topoisomerasa tipo II bacteriana que actúa por delante de la horquilla de replicación, que relaja las moléculas de ADN por un mecanismo dependiente de ATP. El **ácido nalidíxico** y la **norfloxacina** son fármacos más antiguos que han sido sustituidos por medicamentos como la ciprofloxacina y la levofloxacina con actividad antibacteriana. Estos compuestos inhiben a la ADN girasa bacteriana al bloquear la reacción de corte de las cadenas. La topoisomerasa tipo II humana es mucho menos sensible a la acción de estos dos medicamentos. **Doxorrubicina**, **etopósido** y **tenipósido** inhiben a la topoisomerasa II humana y se utilizan para tratar varias enfermedades neoplásicas (cánceres). Estos fármacos actúan al potenciar la velocidad a la que la topoisomerasa II blanco corta el ADN, y al reducir aquélla con la cual se reparan estos defectos.

G. Telomerasa

La telomerasa es una enzima que ayuda a mantener el telómero. El telómero, un segmento repetitivo protector de ADN que forma un complejo con proteínas en el extremo de un cromosoma, se acorta en cada división celular. El acortamiento de los telómeros es parte del proceso normal de envejecimiento y se reconoce como tal. Los telómeros son estructuras cromosómicas importantes y permiten a la célula distinguir a los cromosomas intactos de los rotos, así como protegerlos de la degradación. También sirven como sustratos para los mecanismos de replicación normales. En casi todos los organismos el ADN telomérico está constituido por una secuencia muy simple de ADN con disposición en tándem (en el humano es TTAGGG).

La enzima que conserva los telómeros, la telomerasa, es una ADN polimerasa dependiente de ARN que agrega repeticiones TTAGGG a los extremos de los cromosomas. El complejo telomerasa-ribonucleoproteína contiene un templete de ARN, que es un componente integral de la enzima. Con la ayuda de su templete de ARN agrega una serie de repeticiones de ADN a la hebra conductora. Esta adición permite que la hebra rezagada sea terminada por la ADN polimerasa (fig. 7-11). Algunas células normales (tejidos en regeneración normal, células troncales y células progenitoras) expresan telomerasa. La función integral de los telómeros es necesaria para la homeostasis tisular. Las células cancerosas parecen reactivar esta enzima, que sortea el problema de la replicación terminal y las inmortaliza.

Aplicación clínica 7-2: Dolly, la oveja clonada, revela su edad

Dolly fue el primer animal clonado, en 1997, mediante células somáticas y el proceso de transferencia nuclear. Las células somáticas se obtuvieron a partir de la glándula mamaria de la oveja donadora. Dolly es así un duplicado genético de la oveja donadora. Si bien parecía normal al nacer y tuvo un desarrollo ordinario hasta los 3 años de edad, el análisis cromosómico reveló que sus telómeros eran más cortos de lo que se esperaría en una oveja con su edad cronológica. De hecho, se detectó que sus telómeros tenían la longitud promedio de las correspondientes a una oveja de 6 años de edad, misma que tenía la oveja a partir de cuyas células se clonó a Dolly. Dolly murió por una enfermedad pulmonar a los 6 años de edad, lo que hizo que algunos científicos consideraran que su edad biológica era de hecho mucho mayor que la cronológica.

V. DAÑO AL ADN

El daño al ADN puede derivar de causas tanto endógenas como exógenas. La mayor parte del daño al ADN se repara antes de que éste se copie, por ello los agentes mutágenos (aquellos que inducen mutaciones) generan un daño más efectivo durante la fase S del ciclo celular, cuando el ADN nuevo se está sintetizando.

A. Tasa de mutación basal

La tasa de mutación que deriva de causas endógenas (internas a las células) se denomina tasa de mutación basal. Ésta es una tasa de mutación que se observa en ausencia de mutágenos ambientales y se debe a errores durante la replicación del ADN. Las transformaciones tautoméricas espontáneas (cambios de una forma estructural natural a otra) de las bases contribuyen a estos errores. Por fortuna estas bases permanecen muy poco tiempo en sus formas menos estables, de tal modo que las mutaciones que genera el desplazamiento tautomérico son raras (fig. 7-12).

B. Agentes exógenos

Los influjos externos también pueden afectar la tasa de mutación del ADN. Por ejemplo, la **radiación ionizante**, que incluye a los rayos X y la radiación radiactiva, cuenta con energía suficiente para reaccionar con el ADN. La radiación ionizante penetra al organismo entero, por lo que puede causar mutaciones tanto somáticas (celulares) como de línea germinal (ovocito o espermatozoide). (La radiación ultravioleta no es ionizante y no puede penetrar más allá de las capas superficiales de la piel. Sin embargo, la radiación ultravioleta de la luz solar puede ser mutágena [*véase* Reparación de la escisión de nucleótidos, más adelante].) Se sabe que algunos químicos ambientales, entre ellos los **hidrocarburos**, inducen mutaciones. Los hidrocarburos contenidos en el humo del cigarrillo son mutágenos bien conocidos. Los **radicales libres oxidativos** generados a partir de fuentes internas o externas también pueden producir daño al ADN.

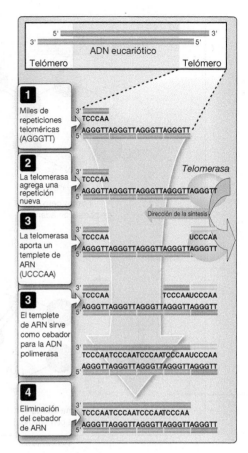

Figura 7-11
Mecanismo de acción de la telomerasa.

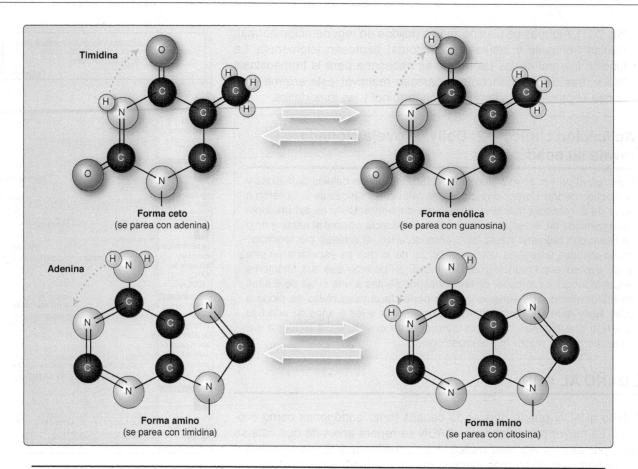

Figura 7-12
Las bases del ADN sufren cambios tautoméricos.

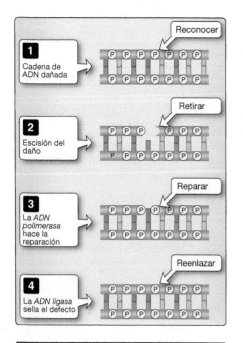

Figura 7-13
Esquema general de acción de los sistemas de reparación del ADN.

Los químicos utilizados en la **quimioterapia**, en particular para el tratamiento del cáncer, también pueden inducir mutaciones.

VI. SISTEMAS DE REPARACIÓN DEL ADN

La reparación del ADN es necesaria no sólo porque las células se exponen de forma continua a mutágenos ambientales, sino también por las miles de mutaciones que de lo contrario ocurrirían de manera espontánea en cada célula todos los días durante la replicación del ADN. Existen distintas estrategias para reparar el daño en el ADN. En casi todos los casos las células recurren a la cadena conservada de ADN como templete para corregir los errores en el ADN. Cuando las dos cadenas están dañadas la célula recurre al uso de la cromátida hermana (la segunda copia de ADN existente en las células diploides) o a un mecanismo de recuperación tendente al error. Cuando existen defectos en los mecanismos de reparación del ADN, las mutaciones se acumulan en el ADN celular e inducen cáncer. Todos los tipos de mecanismos de reparación dependen de enzimas que siguen un esquema general de reconocimiento, eliminación, reparación y reenlace. Sin embargo, según el tipo de daño se recurre a distintas enzimas (fig. 7-13).

A. Reparación del pareado erróneo

La reparación del pareado erróneo se encarga de corregir las faltas de congruencia de las bases normales que imposibilitan la conservación de un pareado de bases de Watson-Crick normal (A con T, C con G), así como de las inserciones y deleciones de uno o varios nucleótidos que ocurren en el ADN durante la replicación. Esta falla suele deberse a errores cometidos por la ADN polimerasa durante la replicación. En los eucariotas el reconocimiento de un error de pareado lo realizan varias proteínas distintas, entre ellas las codificadas por los genes *MSH2, MLH1, MSH6, PMS1* y *PMS2* (fig. 7-14). Las mutaciones en cualquiera de estos genes predisponen a la persona a una variedad hereditaria de cáncer de colon (**cáncer colónico hereditario sin poliposis [CCHSP]**) a edad temprana. Se sabe que en las familias afectadas ocurren otros cánceres (endometrial, ovárico, gástrico, etcétera).

B. Reparación de la escisión de bases

La reparación de la escisión de bases es necesaria para corregir la despurinación y la desaminación espontáneas (eliminación de los grupos amino) que sufren las bases que contiene el ADN. Cada día se pierden alrededor de 10 000 bases purínicas (adenina y guanina) en cada célula. La desaminación espontánea de la citosina la transforma en uracilo, que por lo regular se identifica en el ARN pero no en el ADN. La metilcitosina en el ADN (*véase* capítulo 6) se convierte en timina con la desaminación espontánea, misma que corresponde a la mutación más común en el humano, una transición de C a T. La reparación por escisión de bases implica el reconocimiento y la eliminación de los nucleótidos que perdieron sus bases o se modificaron (fig. 7-15).

C. Reparación de la escisión de nucleótidos

Este tipo de reparación es necesario para eliminar el daño al ADN inducido por la luz ultravioleta (UV), así como el derivado de químicos ambientales. La luz UV no es ionizante y no puede penetrar más allá de la capa externa de la piel, aunque puede formar **dímeros pirimidina-pirimidina** (a menudo dímeros timina-timina) a partir de bases pirimidínicas adyacentes (citosina y guanina) en el ADN. Por lo tanto, la luz solar es mutágena y causa tanto quemadura solar como cáncer de piel (fig. 7-16).

Este mecanismo de reparación también es necesario para reconocer las adiciones voluminosas de origen químico en el ADN, que al igual que los dímeros timina-timina distorsionan la configuración de la doble hélice de ADN e inducen mutaciones. Los carcinógenos, como el benzopireno del humo del tabaco, reaccionan con el ADN y causan mutaciones. Las enzimas implicadas en esta vía de reparación corresponden a varias proteínas (alrededor de 30) necesarias para el proceso de reparación de la escisión de nucleótidos.

Aplicación clínica 7-3: xeroderma pigmentoso

El xeroderma pigmentoso es un trastorno genético de la reparación del ADN en que los pacientes portan mutaciones en las enzimas de reparación de los nucleótidos. El análisis de los humanos con xeroderma pigmentoso sugiere que varias proteínas son necesarias para la escisión de las bases dañadas en el ADN mediante un sistema de reparación único. El trastorno se hereda con patrón autosómico recesivo y se caracteriza por una reparación deficiente de los dímeros de timina. Los individuos afectados tienden a desarrollar cánceres cutáneos diversos. La menor capacidad para reparar el ADN desencadena mutaciones somáticas, algunas de las cuales derivan en transformación maligna (fig. 7-17).

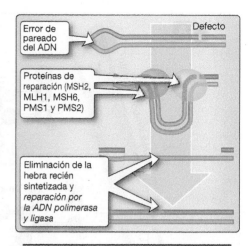

Figura 7-14
Desensamblaje de los microtúbulos.

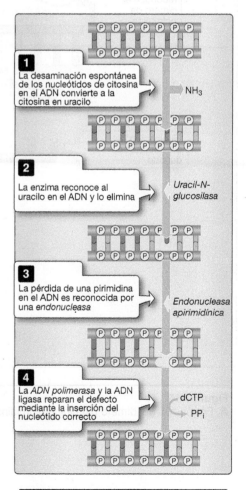

Figura 7-15
Reparación de la escisión de bases.

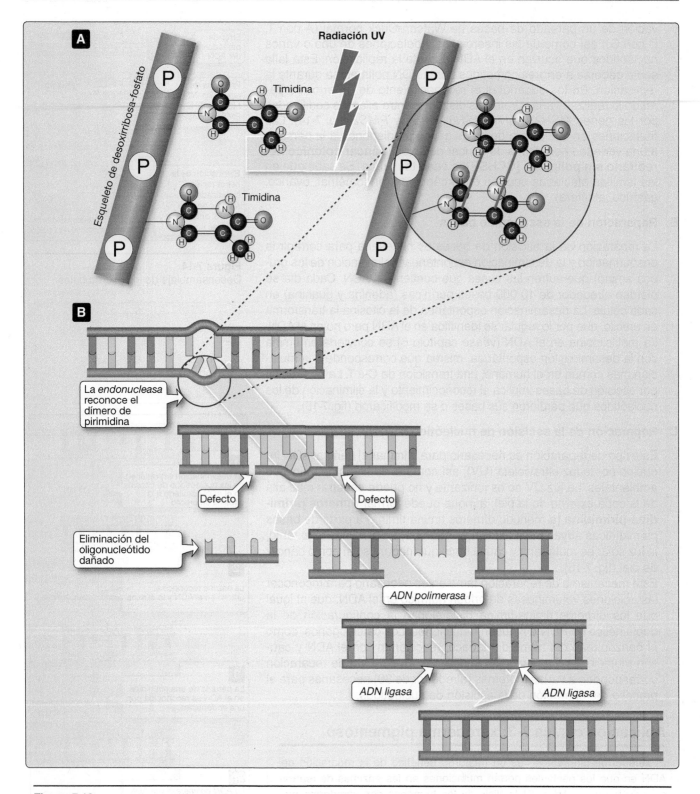

Figura 7-16
A. Formación del dímero pirimidina-pirimidina en el ADN. **B.** Reparación de la escisión de nucleótidos.

D. Reparación del ADN de doble cadena

Cuando el daño por radiación ionizante, radicales libres oxidativos o agentes quimioterapéuticos hace que las dos cadenas de ADN se rompan, existen dos tipos de mecanismos de reparación para corregir el daño: la recombinación homóloga y la unión de extremos no homólogos (fig. 7-18).

1. **Recombinación homóloga.** Este tipo de reparación aprovecha la información de secuencia disponible a partir del cromosoma homólogo no afectado para lograr una restauración apropiada de la rotura. Las proteínas **BRCA1** y **BRCA2** suelen participar en el proceso de recombinación homóloga. Las mutaciones de sus genes incrementan el riesgo de cáncer mamario. La anemia de Fanconi es un trastorno generado por la incapacidad de las enzimas de reparación de la recombinación del ADN para corregir defectos mediante recombinación homóloga. Varias proteínas de la anemia de Fanconi forman complejos e interactúan con las proteínas BRCA.

2. **Unión de extremos no homólogos.** Este proceso permite la unión de los extremos incluso si no existe similitud de secuencia entre ellos. Esto tiende al error puesto que también puede introducir mutaciones durante la reparación. La unión de extremos no homólogos es en particular relevante antes de que la célula copie su ADN debido a que no se cuenta con un templete para la reparación mediante recombinación homóloga.

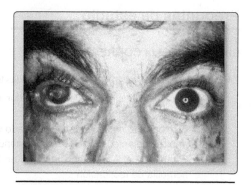

Figura 7-17
Paciente con xeroderma pigmentoso.

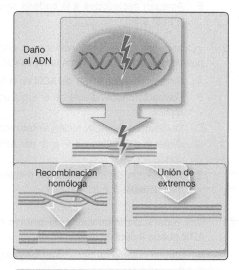

Figura 7-18
Reparación de las roturas del ADN de doble cadena.

Resumen del capítulo

- La replicación del ADN eucariótico es bidireccional, semiconservadora, requiere un cebador y sólo puede ocurrir en dirección 5′ a 3′.

- Varias proteínas son necesarias para la síntesis del ADN; existen diferencias entre las enzimas procariotas y eucariotas que participan en la síntesis del ADN.

- La ADN polimerasa tiene capacidad de "verificación", lo que es posible gracias a su actividad de exonucleasa 3′ a 5′. Esto reduce los errores de copiado generados por la ADN polimerasa.

- Se requieren topoisomerasas para eliminar la tensión por torsión en el ADN. Varios medicamentos tienen como blanco a las topoisomerasas.

- La telomerasa es una ADN polimerasa dependiente de ARN, y puede elongar los telómeros. Sin embargo, esta actividad no existe en las células diploides normales.

- La tasa de mutación basal hace referencia a los errores endógenos que ocurren en la célula, y suele ser consecuencia de errores generados por la ADN polimerasa durante la replicación.

- Distintos agentes ambientales pueden inducir mutaciones en el ADN (luz UV y radiación ionizante, químicos y agentes quimioterapéuticos).

- Existen varios tipos de mecanismos de reparación para corregir los errores en la estructura del ADN.

- La mayor parte de los mecanismos de reparación depende de la presencia de una secuencia de ADN complementaria intacta.

- Las roturas del ADN de doble cadena se reparan mediante dos procesos distintos, uno que requiere un cromosoma homólogo y otro, tendiente al error, de unión de extremos no homólogos.

Preguntas de estudio

Elija la respuesta CORRECTA.

7.1   Durante la replicación del ADN eucariótico las topoisomerasas:

A. Catalizan la síntesis de un cebador de ARN en la hebra rezagada.

B. Eliminan los nucleótidos con pareado de bases incorrecto mediante una actividad de exonucleasa 3′ a 5′.

C. Estabilizan al ADN monocatenario en la región de la horquilla de replicación.

D. Cortan y resellan el ADN antes de la horquilla de replicación para eliminar el superenrollamiento.

E. Agregan nucleótidos a la cadena creciente en dirección 5′ a 3′.

Respuesta correcta: D. Las topoisomerasas eliminan la torsión para la replicación del ADN al cortar el ADN de doble cadena, relajar el superenrollamiento y después reenlazar. La ADN primasa cataliza la adición de un cebador de ARN durante la síntesis del ADN. La actividad de verificación es una propiedad de algunas ADN polimerasas. Las proteínas de unión al ADN monocatenario lo protegen durante la replicación al unirse a la cadena abierta que funge como templete. La ADN polimerasa sintetiza ADN en dirección 5′ a 3′ al añadir nucleótidos a la cadena creciente.

7.2   ¿Cuál de las siguientes funciones se vincula con la ADN polimerasa eucariota durante la replicación del ADN?

A. Síntesis continua 5′ a 3′ del ADN en la hebra rezagada.

B. Formación dependiente de energía de la horquilla de replicación.

C. Verificación del ADN recién sintetizado.

D. Síntesis discontinua a 5′ a 3′ del ADN en la cadena conductora.

E. Eliminación de los cebadores mediante actividad de exonucleasa 5′ a 3′.

Respuesta correcta: C. Algunas de las ADN polimerasas poseen capacidad de verificación, que es una actividad de exonucleasa 3′ a 5′. La síntesis continua del ADN se observa en la hebra conductora y la síntesis discontinua en la hebra rezagada. La helicasa se requiere para romper los enlaces de hidrógeno entre las cadenas de ADN mediante hidrólisis del ATP. Ninguna de las ADN polimerasas posee actividad de exonucleasa 5′ a 3′.

7.3   Una reparación inapropiada de errores de pareado del ADN puede inducir al desarrollo de:

A. Cáncer colorrectal hereditario sin poliposis.

B. Cáncer cutáneo.

C. Quemaduras solares.

D. Daño inducido por luz UV.

E. Xeroderma pigmentoso.

Respuesta correcta: A. La pérdida de la actividad de reparación de errores de pareado predispone a los individuos a una variedad de cáncer colónico denominada cáncer colónico hereditario sin poliposis. La pérdida de la reparación de la escisión de nucleótidos determina una mayor susceptibilidad a las quemaduras solares y el cáncer cutáneo, así como incapacidad para reparar la formación de dímeros pirimidina-pirimidina inducida por la luz UV. Una pérdida de la función de cualquiera de las enzimas implicadas en la reparación de la escisión de nucleótidos predispone a los individuos al síndrome de xeroderma pigmentoso.

7.4   Un paciente masculino de 6 años de edad es atendido por fotosensibilidad y tumores cutáneos numerosos. ¿Cuál de los siguientes tipos de daño al ADN tiene más probabilidad de explicar su trastorno?

A. Daño al ADN de doble cadena.

B. Desaminación de la citosina.

C. Pareado de bases erróneo.

D. Dímeros de timina.

E. Pérdida de purinas en el ADN.

Respuesta correcta: D. Los dímeros timina-timina son el tipo más frecuente de daño al ADN inducido por la luz solar que se repara por medio del sistema de escisión de nucleótidos. La rotura del ADN de doble cadena se repara mediante uno de dos sistemas que recurren a cromosomas homólogos o generan la unión de extremos no homólogos. La desaminación de la citosina y la pérdida de purinas en el ADN se arreglan mediante el sistema de reparación por escisión de bases. Los errores de pareado se presentan en el ADN por errores cometidos por la ADN polimerasa durante la replicación.

7.5   El tratamiento de células en ciclado con un inhibidor de la topoisomerasa II, como la doxorrubicina, tiene como consecuencia directa:

A. Una disminución del tiempo necesario para la replicación del ADN.

B. Menos errores durante la replicación del ADN.

C. La elongación de los extremos de los cromosomas.

D. La eliminación de la torsión del ADN en replicación.

E. La escisión del ADN en replicación en fragmentos menores.

Respuesta correcta: E. La doxorrubicina inhibe la acción similar a ligasa de la topoisomerasa II. Por tanto, el ADN al inicio se escinde y relaja, pero no vuelve a enlazarse, lo que origina su fragmentación. La acción de este fármaco disminuye la velocidad de replicación del ADN e incrementa los errores en el ADN que se copia. La telomerasa elonga los extremos de los cromosomas, en tanto la inhibición de las topoisomerasas genera una mayor torsión del ADN.

Transcripción

8

I. GENERALIDADES

La transcripción se refiere al primer paso de la expresión genética, el copiado de una secuencia específica de ácido desoxirribonucleico (ADN) para obtener ácido ribonucleico mensajero (ARNm). Los genes se consideran **expresados** cuando la información que contiene el ADN se convierte en proteínas que influyen sobre las propiedades y las actividades de la célula. La síntesis de ARNm dirigida por el ADN es un intermediario necesario para la producción de proteínas.

Para poder sintetizar un ARNm se requiere identificar una secuencia genética en el ADN, junto con la información necesaria en cuanto al sitio exacto de inicio. Los genes están divididos en exones e intrones, y al principio se transcribe toda la región. Este primer transcrito de ácido ribonucleico (ARN) se procesa antes de salir del núcleo. Una vez sintetizado, el ARNm se modifica mediante corte y empalme (*splicing*), colocación de casquete en el extremo 5′ y adición de cola poli(A), después de lo cual el ARNm maduro ingresa al citoplasma.

Cada gen contiene dos clases de información, una para especificar la estructura primaria del producto final y la otra para regular la expresión del gen. Tanto el momento como la cantidad de ARN que se produce se regulan durante la transcripción. El ARNm codifica la secuencia de aminoácidos de las proteínas, y tanto ARN ribosómicos como de transferencia participan en la síntesis de proteínas.

II. TIPOS DE ARN

Se conocen varios tipos distintos de ARN: ribosómico (ARNr), de transferencia (ARNt), mensajero (ARNm) y otros ARN no codificadores pequeños, cada uno con estructura y función específicas. Estos ARN (ARNt y ARNr) se transcriben pero no se traducen, y se consideran ARN no codificadores (ARNnc). Existen ARN pequeños adicionales que tampoco son codificadores, como los que se encuentran en el nucleolo (ARN pequeños nucleolares, ARNsno), el núcleo (ARN pequeños nucleares, ARNsn) y el citoplasma (microARN, miARN), que desempeñan funciones especializadas.

A. ARN ribosómico

El **ARNr** constituye 80% del ARN total de la célula y se asocia con proteínas para constituir ribosomas. Los eucariotas tienen varias moléculas diferentes de ARNr: 18S, 28S, 5S, 5.8S, 18S y 28S. Los ribosomas son importantes durante la síntesis de proteínas, puesto que tienen "actividad" de peptidiltransferasa, misma que catalizan las ribozimas (fig. 8-1).

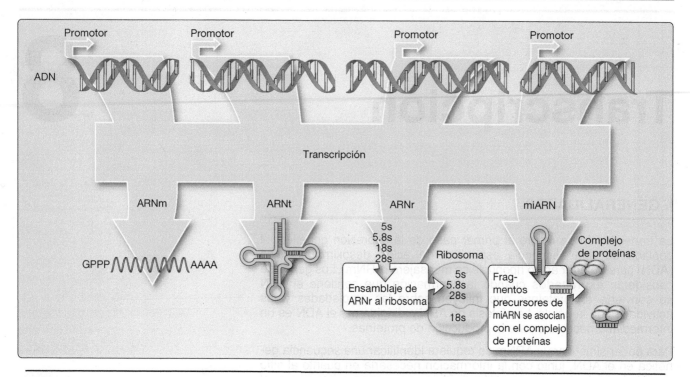

Figura 8-1
Distintos tipos de ARN eucariótico.

B. ARN de transferencia

El ARNt es el más pequeño de los tres ARN. Participa en la síntesis de proteínas en virtud de su capacidad para portar el aminoácido apropiado y proveer un mecanismo por el cual la información de los nucleótidos puede traducirse en información de aminoácidos mediante su anticodón.

C. ARN mensajero

El ARNm lleva la información genética del ADN hacia el citosol para su traducción. Alrededor de 5% del ARN total en la célula es ARNm. Es el más heterogéneo desde la perspectiva del tamaño y lleva la información específica necesaria para la síntesis de distintas proteínas.

D. MicroARN

Los miARN, al igual que otras moléculas de ARN, están codificados por genes y son moléculas de ARN de una sola cadena con cerca de 21 a 23 nucleótidos de longitud. Estas moléculas de descubrimiento reciente se transcriben pero no se traducen. Participan en la regulación de la expresión genética gracias a su capacidad para unirse al ARNm y generar una regulación negativa de la expresión genética. Distintos tipos de enzimas catalizan la síntesis de varios ARN, como se observa en la tabla 8-1.

Tabla 8-1 ARN polimerasas eucarióticas

Polimerasa	Productos de ARN	Función del ARN
ARN polimerasa tipo I	ARN ribosómico (28S, 18S, 5.8S ARNr)	Componentes del ribosoma para la síntesis de proteínas
ARN polimerasa tipo II	ARN mensajero microARN ARNsno Otros ARN no codificadores	Codifica proteínas Control de la traducción Empalme del ARN Control traduccional
ARN polimerasa tipo III	ARN de transferencia Otros ARN	Síntesis de proteínas Empalme del ARN, funciones desconocidas para algunos

III. ESTRUCTURA GENÉTICA Y ELEMENTOS REGULADORES EN LOS GENES EUCARIÓTICOS CODIFICADORES DE PROTEÍNAS

La secuencia lineal mínima de ácidos nucleicos genómicos que codifica proteínas y ARN estructural se denomina **gen** (fig. 8-2). Las secuencias de genes se escriben en sentido 5′ (5 prima) a 3′. Los genes eucarióticos están compuestos por exones, intrones no codificadores y secuencias de consenso no codificadoras. El número de intrones y exones, así como su tamaño, localización y secuencia difieren de un gen a otro. Las regiones no codificadoras en el extremo 5′ respecto del primer exón se denominan secuencias proximales, en tanto aquéllas en el extremo 3′ se denominan secuencias distales.

A. Secuencias de consenso

Las **secuencias de consenso** muestran conservación evolutiva, actúan como marcadores de reconocimiento y definen un sitio de reconocimiento potencial en el ADN. Suelen estar unidas a proteínas (**factores de transcripción**) y otras proteínas reguladoras que reconocen una secuencia específica.

1. **Promotores.** Los promotores son secuencias de ADN que seleccionan o determinan el sitio de inicio para la síntesis del ARN. La secuencia de consenso para los promotores suele corresponder a "TATA" (o variaciones de T y A), que a menudo se ubica entre 15 y 30 pares de bases (bp) en sentido proximal al sitio de inicio de la transcripción, lo que se denomina cajón TATA (TATA box). Los genes que contienen el cajón TATA son altamente transcritos. Algunos genes eucariotas contienen un elemento promotor alternativo denominado secuencia iniciadora (Inr), presente cerca del sitio de inicio del ARN en posición +1 (fig. 8-3). Los elementos

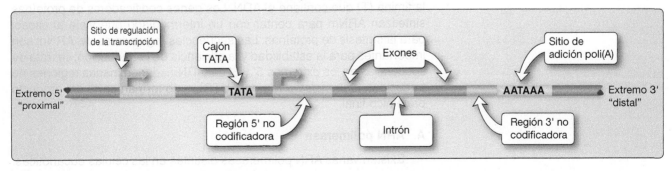

Figura 8-2
Estructura de un gen eucariótico típico.

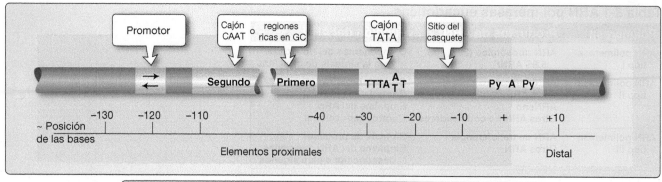

Elemento:	Secuencia de consenso:	Proteína de unión:
Cajón TATA	T A T A (A/T) A (A/T) (A/G)	TATA-proteína de unión (TBP)
Cajón GC	G G C G G	SP1 transactivador Sp1
Cajón CAAT	G G (T/C) C A A T C T	CAAT-Proteína de unión al potenciador (C/EBP)
INR	(C/T) (C/T) A N (T/A) (C/T) (C/T)	Factor de transcripción IID (TFIID)

Figura 8-3
Elementos promotores identificados en posición proximal a las secuencias codificadoras en un gen.

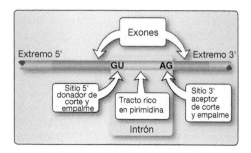

Figura 8-4
Secuencias aceptora y donadora de corte y empalme.

iniciadores naturales tienen una citosina (C) en la posición −1 y un residuo de adenina (A) en el lugar de inicio de la transcripción (+1). Algunos promotores eucariotas pueden contener tanto TATA como Inr. Secuencias adicionales que pueden requerirse para la función promotora son el cajón CAAT y el cajón GC. En los eucariotas, proteínas conocidas como factores de transcripción o basales se unen al cajón TATA y facilitan la unión de la ARN polimerasa tipo II.

2. **Secuencias de corte y empalme aceptora y donadora.** Las secuencias de corte y empalme aceptora y donadora son un tipo de secuencia de consenso ubicada en los extremos 5′ y 3′ de los intrones. Por lo regular los intrones inician con nucleótidos de guanina y uracilo (GU), y terminan con nucleótidos de adenina y guanina (AG), que van precedidos por un tracto rico en pirimidina (fig. 8-4). Esta secuencia de consenso es esencial para eliminar los intrones del transcrito primario.

IV. SÍNTESIS DEL ARN

La síntesis de ARN a partir de ADN ocurre en el núcleo y es catalizada por una ARN polimerasa. El ARN difiere en gran medida del ADN, en el sentido de que tiene una sola cadena y contiene uracilo (U) en vez de la timina (T) que contiene el ADN. Los genes codificadores de proteínas sintetizan ARNm para contar con un intermediario que viaje al citosol para la síntesis de proteínas. Las secuencias reguladoras del ARNm son importantes para la estabilidad y la eficiencia de la traducción; se trata de secuencias en los extremos 5′ y 3′ del ARNm, denominadas regiones no traducidas (*untranslated regions*, UTR), y no forman parte del producto proteínico final.

A. ARN polimerasa

Existen varias ARN polimerasas distintas en las células eucarióticas, como se aprecia en la tabla 8-1. El mecanismo que se describe a continuación se refiere a la ARN polimerasa II, que cataliza la síntesis del ARNm a partir de genes codificadores de proteínas.

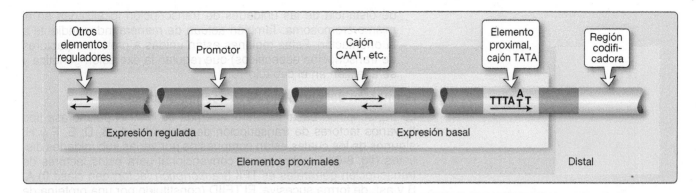

Figura 8-5
Dos tipos de secuencias reguladoras.

B. Varias proteínas se unen al gen que va a transcribirse

La reacción que cataliza la ARN polimerasa requiere la formación de un complejo grande de proteínas sobre el sitio de inicio del gen. Este complejo preiniciador es importante para la ubicación precisa de la ARN polimerasa II sobre el ADN para comenzar el proceso. Dicho complejo está conformado por factores de transcripción generales y factores accesorios.

C. Regiones reguladoras

Un gen eucariótico productor de ARN puede dividirse en regiones codificadoras y reguladoras, según lo define el sitio de inicio de la transcripción. La región codificadora contiene la secuencia de ADN que va a transcribirse en ARNm, que se traduce para obtener una proteína. La región reguladora consiste en dos clases de secuencias (fig. 8-5). Una clase es responsable de asegurar la expresión basal, y la otra la expresión regulada.

1. **Promotores basales.** Las secuencias promotoras basales tienen dos componentes. El componente proximal, el cajón TATA, dirige a la ARN polimerasa II al sitio correcto, y un componente distal especifica la frecuencia de inicio (cajones CAAT y GC).

   El mejor estudiado de éstos es el cajón CAAT, pero pueden usarse varias secuencias más en otros genes. Estas secuencias determinan la frecuencia con que ocurre el evento de transcripción. Las mutaciones de estas regiones disminuyen la frecuencia de inicio de la transcripción entre 10 y 20 veces. En estas secuencias son típicos los cajones GC y CAAT, denominados de este modo por las secuencias de ADN implicadas. Estos cajones se unen a proteínas específicas, y la frecuencia del inicio de la transcripción es consecuencia de estas interacciones entre proteínas y ADN, en tanto la interacción entre proteínas y ADN en el cajón TATA asegura la fidelidad del inicio.

2. **Potenciadores y elementos de respuesta.** Los potenciadores y los elementos de respuesta regulan la expresión genética. Este grupo está constituido por secuencias que potencian o reprimen la expresión, y otras que median la respuesta ante distintas señales, como hormonas, sustancias químicas, etc. Se denominan potenciadores o represores según aumenten o disminuyan la velocidad de inicio de la transcripción, y se han detectado tanto en posición proximal como distal respecto del sitio de inicio de la transcripción. En contraste con las secuencias promotoras cercanas y proximales, los potenciadores y los represores pueden ejercer sus efectos incluso si se ubican a cientos o miles de bases

de distancia de las unidades de transcripción localizadas en el mismo cromosoma. También actúan de manera independiente a la orientación. Estas regiones están unidas a proteínas (factores de transcripción específicos) que regulan la expresión genética y se analizan en el capítulo 10.

D. Formación del complejo de transcripción basal

La transcripción basal requiere, además de la ARN polimerasa tipo II, varios factores de transcripción denominados A, B, D, E, F y H, algunos de los cuales están compuestos por varias subunidades distintas (fig. 8-6). La abreviatura convencional para estos factores de transcripción generales es TFII (*transcription factor*, gen clase II) A, B y así, de forma sucesiva. El TFIID (constituido por una proteína de unión a TATA [*TATA-binding protein,* TBP] + 8 a 10 factores asociados con TBP), que se une al cajón TATA, es el único de estos factores capaz de acoplarse a secuencias específicas de ADN. La unión del TBP al cajón TATA en el canal menor genera una flexión en la hélice del ADN. Se piensa que esta flexión facilita la interacción entre las proteínas asociadas con el TBP y otros componentes del complejo iniciador de la transcripción, y con otros factores unidos a secuencias proximales. Uno de los factores de la transcripción, el TFIIF, tiene actividad de la ADN helicasa que promueve el desenrollamiento del ADN cerca del sitio de inicio de la transcripción. Esto permite al complejo abrirse para permitir la transcripción. La ARN polimerasa tipo II también sufre fosforilación en su dominio C-terminal, lo que le permite desprenderse del promotor e iniciar la elongación de un transcrito.

E. Síntesis de ARN monocatenario a partir de ADN bicatenario

La ARN polimerasa eucariótica es una ARN polimerasa dependiente de ADN, ya que recurre a la información de este último para sintetizar una secuencia complementaria. Sólo se utiliza una cadena del gen como templete para la transcripción, que se denomina cadena templete. El producto es un ARN monocatenario complementario. La ARN polimerasa lee al ADN en sentido 3′ a 5′, y genera una molécula de ARN complementaria a aquél (fig. 8-6).

Aplicación clínica 8-1: el antibiótico rifampicina inhibe la síntesis del ARN bacteriano dirigida por el ADN

De manera específica, la rifampicina inhibe la síntesis del ARN bacteriano al interferir con la ARN polimerasa de la bacteria. La enzima inhibida permanece unida al promotor, con lo que impide que una enzima no inhibida inicie la transcripción. La rifampicina es en particular útil para el tratamiento de la tuberculosis. Este fármaco, junto con la isoniazida (un antimetabolito), ha reducido en gran medida la morbilidad por tuberculosis.

Aplicación clínica 8-2: los retrovirus, como el virus de la inmunodeficiencia humana (VIH), tienen un genoma de ARN

Los retrovirus, como el VIH y el virus linfotrópico de células T humanas, contienen transcriptasa inversa, una enzima que copia el genoma de ARN del virus y lo convierte en un ADNc. "Inversa" implica que la información biológica fluye del ARN al ADN, lo opuesto a la dirección de transferencia habitual. La transcriptasa inversa media la formación de un ADN bicatenario a partir de un ARN monocatenario, mediante un proceso complejo que depende de un templete de ARN. El ADN transcrito se integra al genoma celular del hospedero y es multiplicado por su maquinaria celular.

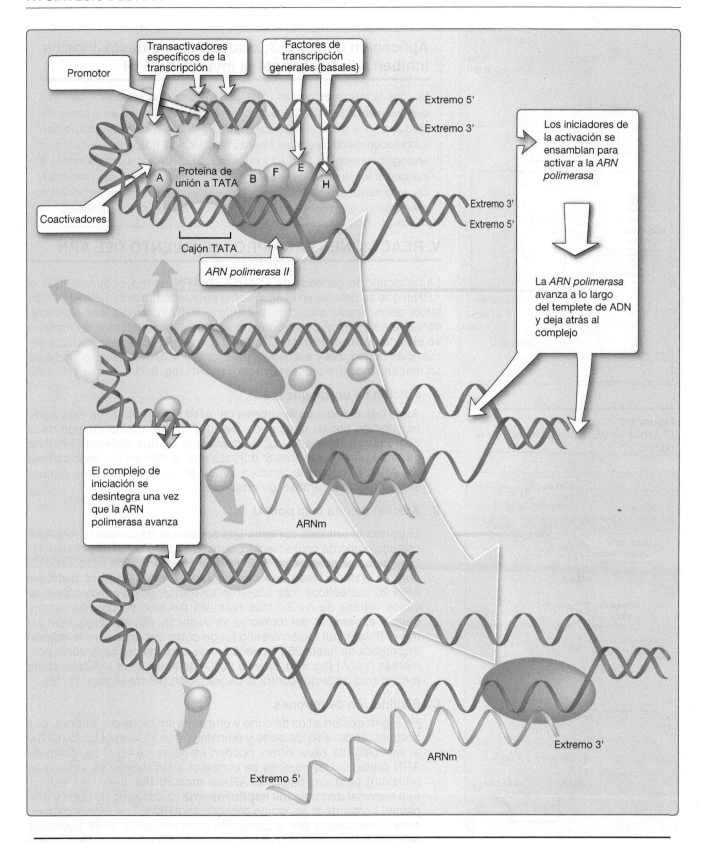

Figura 8-6
La formación del complejo de transcripción requiere varias proteínas además de la ARN polimerasa tipo II.

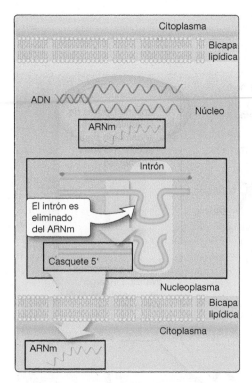

Figura 8-7
El ARNm se transcribe y procesa en el núcleo.

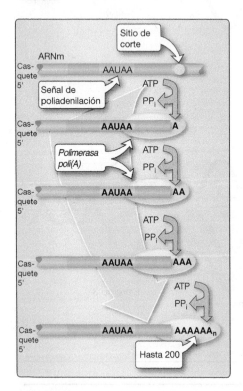

Figura 8-8
Reacciones de procesamiento del ARN.

Aplicación clínica 8-3: zidovudina y didesoxiinosina inhiben a la transcriptasa inversa del VIH

Muchos fármacos antivirales útiles actúan como antimetabolitos debido a que guardan similitud estructural con las bases pirimidínicas o purínicas. Medicamentos como la zidovudina (AZT) y la didesoxiinosina (ddl) sufren fosforilación mediada por las cinasas celulares del hospedero para formar análogos nucleótidos, que se incorporan a los ácidos nucleicos virales e inducen la terminación de la cadena. La toxicidad selectiva es consecuencia de la mayor sensibilidad de las enzimas virales a la inhibición por estos antimetabolitos, en comparación con las polimerasas de los mamíferos.

V. REACCIONES PARA PROCESAMIENTO DEL ARN

La transcripción genética da origen a un ARN de mayor tamaño que el ARNm que se detecta en el citoplasma para la traducción. Este ARN más largo, denominado transcrito primario o ARN heteronuclear (ARNhn), contiene segmentos de intrones transcritos. Los segmentos de intrones se eliminan y los exones se unen en sitios específicos denominados secuencias donadoras y aceptoras, para formar el ARNm maduro mediante un mecanismo para procesamiento del ARN (fig. 8-7).

A. Adición de un casquete 5′

Justo tras el inicio de la síntesis del ARN el extremo 5′ de este ácido es cubierto por un residuo de metilguanosina, que lo protege de la degradación (mediada por exonucleasas 5′, que digieren al ADN a partir de un extremo libre 5′ o 3′) durante la elongación de la cadena del ARN. El casquete también ayuda al transcrito a unirse al ribosoma durante la síntesis de proteínas.

B. Adición de una cola poli(A)

El transcrito primario contiene una secuencia de consenso AAUAAA con alto grado de conservación, conocida como señal de poliadenilación, cerca de su extremo 3′. El sitio de poliadenilación es reconocido por una endonucleasa específica que genera una escisión distal del ARN 20 nucleótidos más adelante. La transcripción puede continuar varios cientos de nucleótidos más allá del sitio de poliadenilación, pero el extremo 3′ del transcrito se desecha. Sin embargo, este extremo 3′ terminal recién creado funge como cebador para la adición enzimática de hasta 250 nucleótidos de adenina mediada por la polimerasa poli(A) (fig. 8-8). La cola poli(A) también sirve al ARNm como mecanismo protector contra la degradación (*véase* el capítulo 10).

C. Eliminación de intrones

En el gen existen sitios de corte y empalme limitados por intrones. Las secuencias del sitio de corte y empalme, que indican el inicio (GU) y el final (AG) de cada intrón, pueden identificarse en el transcrito de ARN primario. Los intrones se escinden y los exones se empalman (enlazan) para dar origen al ARNm maduro (fig. 8-9). Una estructura especial denominada **espliceosoma** (o complejo de corte y empalme) convierte al transcrito primario en ARNm. Los espliceosomas están constituidos por el transcrito primario, cinco ARN nucleares pequeños (U1, U2, U5 y U4/6) y más de 50 proteínas. De manera colectiva denominado snRNP (*small nuclear ribonucleoproteins* o "snurps"), el complejo facilita este proceso al colocar en posición al ARN para las reacciones de corte y empalme necesarias, y ayuda a formar las estructuras y los productos intermedios para la eliminación del intrón. La molécula madura de ARN sale entonces del núcleo por los poros de la membrana nuclear para llegar al citoplasma.

Aplicación clínica 8-4: las mutaciones en las señales de corte y empalme causan enfermedad en el humano

Las talasemias son anemias hereditarias que integran al trastorno genético más común en el mundo. Las mutaciones que causan la talasemia afectan la síntesis de las cadenas alfa o beta de la globina, lo que provoca una disminución de la síntesis de hemoglobina y, en consecuencia, anemia. Pueden ocurrir mutaciones puntuales en el cajón TATA o mutaciones de otros tipos en las secuencias del punto de confluencia de corte y empalme en los límites entre intrón y exón.

Algunas de las anomalías de corte y empalme alteran la secuencia GT al inicio de un intrón o la AG al final de éste. Puesto que estas secuencias son indispensables para el corte y empalme normal, estas mutaciones conducen a una pérdida de la síntesis de la globina beta. En el caso de otras mutaciones que afectan la región de consenso del sitio donador o aceptor existe una capacidad limitada para cortar y empalmar en forma apropiada el ARN, con concentraciones bajas, pero detectables, de globina beta.

Aplicación clínica 8-5: reparación acoplada a la transcripción

El TFIIH, un factor de transcripción general implicado en la transcripción de todos los genes, también participa en la reparación de la escisión de nucleótidos en las células eucarióticas. Algunas de las subunidades tienen homología con las helicasas, que facilitan el desenrollamiento del ADN en el sitio de inicio durante la transcripción. La presencia de subunidades compartidas entre los procesos de transcripción y reparación puede explicar por qué hay una reparación eficiente en las regiones en transcripción activa en mayor medida que en las regiones no transcritas (*reparación acoplada a la transcripción*). En este sistema, cuando existe distorsión del ADN y la ARN polimerasa no puede transcribir ante este obstáculo, se recluta al sitio a un complejo de proteínas conocidas como CSA y CSB. Estas proteínas facilitan la apertura del ADN de doble cadena y el reclutamiento del factor de transcripción general TFIIH, lo que permite la apertura y la remoción subsecuente de la región afectada. CSA y CSB reciben su nombre a partir del **síndrome de Cockayne** (Cockayne syndrome), un trastorno hereditario raro en que estas proteínas muestran defectos por mutaciones.

Aplicación clínica 8.6: Vacunas de ARN mensajero (ARNm)

El concepto de vacunas de ARNm se desarrolló a principios de la década de 1990; sin embargo, debido a la inestabilidad inherente al ARNm y a los retos que plantea su administración en el organismo, el campo no avanzó hasta más tarde. Antes de la pandemia de Covid-19 las vacunas de ARNm contra el VIH-1, la rabia y la gripe ya se encontraban en fase de ensayo clínico. Las vacunas de ARNm diseñadas genéticamente para el virus causante de Covid-19 utilizan el ARNm de una versión modificada de la proteína espiga que se encuentra en la superficie del virus. Tras la vacunación, el ARNm dirige la síntesis de la proteína espiga que desencadena una respuesta inmunitaria y se crean anticuerpos contra la proteína espiga. Esto aporta inmunidad si la persona se infecta más adelante con el virus que provoca Covid-19. Las vacunas contra Covid-19 de Pfizer-BioNTech y de Moderna son vacunas de ARNm y han sido eficaces en la prevención de la infección sintomática por este virus.

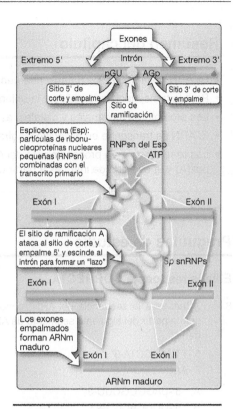

Figura 8-9
Corte y empalme del ARNm.

Resumen del capítulo

- La ARN polimerasa tipo II transcribe genes codificadores de proteínas.
- Para la transcripción se requiere la unión de varios factores a la región reguladora del gen.
- Los promotores proximales y distales, así como otras secuencias reguladoras, controlan la expresión genética.
- El ARN se transcribe en el núcleo y sufre procesamiento antes de ingresar al citoplasma.
- Las reacciones para procesamiento del ARN incluyen la adición de un casquete 5′ de metilguanosina, una cola poli(A) y la escisión de intrones a partir del transcrito nuclear heterogéneo.

Preguntas de estudio

Elija la respuesta CORRECTA.

8.1 ¿Cuál será la secuencia del ARN monocatenario transcrito a partir del siguiente segmento de ADN de doble cadena?

5′-TTGCACCTA-3′
3′-AACGTGGAT-5′

- A. 5′-UAGGUGCUU-3′
- B. 5′-UUGCACCUA-3′
- C. 5′-AACGUGGUA-3′
- D. 5′-AUCCACGUU-3′
- E. 5′-UUCGUGGAU-3′

Respuesta correcta: B. La ARN polimerasa lee el ADN de doble cadena sobre la cadena templete (de 3′ a 5′) y sintetiza una molécula complementaria de ARN monocatenario. El ARN contiene uracilo en vez de timina. De este modo, la secuencia del ARN recién sintetizado sería como aquella de la cadena codificadora, excepto en los sitios en que existe timina.

8.2 La adición de un casquete 5′ de 7-metilguanosina al transcrito primario de ARN durante el procesamiento nuclear:

- A. Facilita el ensamblaje del complejo del espliceosoma.
- B. Identifica al transcrito como una molécula de ARN de transferencia.
- C. Protege al ARN contra la degradación por exonucleasas celulares.
- D. Inhibe la traducción de la molécula de ARN en una proteína.
- E. Impide que las moléculas de ARN formen complejos de doble cadena.

Respuesta correcta: C. Se agrega un grupo 7-metilguanosina en el extremo 5′ del ARN recién sintetizado, que ayuda a protegerlo de la degradación generada por las enzimas dentro de la célula. El complejo del espliceosoma se ensambla en torno al límite intrón-exón durante el proceso de corte y empalme. A diferencia del ARNm, las moléculas de ARNt no se modifican. La presencia del casquete en el ARNm también es importante para que los ribosomas se unan al ARNm durante la traducción.

8.3 El proceso de corte y empalme de una molécula de ARN recién sintetizada para eliminar los intrones y unir los exones:

- A. Ocurre en el retículo endoplásmico rugoso del citosol.
- B. Implica a un complejo de ARN nuclear pequeño y moléculas proteínicas.
- C. Procede al mismo tiempo que la traducción.
- D. Es inhibido en las bacterias por el fármaco rifampicina.
- E. Es estimulado por la unión de factores de transcripción al ARN.

Respuesta correcta: B. Los espliceosomas son complejos constituidos por ARN nuclear pequeño y proteínas, implicados en el proceso de eliminación de intrones y empalme de exones. Las reacciones de procesamiento ocurren en el núcleo de la célula, en tanto la traducción ocurre en el citosol. La rifampicina inhibe la iniciación de la transcripción y el ARN bacteriano no se procesa como el ARN eucariótico. La velocidad de la transcripción se ve estimulada por los factores de transcripción.

8.4   ¿Cuál de las siguientes es una reacción de procesamiento del ARNm?

    A. La unión de la ARN polimerasa al cajón TATA.

    B. La síntesis de una cadena de ARN con la ARN polimerasa I.

    C. La adición de residuos de 7-metilguanosina en el extremo 3' del ARNm.

    D. La eliminación de intrones a partir del ARN nuclear heterogéneo.

    E. Ninguna de las anteriores.

> **Respuesta correcta: D.** El procesamiento del ARN consiste en la eliminación de secuencias de intrones a partir de un ARN nuclear heterogéneo recién sintetizado. La transcripción inicia con la formación del complejo preiniciador. La adición de 7-metilguanosina ocurre en el extremo 5' del ARNm.

8.5   ¿Cuál de los siguientes sitios de un gen es importante para el reconocimiento del inicio y el final de las secuencias de intrones?

    A. Cajón TATA.

    B. Cajón GC.

    C. Sitios de corte y empalme GT y AG.

    D. Cola poli(A).

    E. Cajón CAAT.

> **Respuesta correcta: C.** Las secuencias GT y AG se reconocen al inicio y al final de los intrones, y son importantes durante el empalme de los exones. Los cajones TATA, GC y CAAT son secuencias promotoras, en tanto la cola poli(A) se agrega al extremo 3' del ARNm como parte de la reacción de procesamiento.

9 Traducción

I. GENERALIDADES

La información genética que se almacena en los cromosomas y se transmite a las células hijas por medio de la replicación del ácido desoxirribonucleico (ADN) se expresa con la transcripción al ácido ribonucleico mensajero (ARNm) y su traducción subsecuente en proteínas (fig. 9-1). La síntesis de proteínas se denomina traducción debido a que el "lenguaje" de la secuencia de nucleótidos en el ARNm se traduce al lenguaje de una secuencia de aminoácidos. El proceso de traducción requiere un **código genético**, por medio del cual la información que contiene la secuencia de ácidos nucleicos se transforma en una secuencia específica de aminoácidos, que se plegará para dar origen a un producto proteínico final. Cualquier alteración de la secuencia de ácidos nucleicos puede determinar la inserción de un aminoácido inapropiado en la cadena proteínica, lo que puede generar enfermedad o incluso la muerte del organismo. Muchas proteínas se modifican después de su síntesis mediante la adición covalente de fosfatos u otros grupos, lo que modifica su actividad.

II. EL CÓDIGO GENÉTICO

El código genético es un diccionario que identifica la correspondencia entre una secuencia de tres bases de nucleótidos, o **codones**, con un aminoácido específico.

A. Codones

Los codones se presentan en el lenguaje del ARNm de adenina (A), guanina (G), citosina (C) y uracilo (U). Sus secuencias de nucleótidos siempre se escriben del extremo 5′ al extremo 3′. Las cuatro bases de nucleótidos se utilizan para producir los codones de tres bases. Por ende, existen 4^3 o 64 combinaciones distintas de bases si se toman tres a la vez, como se muestra en la figura 9-2.

1. **Cómo traducir un codón.** Esta tabla (o "diccionario") puede usarse para traducir cualquier secuencia de codones y, así, determinar cuáles aminoácidos están codificados por una secuencia de ARNm. Por ejemplo, el codón 5′-AUG-3′ codifica a la metionina (fig. 9-2). De los 64 codones, 61 codifican a los 20 aminoácidos más comunes.

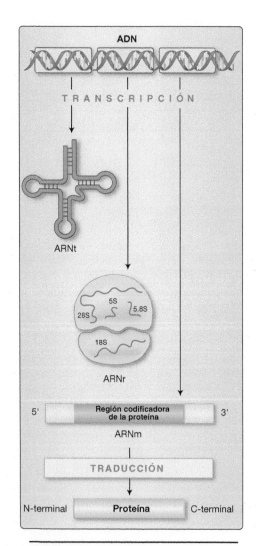

Figura 9-1
Síntesis o traducción proteínica.

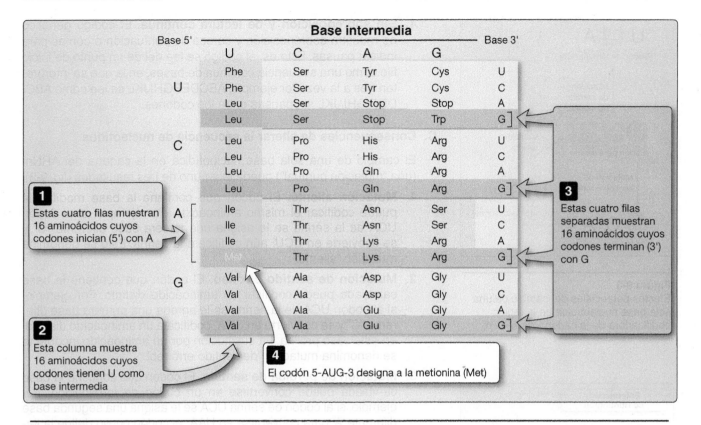

Figura 9-2
Uso de la tabla del código genético para la traducción del codón AUG.

2. **Codones de terminación ("stop" o "sin sentido").** Tres de los codones, UAG, UGA y UAA, no codifican aminoácidos, sino que se les denomina codones de terminación. Cuando uno de estos codones aparece en una secuencia de ARNm señala que la síntesis de la proteína codificada por ese ARNm está completa.

B. Características del código genético

El uso del código genético es notoriamente constante en todos los organismos vivos. Las características del código genético incluyen las siguientes:

1. **Especificidad.** El código genético es específico (no es ambiguo), es decir, un codón específico siempre codifica el mismo aminoácido.

2. **Universalidad.** El código genético es casi universal, esto es, la especificidad del código genético se ha conservado desde fases muy tempranas de la evolución, con sólo diferencias discretas en el modo en que el código se traduce. (*Nota:* una excepción se observa en las mitocondrias, en que unos cuantos codones tienen significados distintos a los que se muestran en la fig. 9-2; p. ej., UGA codifica al triptófano [Trp]).

3. **Degeneración.** El código genético muestra degeneración (denominada en ocasiones redundancia). Si bien cada codón corresponde a un solo aminoácido, un aminoácido específico puede tener más de un triplete que lo codifique. Por ejemplo, seis codones distintos especifican la secuencia de la arginina (fig. 9-2).

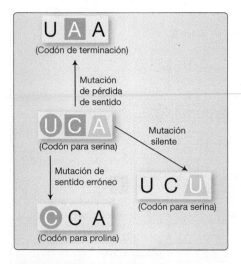

U A A
(Codón de terminación)

Mutación
de pérdida
de sentido

U C A
(Codón para serina)

Mutación
silente

Mutación de
sentido erróneo

U C U
(Codón para serina)

C C A
(Codón para prolina)

Figura 9-3
Efectos potenciales del cambio de una sola base nucleotídica en la región codificadora de la cadena de ARNm.

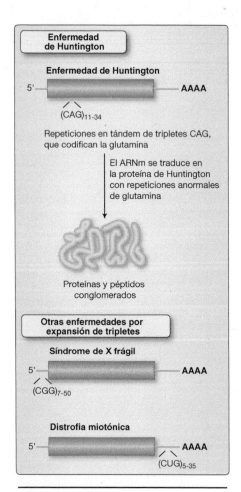

Enfermedad
de Huntington

Enfermedad de Huntington

5' ▬▬▬▬ AAAA

(CAG)₁₁₋₃₄

Repeticiones en tándem de tripletes CAG, que codifican la glutamina

El ARNm se traduce en la proteína de Huntington con repeticiones anormales de glutamina

Proteínas y péptidos conglomerados

Otras enfermedades por expansión de tripletes

Síndrome de X frágil

5' ▬▬▬▬ AAAA

(CGG)₇₋₅₀

Distrofia miotónica

5' ▬▬▬▬ AAAA

(CUG)₅₋₃₅

Figura 9-4
Función de las repeticiones de tripletes en tándem en el ARNm que generan la enfermedad de Huntington y otras alteraciones por expansión de tripletes.

4. Sin sobreposición y de lectura continua. El código genético no muestra sobreposición y carece de puntuación o comas para indicar pausas. Esto es, el código se lee desde un punto de inicio fijo como una secuencia continua de bases, en la que se interpretan tres a la vez. Por ejemplo, ABCDEFGHIJKL se lee como ABC/DEF/GHI/JKL sin pausas entre los codones.

C. Consecuencias de alterar la secuencia de nucleótidos

El cambio de una sola base nucleotídica en la cadena del ARNm (una "mutación puntual") puede tener uno de tres resultados (fig. 9-3):

1. Mutación silente. El codón que contiene la base modificada puede codificar el mismo aminoácido. Por ejemplo, si al codón UCA de la serina se le asigna una tercera base diferente "U" y se convierte en UCU, aún codifica a la serina. Esto se denomina mutación "silente".

2. Mutación de sentido erróneo. El codón que contiene la base cambiada puede codificar un aminoácido distinto. Por ejemplo, si al codón UCA de la serina se le agrega una primera base diferente "C" y se convierte en CCA, codifica a un aminoácido distinto, en este caso prolina. La sustitución por un aminoácido incorrecto se denomina mutación "de sentido erróneo".

3. Mutación de pérdida de sentido. El codón que contiene la base cambiada puede convertirse en un codón de terminación. Por ejemplo, si al codón de serina UCA se le asigna una segunda base diferente "A" para convertirse en UAA, el codón nuevo define la terminación de la traducción en ese punto y la producción de una proteína corta (truncada). La creación de un codón de terminación en un sitio inapropiado se denomina mutación "de pérdida de sentido".

4. Otras mutaciones. Éstas pueden alterar la cantidad o la estructura de la proteína que se produce con la traducción.

a. Expansión de triplete de repetición. En ocasiones una secuencia de tres bases que se repite en tándem se amplifica en número, de modo que existen demasiadas copias del triplete. Si esto ocurre en la región codificadora de un gen la proteína contiene muchas copias adicionales de un aminoácido. Por ejemplo, la amplificación del codón CAG determina la inserción de muchos residuos adicionales de glutamina en la proteína de Huntington, lo que induce el trastorno neurodegenerativo denominado enfermedad de Huntington (fig. 9-4). Las glutaminas adicionales dan origen a proteínas inestables que causan la acumulación de agregados proteínicos. Si la expansión de los tripletes de repetición ocurre en la porción no traducida del gen, el resultado puede ser una disminución de la cantidad de proteína sintetizada, como se observa en el síndrome de X frágil y la distrofia miotónica.

b. Mutaciones del sitio de corte y empalme. Las mutaciones en los sitios de corte y empalme pueden modificar el modo en que los intrones se eliminan de las moléculas de pre-ARNm, lo que produce proteínas aberrantes.

c. Mutaciones de desplazamiento del marco de lectura. Si uno o dos nucleótidos se borran o agregan en la región codificadora de la secuencia de un mensaje, ocurre una mutación por desplazamiento del marco de lectura y este último se modifica. Esto puede generar un producto con una secuencia de aminoácidos radicalmente distinta (fig. 9-5) o, bien, uno truncado por la creación de un codón de terminación. Si se insertan tres nucleótidos, se agrega un aminoácido nuevo al péptido, o si se borran tres nucleótidos, se pierde un aminoácido. En estos casos el marco de lectura no se afecta. La pérdida de tres nucleótidos mantiene el marco de lectura, pero da origen a patología grave. Por ejemplo, la fibrosis quística (FQ), un trastorno hereditario que afecta ante todo los sistemas pulmonar y digestivo, es causada principalmente por la deleción de tres nucleótidos de la región codificadora de un gen, lo que desencadena la pérdida de la fenilalanina en la posición 508 (ΔF508) de la proteína que codifica dicho gen. Esta mutación ΔF508 impide el plegamiento normal de la proteína reguladora de la conductancia transmembrana de la FQ (CFTR, *cystic fibrosis transmembrane regulator*), lo que desencadena su degradación en el proteosoma (*véase* el capítulo 12). La CFTR suele fungir como un canal del cloro en las células epiteliales, y su pérdida genera la producción de secreciones espesas y adherentes en los pulmones y el páncreas, lo que conduce a daño pulmonar y deficiencias digestivas. En más de 70% de los pacientes con FQ la causa del trastorno es la mutación ΔF508.

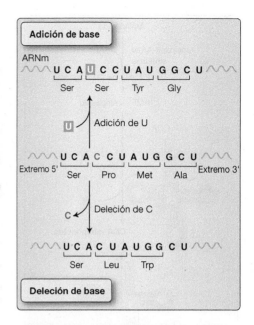

Figura 9-5
Las mutaciones del marco de lectura, consecuencia de la adición o deleción de una base, pueden alterar el marco de lectura del ARNm.

III. COMPONENTES REQUERIDOS PARA LA TRADUCCIÓN

Se necesitan muchos componentes para la síntesis de una proteína. Esto incluye a todos los aminoácidos que se encuentran en el producto terminado, el ARNm que debe traducirse, ARN de transferencia (ARNt), ribosomas funcionales, fuentes de energía y enzimas, además de los factores proteínicos necesarios para iniciar, elongar y terminar la cadena polipeptídica.

A. Aminoácidos

Todos los aminoácidos que de manera eventual aparecen en la proteína terminada deben estar presentes al momento de su síntesis. (*Nota*: si falta un aminoácido [p. ej., si la dieta no aporta un aminoácido esencial] la traducción se detiene en el codón que especifica ese aminoácido. Esto demuestra la importancia de contar con todos los aminoácidos esenciales en cantidades suficientes en la dieta para asegurar una síntesis proteínica continua).

B. ARN de transferencia

Los ARNt pueden portar un aminoácido específico y reconocer el codón para ese aminoácido. De este modo, el ARNt actúa como una molécula adaptadora.
Se requiere por lo menos un tipo específico de ARNt por cada aminoácido. En los humanos existen por lo menos 50 especies de ARNt, en tanto las bacterias cuentan con entre 30 y 40 especies. Debido a que sólo existen 20 aminoácidos distintos portados de ordinario por el ARNt, algunos aminoácidos tienen más de una molécula específica de ARNt. Esto es en particular válido para los aminoácidos codificados por varios codones.

1. **Sitio de unión del aminoácido.** Cada molécula de ARNt tiene un sitio de unión para un aminoácido específico (relacionado) en su extremo 3′ (fig. 9-6). El grupo carboxilo del aminoácido forma un enlace éster con el grupo hidroxilo 3′ del radical ribosa del nucleótido de adenosina en la secuencia –CCA en el extremo 3′ del

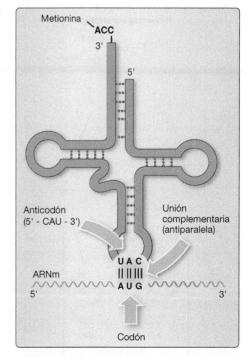

Figura 9-6
Unión antiparalela complementaria del anticodón para el metionil-ARNt (CAU) al codón del ARNm para la metionina (AUG).

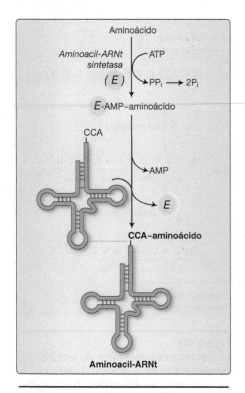

Figura 9-7
Unión de un aminoácido específico a su ARNt correspondiente por mediación de la aminoacil-ARNt sintetasa (E).

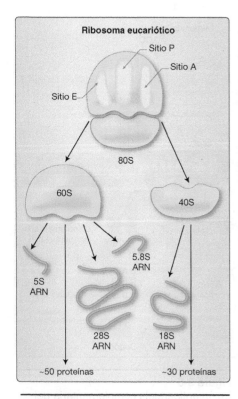

Figura 9-8
Composición de los ribosomas eucarióticos.

ARNt. (*Nota*: cuando un ARNt tiene un aminoácido en unión covalente se dice que está cargado; cuando el ARNt no está unido a algún aminoácido, está descargado). El aminoácido enlazado con la molécula de ARNt se considera activado.

2. **Anticodón.** Cada molécula de ARNt también contiene una secuencia de tres bases de nucleótidos –el anticodón– que reconoce a un codón específico en el ARNm (*véase* fig. 9-6). Este codón determina la inserción del aminoácido que aporta ese ARNt en la cadena polipeptídica en crecimiento.

C. Aminoacil-ARNt sintetasas

Esta familia de enzimas es necesaria para unir a los aminoácidos a su ARNt correspondiente. Cada miembro de esta familia reconoce a un aminoácido específico y el ARNt que corresponde a ese aminoácido (ARNt isoaceptor). Estas enzimas implementan así el código genético, ya que actúan como diccionarios moleculares capaces de leer tanto el código de tres letras de los ácidos nucleicos como el código de 20 letras de los aminoácidos. Cada una de las **aminoacil-ARNt sintetasas** cataliza una reacción de dos pasos que permite el enlace covalente del grupo carboxilo de un aminoácido al extremo 3′ de su ARNt correspondiente. La reacción completa requiere trifosfato de adenosina (ATP), que es escindido en monofosfato de adenosina (AMP) y pirofosfato inorgánico (PP_i; fig. 9-7). La especificidad extrema de la **sintetasa** para reconocer tanto el aminoácido como su ARNt específico contribuye a la gran fidelidad de la traducción del mensaje genético. Además, las sintetasas tienen una actividad de "verificación" o "edición" que les permite eliminar aminoácidos mal cargados de la enzima o de la molécula de ARNt.

D. ARN mensajero

El ARNm específico que se requiere como templete para la síntesis de la cadena polipeptídica deseada debe estar presente.

E. Ribosomas con competencia funcional

Los ribosomas son complejos grandes de proteínas y ARN ribosómico (ARNr; fig. 9-8). Éstos están constituidos por dos subunidades –una mayor y una menor–, cuyos tamaños relativos se suelen asignar a partir de sus coeficientes de sedimentación, o valores S (Svedberg). (*Nota*: puesto que los valores S dependen tanto de la configuración como de la masa molecular, sus valores numéricos no son estrictamente aditivos. Una subunidad eucariótica 60S y una 40S conforman un ribosoma 80S). Los ribosomas procarióticos y eucarióticos son similares en estructura y realizan la misma función, es decir, sirven como "fábricas" en las que ocurre la síntesis de proteínas.

La subunidad ribosómica mayor cataliza la formación de los enlaces peptídicos que unen a los residuos de aminoácidos en una proteína. La subunidad menor enlaza al ARNm y es responsable de la precisión de la traducción al asegurar un pareado correcto entre las bases del codón del ARNm y el anticodón del ARNt.

1. **ARN ribosómico.** Los ribosomas eucarióticos contienen cuatro moléculas de ARNr (fig. 9-8). Los ARNr tienen una estructura secundaria que abarca regiones extensas y es producto del pareado de las bases de las secuencias complementarias de nucleótidos en distintas porciones de la molécula.

2. **Proteínas ribosómicas.** Las proteínas ribosómicas desempeñan varias funciones en la estructura y la función del ribosoma, así como en sus interacciones con otros componentes del sistema de traducción.

3. **Sitios A, P y E en el ribosoma.** El ribosoma tiene tres sitios de unión para las moléculas de ARNt (A, P y E), y cada uno se extiende sobre ambas subunidades (fig. 9-8). Juntos cubren tres codones vecinos. Durante la traducción el sitio A se une al aminoacil-ARNt que llega, según lo determina el codón que ocupa en el momento ese espacio. Este codón especifica el aminoácido que debe agregarse a continuación a la cadena polipeptídica en crecimiento. El codón del sitio P es ocupado por el peptidil-ARNt. Este ARNt carga la cadena de aminoácidos que ya se está sintetizando. El sitio E es ocupado por el ARNt vacío (*empty*) que está a punto de salir del ribosoma.

4. **Ubicación de los ribosomas en la célula.** En las células eucarióticas los ribosomas pueden hallarse "libres" en el citosol o en relación estrecha con el retículo endoplásmico (que se conoce entonces como retículo endoplásmico "rugoso" o RER). Los ribosomas asociados con el RER son responsables de la síntesis de las proteínas que se exportarán de la célula, y también de aquellas destinadas a integrarse a las membranas plasmática, del retículo endoplásmico o de Golgi, o bien, incorporarse a los lisosomas. Los ribosomas del citosol sintetizan las proteínas que éste requiere o que están destinadas al núcleo, las mitocondrias y los peroxisomas. (*Nota*: las mitocondrias contienen su propia serie de ribosomas y su ADN circular único).

F. Factores proteínicos

Para la síntesis de péptidos se necesitan factores para el inicio, la elongación y la terminación (o liberación). Algunos de estos factores proteicos desempeñan una función catalítica, en tanto otros parecen estabilizar el aparato de síntesis.

G. Se requieren ATP y GTP como fuentes de energía

Para agregar un aminoácido a la cadena polipeptídica en crecimiento es necesaria la escisión de cuatro enlaces de alta energía: dos obtenidos a partir de ATP en la reacción de la **aminoacil-ARNt sintetasa** —uno en la eliminación del PP_i y otro en su hidrólisis subsecuente mediada por la **pirofosfatasa** para obtener fosfato inorgánico— y dos del trifosfato de guanosina (GTP) —uno para la unión del aminoacil-ARNt al sitio A y otro para el paso de translocación (fig. 9-10)—. (*Nota*: se requieren moléculas adicionales de ATP y GTP para iniciar la transcripción en los eucariotas, y una molécula adicional de GTP para la terminación).

IV. RECONOCIMIENTO DE CODONES POR EL ARNt

El pareado correcto del codón en el ARNm con el anticodón del ARNt es esencial para una traducción precisa (fig. 9-6). Algunos ARNt reconocen más de un codón para un aminoácido determinado.

A. Unión antiparalela entre el codón y el anticodón

La unión del anticodón del ARNt con el codón del ARNm sigue las reglas de la unión complementaria y antiparalela, esto es, el codón del ARNm es "leído" en sentido 5′ → 3′ por un anticodón que se

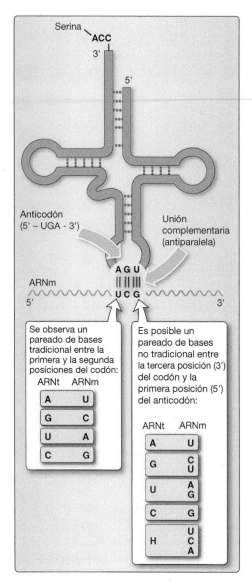

Figura 9-9
Bamboleo: pareado de bases no
tradicional entre el nucleótido 5'
(primer nucleótido) del anticodón con
el nucleótido 3' (último nucleótido) del
codón. H, hipoxantina (la base de la
inosina).

parea con orientación "opuesta" (3' → 5'; fig. 9-9). (*Nota*: al escribir las secuencias tanto de codones como de anticodones el orden de los nucleótidos SIEMPRE debe señalarse en sentido 5' → 3').

B. Hipótesis del bamboleo (*wobble*)

El mecanismo por el cual los ARNt pueden reconocer más de un codón para un aminoácido específico se describe como la hipótesis del "bamboleo", en la que la base en el extremo 5' del anticodón (la "primera" base del anticodón) no tiene una definición espacial tan precisa como las otras dos bases. El movimiento de esa primera base permite un pareado de bases no tradicional con la base 3' del codón (la "última" base del codón). Este movimiento se denomina "bamboleo" y permite a un solo ARNt reconocer más de un codón. Algunos ejemplos de estos pareados flexibles se muestran en la figura 9-9. El resultado del bamboleo es que no se requieren 61 especies de ARNt para leer los 61 codones que codifican los aminoácidos.

V. PASOS EN LA TRADUCCIÓN DE LAS PROTEÍNAS

La vía de la síntesis de proteínas traduce el alfabeto de tres letras de las secuencias de nucleótidos en el ARNm en el alfabeto de 20 letras de los aminoácidos que constituyen las proteínas. El ARNm se traduce de su extremo 5' al extremo 3', lo que hace que una proteína se sintetice desde su extremo aminoterminal en dirección a su extremo carboxiterminal. El proceso de traducción se divide en tres pasos independientes: inicio, elongación y terminación. Las cadenas polipeptídicas producidas pueden alterarse mediante modificación postraduccional.

A. Inicio

El inicio de la síntesis de una proteína implica el ensamblaje de los componentes del sistema de traducción antes de que ocurra la formación del enlace peptídico. Estos componentes incluyen las dos subunidades ribosómicas, el ARNm que va a traducirse, el aminoacil-ARNt especificado por el primer codón en el mensaje, GTP (que aporta la energía para el proceso) y los factores iniciadores que facilitan el ensamblaje de este complejo de inicio (fig. 9-10). (*Nota*: en los procariotas se conocen tres factores iniciadores [IF-1, IF-2 e IF-3], en tanto en los eucariotas existen más de 10 [que se designan eIF para hacer referencia a su origen eucariótico]. Los eucariotas también requieren ATP para el inicio). El mecanismo por el que el ribosoma reconoce la secuencia de nucleótidos que inicia la traducción es distinto en eucariotas y procariotas.

En los eucariotas el AUG inicial es reconocido por un ARNt iniciador especial. El reconocimiento es facilitado por los eIF (eIF-2 más eIF adicionales). El ARNt iniciador cargado con un aminoácido ingresa al sitio P ribosómico, y el GTP se hidroliza en bisfosfato de guanosina (GDP). (*Nota*: el ARNt iniciador es el único ARNt al que reconoce el eIF-2, y el único que se dirige en forma directa al sitio P).

B. Elongación

La elongación de la cadena polipeptídica implica la adición de aminoácidos al extremo carboxilo de la cadena creciente. Durante la elongación el ribosoma se desplaza desde el extremo 5' hasta el extremo 3' del ARNm que se traduce (fig. 9-10). La entrega del aminoacil-ARNt cuyo codón aparece a continuación en el templete

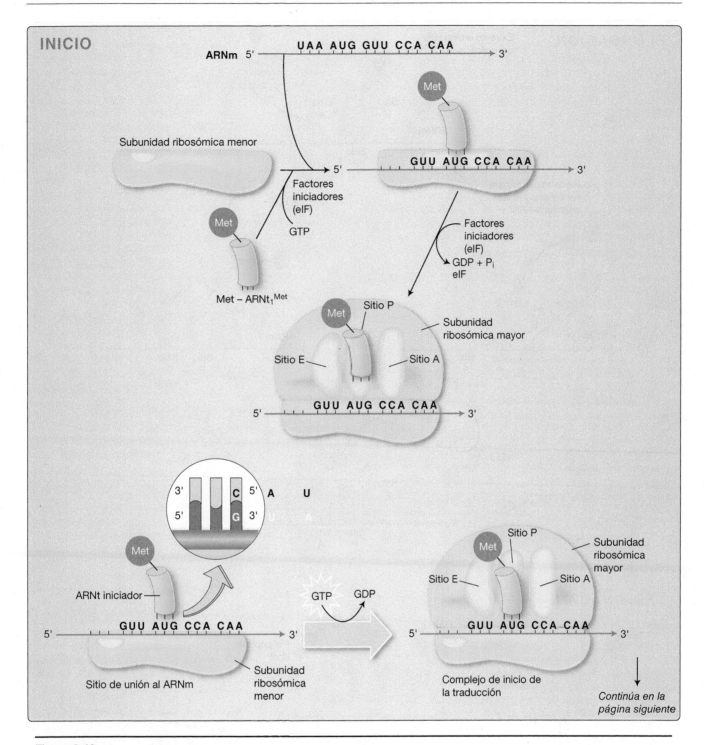

Figura 9-10
Pasos en la síntesis de las proteínas.

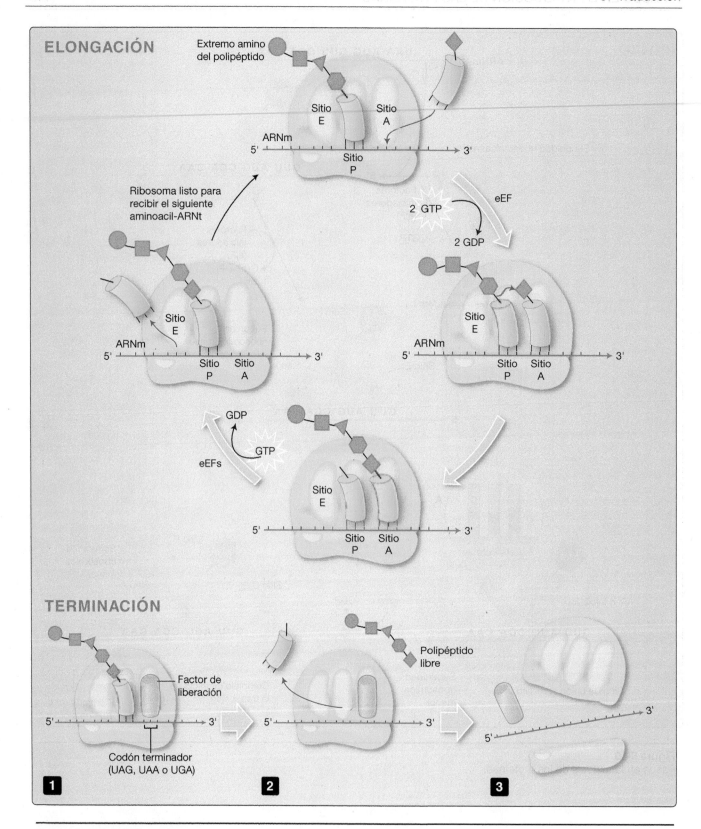

Figura 9-10 *(continuación)*
Pasos en la síntesis de las proteínas.

de ARNm en el sitio A del ribosoma es facilitada por factores de elongación (*eukaryotic elongation factors*; eEF-1α y eEF-1βγ). Éstos actúan como factores de intercambio de nucleótidos, al cambiar su GTP por GDP (por la hidrólisis del GTP). La formación de los enlaces peptídicos es catalizada por la **peptidiltransferasa**, una actividad intrínseca del ARNr 28S que se ubica en la subunidad ribosómica 60S. Puesto que este ARNr cataliza la reacción se le denomina ribozima. Una vez que el enlace peptídico se forma, el ribosoma avanza tres nucleótidos hacia el extremo 3′ del ARNm. Este proceso se conoce como translocación y requiere la participación del eEF-2 y la hidrólisis de GTP. Esto genera el movimiento del ARNt no cargado hacia el sitio E del ribosoma (antes de ser liberado) y el desplazamiento del peptidil-ARNt hacia el sitio P.

C. Terminación

La terminación ocurre cuando uno de los tres codones de terminación se mueve hacia el sitio A (fig. 9-10). Los eucariotas tienen un solo factor de liberación, eRF (*eukaryotic release factor*), que reconoce los tres codones de terminación. El polipéptido recién sintetizado puede sufrir modificación adicional, como se describe más adelante, y las subunidades ribosómicas, el ARNm, el ARNt y los factores proteínicos pueden reciclarse y utilizarse para sintetizar otro polipéptido.

D. Polisomas

La traducción inicia en el extremo 5′ del ARNm y el ribosoma avanza a lo largo de la molécula de ARN. Por efecto de la longitud de casi todos los ARNm, más de un ribosoma puede traducir un mensaje a la vez (fig. 9-11). Un complejo de este tipo, con un ARNm y varios ribosomas, se denomina polisoma o polirribosoma.

E. Regulación de la traducción

Si bien la expresión genética con frecuencia está regulada en el nivel de la transcripción, en ocasiones también se controla la velocidad de la síntesis proteínica. Un mecanismo importante por el cual se logra esto en los eucariotas es la modificación covalente del eIF-2 (el eIF-2 fosforilado es inactivo).

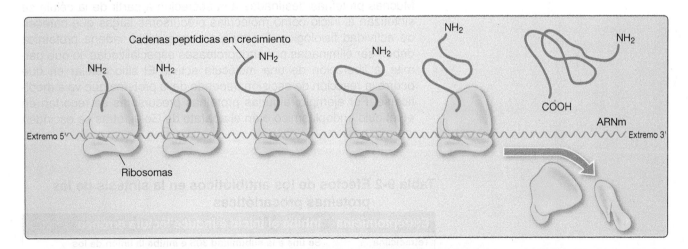

Figura 9-11
Un polirribosoma está constituido por varios ribosomas que traducen de manera simultánea un ARNm.

Tabla 9-1 Diferencias en el inicio de la síntesis proteínica entre procariotas y eucariotas

	Eucariotas	Procariotas
Unión del ARNm a la subunidad ribosómica menor	El casquete en el extremo 5′ del ARNm se une a los eIF y a la subunidad ribosómica 40S. El ARNm es escaneado para identificar el primer AUG	Una secuencia específica proximal respecto del AUG iniciador se une a una secuencia complementaria en el ARN 16S
Primer aminoácido	Metionina	Formilmetionina
Factores iniciadores	eIF (12 o más)	IF (3)
Ribosomas	80S (subunidades 40S y 60S)	70S (subunidades 30S y 50S)

VI. VARIOS ANTIMICROBIANOS TIENEN COMO BLANCO LA TRADUCCIÓN BACTERIANA

El proceso de inicio de la síntesis de proteínas difiere en procariotas y eucariotas, como se muestra en la tabla 9-1. Muchos antibióticos que se utilizan para combatir las infecciones bacterianas en el humano aprovechan las diferencias entre los mecanismos para la síntesis proteínica de los procariotas y los eucariotas (tabla 9-2).

VII. MODIFICACIÓN POSTRADUCCIONAL DE LAS CADENAS POLIPEPTÍDICAS

Muchas cadenas polipeptídicas sufren modificación covalente, ya sea mientras aún están unidas al ribosoma o una vez que su síntesis se completa. Debido que las modificaciones ocurren tras iniciar la traducción, se denominan modificaciones postraduccionales. Éstas pueden incluir la eliminación de una parte de la secuencia traducida o la adición covalente de uno o más grupos químicos que se requieren para la actividad de la proteína. Algunos tipos de modificaciones postraduccionales se mencionan a continuación.

A. Escisión

Muchas proteínas destinadas a la secreción a partir de la célula se sintetizan al inicio como moléculas precursoras largas que carecen de actividad fisiológica. Ciertas porciones de la cadena proteínica deben ser eliminadas por endoproteasas especializadas, lo que permite la liberación de una molécula activa. El sitio celular en que ocurre la reacción de escisión depende de la proteína que va a modificarse. Por ejemplo, algunas proteínas precursoras se recortan en el retículo endoplásmico o en el aparato de Golgi, otras se escinden

Tabla 9-2 Efectos de los antibióticos en la síntesis de las proteínas procarióticas

Estreptomicina	Inhibe el inicio e induce lectura errónea
Tetraciclina	Se une a la subunidad 30S e inhibe la unión de los aminoacil-ARNt
Eritromicina	Se une a la subunidad 50S e inhibe la translocación

en las vesículas secretoras en desarrollo, y otras más, como la colágena, después de su secreción. Los zimógenos son precursores inactivos de enzimas secretadas (incluidas las proteasas requeridas para la digestión). Éstos se activan mediante escisión, cuando llegan a su sitio de acción específico. Por ejemplo, el zimógeno pancreático tripsinógeno se activa en **tripsina** en el intestino delgado.

> La síntesis de enzimas a manera de zimógenos protege a la célula de ser digerida por sus propios productos.

B. Modificación covalente

Las proteínas, tanto enzimáticas como estructurales, pueden activarse o desactivarse mediante el enlace covalente de distintos grupos químicos. Algunos ejemplos de estas modificaciones son (fig. 9-12):

1. **Fosforilación.** La fosforilación ocurre en los grupos hidroxilo de los residuos de serina, treonina o, con menos frecuencia, tirosina de una proteína. Esta fosforilación es catalizada por alguno de los miembros de una familia de proteincinasas, y puede revertirse por la acción de proteinfosfatasas celulares. La fosforilación puede incrementar o disminuir la actividad funcional de la proteína.

2. **Glucosilación.** Muchas de las proteínas destinadas a ser parte de la membrana plasmática o el lisosoma, o a ser secretadas de la célula, tienen cadenas de carbohidratos unidas a los grupos hidroxilo (enlace O) de la serina o la treonina, o bien, al nitrógeno amídico de la asparagina (enlace N). La adición de azúcares ocurre en el retículo endoplásmico y el aparato de Golgi. En ocasiones la glucosilación se utiliza para dirigir a las proteínas hacia organelos específicos. Por ejemplo, las enzimas destinadas a incorporarse a los lisosomas se modifican mediante la fosforilación de sus residuos de manosa (*véase* el capítulo 11).

3. **Hidroxilación.** Los residuos de prolina y lisina de las cadenas α de la colágena sufren hidroxilación intensa en el retículo endoplásmico.

4. **Otras modificaciones covalentes.** Podrían requerirse para la actividad fisiológica de una proteína. Por ejemplo, pueden agregarse grupos carboxilo adicionales a los residuos de glutamato mediante carboxilación dependiente de vitamina K. Los residuos de γ-carboxiglutamato obtenidos son esenciales para la actividad de varias de las proteínas de la coagulación. La biotina tiene unión covalente con los grupos ε-amino de los residuos de lisina de las enzimas dependientes de biotina que catalizan las reacciones de carboxilación, como la **piruvato carboxilasa**. La adición de lípidos, como los grupos farnesilo, puede ayudar a anclar las proteínas a las membranas. Además, muchas proteínas se acetilan después de su traducción.

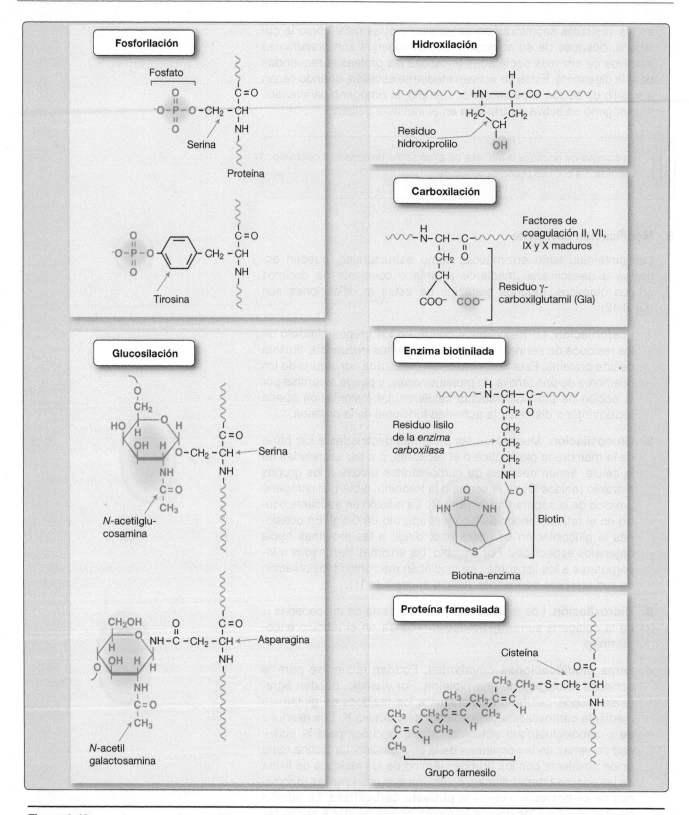

Figura 9-12
Modificaciones postraduccionales de ciertos residuos de aminoácidos.

Resumen del capítulo

- Los codones están compuestos por tres bases de nucleótidos representados en el lenguaje del ARNm como A, G, C y U. Existen 64 combinaciones potenciales; de ellas, 61 codifican los 20 aminoácidos comunes, y tres, las señales de terminación.

- El código genético es específico, universal, muestra degeneración, carece de sobreposición y su lectura es continua.

- Las mutaciones son consecuencia de la alteración de la secuencia de nucleótidos.

- Para la síntesis de proteínas se requieren todos los aminoácidos que de manera eventual contendrá la proteína terminada, por lo menos un tipo específico de ARNt para cada aminoácido, una aminoacil-ARNt sintetasa para cada aminoácido, el ARNm que codifica la proteína que va a sintetizarse, ribosomas, factores proteínicos, además de ATP y GTP como fuentes de energía.

- La formación del enlace peptídico es catalizada por la peptidiltransferasa, una actividad intrínseca a la subunidad ribosómica mayor.

- Varios ribosomas pueden traducir un mensaje a la vez, lo que constituye un polisoma.

- Numerosos antibióticos interfieren de manera selectiva en el proceso de síntesis de proteínas en procariotas y eucariotas.

- Muchos polipéptidos sufren modificación covalente después de su síntesis.

Preguntas de estudio

Elija la respuesta CORRECTA.

9.1 En un hombre de 20 años de edad con diagnóstico de anemia se detecta una forma anómala de globina β con 172 aminoácidos de longitud, y no los 141 que se identifican en la proteína normal. ¿Cuál de las siguientes mutaciones puntuales concuerda con esta anomalía?

A. UAA → CAA
B. UAA → UAG
C. CGA → UGA
D. GAU → GAC
E. GCA → GAA

Respuesta correcta: A. La mutación del codón terminador normal para la globina β de UAA a CAA hace que el ribosoma inserte una glutamina en ese sitio. Por lo tanto, sigue la extensión de la cadena proteínica hasta que llega al siguiente codón de detención en un sitio distal del mensaje, lo que determina una proteína anormalmente larga. Un cambio de UAA a UAG tan sólo cambia un codón terminador por otro y carece de efecto sobre la proteína. La sustitución de CGA (arginina) por UGA (*stop*) hace que la proteína sea demasiado corta. GAU y GAC codifican al aspartato y no producen modificación alguna en la proteína. El cambio de GCA (alanina) por GAA (glutamato) no cambia el tamaño del producto proteínico.

9.2 Una molécula de ARNt que se supone porta cisteína (ARNt^cys) se carga en forma errónea, de modo que lleva alanina (ala-ARNt^cys). ¿Cuál será el destino de este residuo de alanina durante la síntesis de proteínas?

A. Ser incorporado a la proteína en respuesta a un codón de alanina.
B. Ser incorporado a la proteína en respuesta a un codón de cisteína.
C. Permanecer unido al ARNt, ya que no puede utilizarse para la síntesis de proteínas.
D. Ser incorporado de manera aleatoria a cualquier codón.
E. Ser convertido por medios químicos en cisteína por las enzimas celulares.

Respuesta correcta: B. Una vez que un aminoácido se une a una molécula de ARNt sólo el anticodón para ese ARNt determina la especificidad de la incorporación. Por ende, la alanina mal cargada será incorporada a la proteína en la posición determinada por un codón para cisteína.

9.3 En un paciente con fibrosis quística secundaria a la mutación ΔF508, la proteína del regulador de la conductancia transmembrana de la fibrosis quística (CFTR) mutante se pliega en forma inapropiada. Las células del paciente modifican esta proteína anómala al agregarle moléculas de ubiquitina. ¿Cuál es el destino de esta proteína CFTR modificada?

   A. Desempeña su función normal debido a que la ubiquitina corrige el efecto de la mutación.
   B. Es secretada de la célula.
   C. Es colocada en vesículas de almacenamiento.
   D. Es degradada en el proteosoma.
   E. Es reparada por las enzimas celulares.

Respuesta correcta: D. La ubiquitinación suele marcar a las proteínas viejas, dañadas o mal plegadas destruidas en el proteosoma. No se conoce algún mecanismo celular para reparar las proteínas dañadas.

9.4 La traducción de un polirribonucleótido sintético que contiene la secuencia repetida CAA en un sistema de síntesis proteínica libre de células produce tres homopolipéptidos: poliglutamina, poliasparagina y politreonina. Si los codones para la glutamina y la asparagina son CAA y AAC, de manera respectiva, ¿cuál de los siguientes tripletes es el codón para la treonina?

   A. AAC
   B. CAA
   C. CAC
   D. CCA
   E. ACA

Respuesta correcta: E. La secuencia CAACAACAACAA del polinucleótido sintético podría leerse en el sistema de síntesis proteínica *in vitro* a partir de la primera C, la primera A o la segunda A. En el primer caso el codón del primer triplete sería CAA, que codifica a la glutamina; en el segundo caso el codón del primer triplete sería AAC, que codifica a la asparagina; y en el último caso el codón del primer triplete sería ACA, que codifica a la treonina.

Regulación de la expresión genética

10

I. GENERALIDADES

La secuencia del ácido desoxirribonucleico (ADN) dentro de cada célula somática contiene toda la información requerida para sintetizar miles de moléculas de ácido ribonucleico (ARN) y proteínas distintas. Por lo regular una célula expresa sólo una fracción de sus genes a manera de proteínas. Los distintos tipos de células en un organismo multicelular surgen debido a que cada uno expresa una serie diferente de genes. Por otra parte, las células pueden cambiar el patrón de genes que expresan en respuesta a los cambios ambientales, entre ellos las señales de otras células. Si bien en principio todos los pasos implicados en la expresión pueden ser regulados, para la mayor parte de los genes el inicio de la transcripción del ARN es el punto de control más importante.

II. REGULACIÓN ESCALONADA DE LA EXPRESIÓN GENÉTICA

Existen varios sitios potenciales para la regulación de la expresión genética, que inician en el ADN y su transcripción en ARN mensajero (ARNm), e incluyen la modificación postraduccional de la proteína recién sintetizada (fig. 10-1). Los cambios epigenéticos que sufre el genoma implican modificaciones químicas y estructurales en la cromatina y el ADN, mientras el procesamiento y el transporte del ARNm recién sintetizado hacia el citoplasma también se regulan. En el citoplasma es posible controlar la estabilidad del ARNm y su susceptibilidad a la traducción. Casi todas las proteínas se modifican después de la traducción, lo que controla su actividad, compartimentalización y vida media.

A. Control de la transcripción

El momento y la frecuencia con la que se copia la secuencia de un gen para obtener ARN se denomina control transcripcional, y ocurre en dos niveles:

- Modificaciones estructurales-químicas (p. ej., acetilación de las histonas y desmetilación de los nucleótidos CpG; *véase* el capítulo 6) convierten a la cromatina compacta en una estructura de ADN con una disposición más laxa (fig. 10-2), lo que permite el acceso de los factores de transcripción que se requieren para la expresión genética.

- Proteínas de unión al ADN, conocidas como factores de transcripción, modulan la expresión genética para activar o desactivar la transcripción. Existen dos categorías de factores de transcripción, los generales (o basales) y los específicos.

    1. **Factores de transcripción generales (basales).** Los factores de transcripción generales son proteínas abundantes que

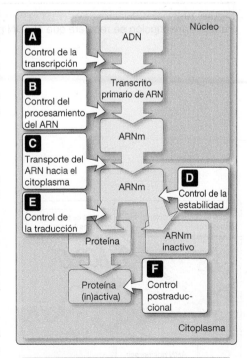

Figura 10-1
La regulación de la expresión genética puede ocurrir en distintos niveles.

121

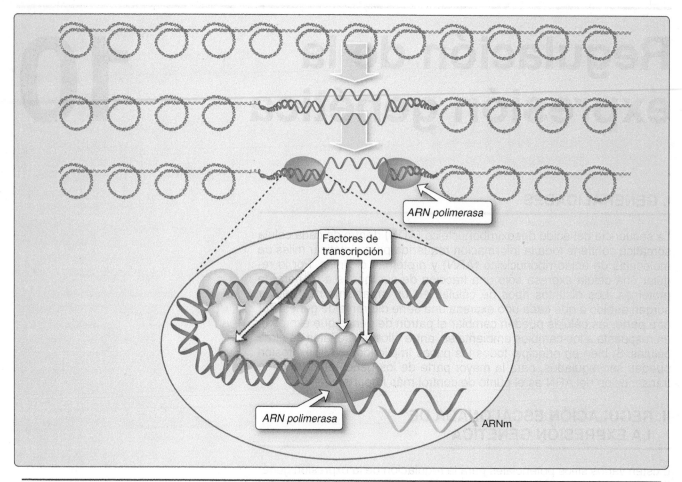

Figura 10-2
Para la transcripción se requiere que el ADN pierda compactación.

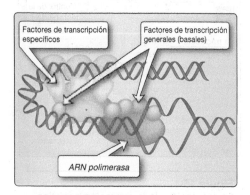

Figura 10-3
Se requieren factores de transcripción
generales para cebar la transcripción.

se ensamblan sobre todos los genes transcritos por la ARN polimerasa tipo II (*véase* el capítulo 8). Estos factores de transcripción son relevantes para la actividad basal del promotor y para ubicar y activar a la ARN polimerasa II al inicio de una secuencia codificadora de proteínas (fig. 10-3).

2. **Factores de transcripción específicos.** Los factores de transcripción específicos, o proteínas reguladoras de los genes, existen en un número bajo en cada célula y desempeñan su función al unirse a una secuencia específica de nucleótidos del ADN y permitir que los genes que controlan se activen o repriman. Estas proteínas reconocen segmentos cortos de ADN de doble cadena con una secuencia definida y determinan así cuál de los miles de genes de una célula se transcribirá. Se han identificado muchas proteínas reguladoras únicas, cada una con patrones estructurales (motivos) únicos, y en su mayoría se unen al ADN como homodímeros o heterodímeros (fig. 10-4). La secuencia precisa de aminoácidos del motivo determina la(s) secuencia(s) de ADN que se reconoce(n). Los factores de transcripción específicos son importantes para la expresión genética específica del tejido y para el crecimiento y la diferenciación de las células, y ciertas hormonas liposolubles regulan los factores de transcripción en sus células blanco.

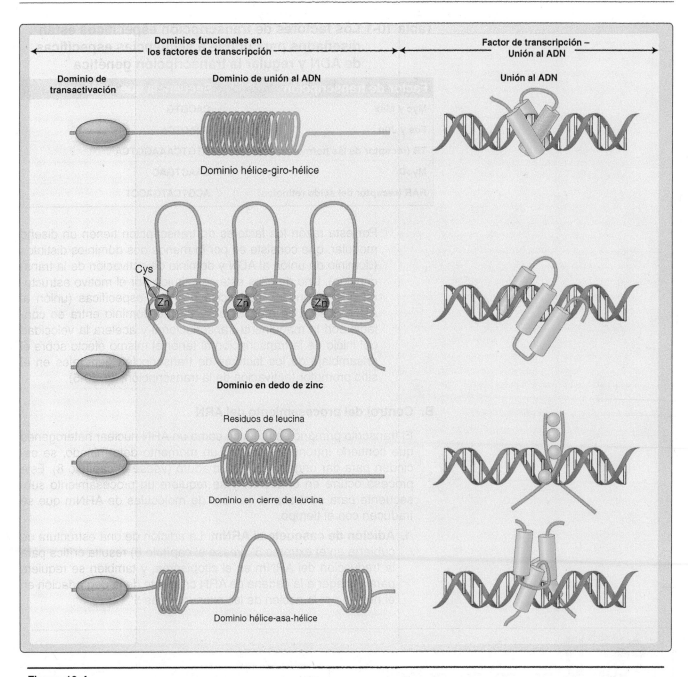

Figura 10-4
Los factores de transcripción específicos tienen un diseño modular.

Algunos ejemplos de factores de transcripción y las secuencias que reconocen estas proteínas en el ADN se representan en la tabla 10-1.

La ARN polimerasa II cataliza la síntesis de ARN a partir de un templete de ADN a una velocidad singular cercana a 30 a 40 nucleótidos por segundo. Si bien la velocidad de síntesis (transcripción) es constante, el número de polimerasas que sintetiza en forma simultánea ARN a partir de una secuencia genética específica determina la velocidad absoluta de la transcripción genética. Factores de transcripción específicos modulan el número de moléculas de ARN polimerasa que sintetizan en forma activa ARN a partir de un segmento definido de ADN (fig. 10-5).

Tabla 10-1 Los factores de transcripción específicos están diseñados para unirse a secuencias específicas de ADN y regular la transcripción genética

Factor de transcripción	Secuencia que reconoce
Myc y Max	CACGTG
Fos y Jun	TGACTCA
TR (receptor de las hormonas tiroideas)	GTGTCAAAGGTCA
MyoD	CAACTGAC
RAR (receptor del ácido retinoico)	ACGTCATGACCT

Por esta razón los factores de transcripción tienen un diseño modular, que consiste en por lo menos dos dominios distintos (dominio de unión al ADN y dominio de activación de la transcripción). Uno de ellos está constituido por el motivo estructural que reconoce secuencias de ADN específicas (unión al ADN, que ya se mencionó), y el otro dominio entra en contacto con la maquinaria transcripcional y acelera la velocidad del inicio de la transcripción al tener el mismo efecto sobre el ensamblaje de los factores de transcripción generales en el sitio promotor (activación de la transcripción; fig. 10-5).

B. Control del procesamiento del ARN

El transcrito primario se produce como un ARN nuclear heterogéneo que contiene intrones; éstos, en un momento determinado, se escinden para dar origen al ARNm maduro (*véase* el capítulo 8). Este proceso ocurre en el núcleo, y se requiere un procesamiento subsecuente para controlar el número de moléculas de ARNm que se traducen con el tiempo.

1. **Adición de casquete al ARNm.** La adición de una estructura de cubierta en el extremo 5′ (*véase* el capítulo 8) resulta crítica para la traducción del ARNm en el citoplasma, y también se requiere para proteger a la cadena de ARN creciente de la degradación en el núcleo por la acción de las exonucleasas 5′.

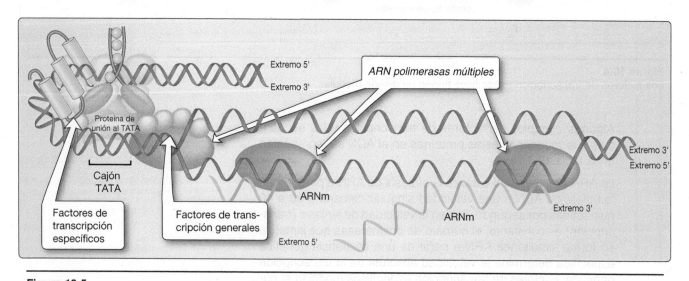

Figura 10-5

Los factores de transcripción específicos influyen sobre el número de ARN polimerasas que se unen al ADN e inician la transcripción.

2. Cola poli(A). La segunda modificación de un transcrito de ARNm ocurre en su extremo 3', la adición de una cola poli(A) (se agregan ~200 residuos de nucleótidos de adenina). La reacción de poliadenilación es un paso regulador importante, toda vez que la longitud de la cola poli(A) modula tanto la estabilidad del ARNm como la eficiencia de la traducción. La cola poli(A) protege al ARNm de la degradación prematura mediada por las exonucleasas 3'.

3. Eliminación de intrones. Tras la modificación de los extremos 5' y 3' del transcrito primario, los segmentos de los intrones no codificadores se eliminan y las secuencias de exones codificadores se unen entre sí mediante el proceso de corte y empalme del ARN (fig. 10-6). La especificidad del enlace de los axones deriva de la presencia de secuencias de señalización que marcan el principio (sitio donador 5') y el final (sitio aceptor 3') del segmento de intrón. Puesto que estas secuencias de señalización tienen conservación intensa, su alteración puede derivar en moléculas aberrantes de ARNm.

4. Corte y empalme alternativos. La capacidad de los genes para formar distintas proteínas mediante la unión de diferentes segmentos de exones en el transcrito primario se denomina corte y empalme alternativo. El corte y empalme alternativo es posible mediante un cambio de la capacidad de acceso de la maquinaria correspondiente a los diferentes sitios de corte y empalme, lo que depende de las proteínas de unión al ARN. Estas proteínas pueden cubrir los sitios de corte y empalme preferidos o modificar la estructura local del ARN para favorecer el corte y empalme en sitios alternativos. Además, la regulación celular específica puede determinar el tipo de transcrito alterno y, de manera eventual, el producto proteínico sintetizado. El corte y empalme del ARN también permite transitar entre la síntesis de proteínas no funcionales y funcionales, de proteínas unidas a membrana a proteínas para secreción, etc. La capacidad para sintetizar más de un producto proteínico a partir de un gen también pudiera explicar la razón por la que el genoma humano tiene menos genes que lo esperado (fig. 10-7).

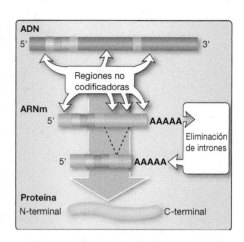

Figura 10-6
Reacciones de procesamiento del ARN.

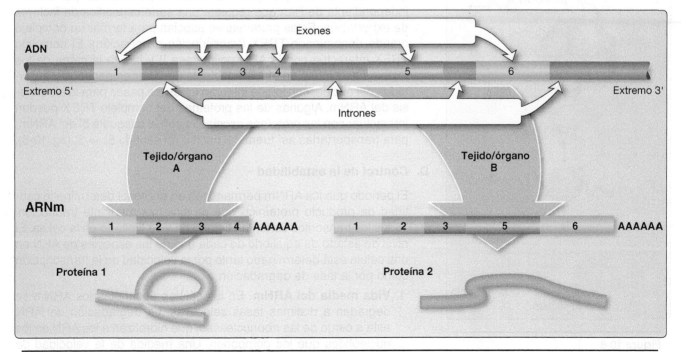

Figura 10-7
Corte y empalme alternativo de los genes para generar proteínas diversas.

Aplicación clínica 10-1: corte y empalme alternativo del gen de la calcitonina

El corte y empalme alternativo permite obtener dos proteínas distintas a partir del gen de la calcitonina. En las células parafoliculares de la glándula tiroides el gen de la calcitonina da origen a un ARNm que codifica a la hormona reguladora del calcio calcitonina, que contrarresta la acción de la hormona paratiroidea. La calcitonina se utiliza en el tratamiento de la osteoporosis posmenopáusica, cuando los estrógenos están contraindicados. En los tejidos neurales este mismo gen de la calcitonina se escinde y empalma en forma distinta, y recurre a un sitio de poliadenilación diferente para dar origen a un neuropéptido, el péptido relacionado con el gen de la calcitonina (CGRP), que tiene una función importante en la fisiopatología de la migraña. Las concentraciones séricas de CGRP se elevan en los pacientes durante la cefalea vascular de cualquier tipo, entre otras migraña y cefalea en racimos. Los antagonistas del CGRP son una clase nueva de fármacos terapéuticos para el tratamiento de la migraña.

C. Transporte del ARN hacia el citoplasma

Los ARNm procesados en su totalidad corresponden sólo a una pequeña fracción del ARN en el núcleo. Los ARN dañados y mal procesados se retienen en el núcleo y se degradan. Un ARNm maduro típico porta una serie de proteínas que lo identifican como el ARNm destinado al transporte. La exportación ocurre a través del complejo del poro nuclear, pero los ARNm y sus proteínas asociadas son grandes y requieren transporte activo. Diversos tipos de ARN recurren a vías de exportación nuclear diferentes. En el caso de los ARN no codificadores de proteínas, una clase de receptores de transporte de proteínas conocidos como carioferinas media a los movimientos de estos ARN y requiere el apoyo de una proteína pequeña que hidroliza el trifosfato de guanosina (GTP), denominada Ran. El ARNm que ha sufrido corte y empalme atraviesa el poro nuclear por una vía independiente de Ran que requiere una serie específica de factores de exportación. Estas proteínas se asocian para formar un complejo grande denominado TREX (transcripción-exportación). El complejo TREX interactúa con la ARN polimerasa II y facilita la carga de los factores asociados en el ARN naciente para ser empacados y exportados del núcleo, con lo que integran todos los pasos para la biogénesis del ARNm. Algunas de las proteínas del complejo TREX pueden interactuar con las proteínas asociadas con el casquete 5' del ARNm, para transportarlas así fuera del núcleo en sentido 5' → 3' (fig. 10-8).

D. Control de la estabilidad

El periodo que los ARNm permanecen en el citosol determina la cantidad de producto proteínico que se sintetiza mediante traducción. Todos los transcritos tienen un tiempo de vida limitado en la célula. El nivel de estado de equilibrio de cada una de las especies de ARN en una célula está determinado tanto por la velocidad de la transcripción como por la tasa de degradación.

1. **Vida media del ARNm.** En las células eucariotas los ARNm se degradan a distintas tasas selectivas. La degradación del ARN está a cargo de las ribonucleasas, que hidrolizan a los ARN en los nucleótidos que los componen. Una medida de la velocidad de degradación para un ARNm específico se denomina vida media (el periodo necesario para degradar una población de ARN hasta

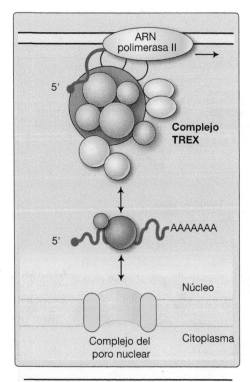

Figura 10-8
Exportación del ARNm del núcleo al citoplasma.

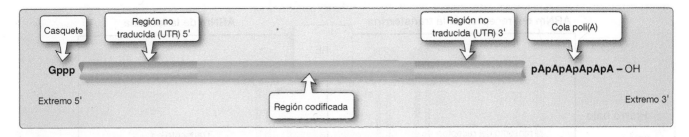

Figura 10-9
Regiones no traducidas del ARNm.

la mitad de su concentración inicial). Por lo regular, los ARNm inestables codifican proteínas reguladoras cuyos niveles de producción cambian con rapidez en las células (p. ej., factores de crecimiento y proteínas reguladoras de genes; vida media de minutos u horas). Los ARNm estables suelen codificar proteínas de mantenimiento (vida media de días).

2. **Región no traducida 3' del ARNm.** El ARNm contiene regiones que no se traducen, e incluyen la región no traducida 5' (UTR 5') y la región no traducida 3' (UTR 3'). La estabilidad de un ARNm puede estar influida por señales inherentes a una molécula de ARN. Cuando la secuencia AUUUA se identifica en el UTR 3' corresponde a una señal para degradación temprana (y, por ende, una vida media corta). A mayor número de repeticiones de la secuencia, menor el periodo de vida del ARNm. Debido a que está codificada en la secuencia de nucleótidos, se trata de una propiedad establecida para cada ARNm distinto. Las secuencias de la UTR 3' forman una estructura de asa con tallo que permite la unión de proteínas y la protección contra la degradación (fig. 10-9).

Aplicación clínica 10-2: regulación de las concentraciones de hierro

La deficiencia de hierro aún es una de las deficiencias nutricionales con mayor prevalencia en el mundo. El diagnóstico de deficiencia de hierro se basa ante todo en mediciones de laboratorio. Debido a que el hierro libre es reactivo, y por ello tóxico para el organismo, casi todo el hierro que existe en el organismo está unido a proteínas. El hierro libre está unido a proteínas de almacenamiento (ferritina), o se transporta unido a la transferrina. Si bien la mayor parte de la ferritina está confinada al compartimento intracelular, se secretan pequeñas cantidades a la sangre. Puesto que la ferritina plasmática es proporcional a la almacenada dentro de la célula, su presencia constituye un índice valioso de las reservas intracelulares en la anemia por deficiencia de hierro. Las concentraciones del receptor de la transferrina también se cuantifican con fines clínicos, toda vez que la velocidad de internalización del hierro a las células depende de su nivel de expresión en la superficie celular. La biosíntesis de ferritina y receptores de la transferrina se regula en proporción inversa a las concentraciones celulares de hierro. La biosíntesis del receptor de la transferrina aumenta cuando las concentraciones disponibles de hierro son bajas y disminuye cuando son altas. Como se aprecia en la figura 10-10, esta regulación se logra al modificar la cantidad de ARNm para los receptores de la transferrina y la ferritina. Los elementos de respuesta al hierro en el ARNm del receptor de la transferrina y la ferritina se enlazan con la proteína de respuesta al hierro, cuya actividad depende de las reservas de hierro de la célula.

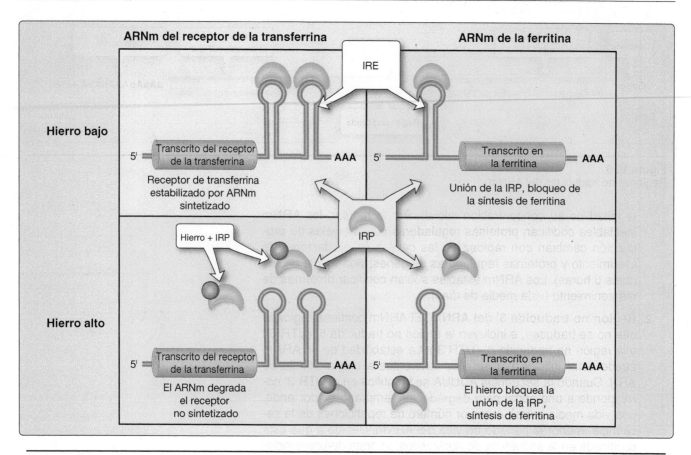

Figura 10-10
Regulación del ARNm del receptor de la transferrina y la ferritina.

E. Control de la traducción

El segundo paso básico de la expresión genética es la traducción de los ARNm en proteínas. La traducción ocurre en el citoplasma; sin embargo, no todos los ARNm se traducen a su llegada. Las moléculas de ARN en el citoplasma se asocian continuamente con proteínas, algunas de las cuales cumplen la función de regular la traducción. Los mecanismos para reprimir la traducción tienen una amplia operación. En el caso de la ferritina su ARNm se mantiene en el citoplasma, pero se impide su traducción hasta que se eleva la concentración de hierro intracelular. El bloqueo en este caso es mediado por el enlace de una proteína represora (la misma proteína que se une al ARNm del receptor de la transferrina en la UTR 3') en el extremo 5' no codificado de la molécula (fig. 10-10).

F. Control postraduccional

Una vez que los complejos ribosómicos citoplásmicos sintetizan una proteína, las capacidades funcionales de esta última a menudo no se alcanzan hasta que se le modifica. Si bien estos mecanismos, conocidos de manera colectiva como modificaciones postraduccionales, no se consideran controles de la expresión genética, se reconoce que la manifestación de la expresión genética no se completa hasta que una proteína lleva a cabo su función dentro de la célula.

III. INTERFERENCIA DEL ARN

La presencia de ARN de doble cadena (dc) en la célula eucariota puede desencadenar un proceso conocido como interferencia del ARN (iARN; también conocido como silenciamiento del ARN o inactivación del ARN). La iARN tiene dos fases principales. En primer lugar, el ARN de doble cadena (ARNdc) es reconocido por una endonucleasa (*Dicer*) y escindido en moléculas más pequeñas de 21 a 24 nucleótidos que se denominan ARN de interferencia corto (ARNip). En la segunda fase, una sola cadena del ARNip (la hebra conductora o de sentido inverso) se asocia con proteínas para constituir un complejo de silenciamiento inducido por ARN (*RNA-induced silencing complex*, RISC). La hebra conductora que forma parte del RISC se hibridiza entonces con una secuencia complementaria de un ARNm blanco de longitud total. Una endonucleasa (*Slicer*) en el RISC degrada al ARNm blanco (fig. 10-11). Se piensa que la iARN es parte del sistema inmunitario natural del organismo, y evolucionó como una defensa contra los retrovirus, como el virus de la inmunodeficiencia humana (VIH), que almacenan su información genética en el ARNdc.

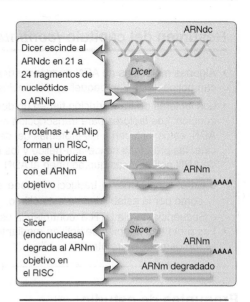

Figura 10-11
Interferencia del ARN o iARN.

Aplicación clínica 10-3: oligonucleótidos de sentido inverso de ARN e interferencia del ARN (iARN) como estrategias quimioterapéuticas potenciales

El ARN de sentido inverso es un ARN monocatenario complementario a un ARNm diseñado para inhibir la traducción específica de ese ARNm mediante su capacidad para parearse con sus bases y obstruir por medios físicos el acceso de la maquinaria traduccional al ARNm. Esta propuesta se desarrolló en la década de 1990 para sobreponerse a las limitaciones de la quimioterapia citotóxica con fármacos y antimetabolitos que se intercalaban en el ADN, los cuales no discriminan entre las células normales y las cancerosas. Desde la perspectiva histórica esta estrategia no ha dado resultado debido a la interferencia del ARN, un proceso que se dilucidó en fecha más reciente. Sin embargo, esta tecnología permitió la producción del primer fármaco de ARN de sentido inverso (fomivirseno), que se utiliza para tratar la retinitis inducida por citomegalovirus en pacientes inmunocomprometidos con síndrome de inmunodeficiencia adquirida (sida). El medicamento fue retirado debido al éxito de la terapia antirretroviral que tiene intensa actividad en la reducción de la incidencia de infecciones oportunistas en individuos con VIH. Sin embargo, esto ha abierto el camino a otros fármacos como el **mipomerseno** (un oligonucleótido antisentido inhibidor de la apolipoproteína B) para el tratamiento de la hipercolesterolemia familiar homocigótica. La iARN del ARN de administración exógena ofrece un potencial terapéutico sustancial. El **pegaptanib** es un ácido nucleico monocatenario que se une al factor de crecimiento endotelial vascular (VEGF) y lo inhibe, y se utiliza para el tratamiento de la degeneración macular relacionada con la edad.

Resumen del capítulo

- La expresión de genes eucarióticos puede regularse en distintos niveles, entre ellos la transcripción, el procesamiento, la estabilización del ARNm y la traducción.

- La transcripción puede ser controlada por varios factores de transcripción, y constituye un nivel de control importante. Si bien se requieren factores de transcripción generales para la expresión basal, factores de transcripción específicos incrementan esta actividad en los genes respecto de la basal cuando se unen a potenciadores y otros elementos de respuesta. Éstos también son importantes para la expresión genética específica del tejido.

Resumen del capítulo *(continuación)*

- Algunas moléculas de ARN pueden sufrir escisión diferencial y dar origen a moléculas de ARNm distintas que codifican polipéptidos con pequeñas diferencias.
- Los factores de transcripción tienen un dominio funcional para la unión al ADN y otro para la activación de la transcripción. Los factores para transcripción pueden clasificarse con base en la estructura de sus dominios de unión al ADN; éstos incluyen a las proteínas del dedo de zinc, las proteínas hélice-giro-hélice, las proteínas en cierre de leucina, las proteínas hélice-asa-hélice y los receptores de esteroides. Los factores para transcripción afectan el número de ARN polimerasas que se unen al ADN.
  - o En el citoplasma, la traducción puede ser controlada tanto por la capacidad de los ribosomas para unirse al ARNm como por la estabilidad de este último.
  - o Secuencias en la UTR 3′ controlan la estabilidad, y aquéllas en la UTR 5′ controlan la eficiencia de la traducción.
- Las proteínas también se activan mediante modificaciones postraduccionales, que incluyen fosforilación y carboxilación gamma, entre otras.

Preguntas de estudio

Elija la respuesta CORRECTA.

10.1 Si se detecta que una proteína recién descubierta tiene dominios en cierre de leucina, la función putativa de esta sustancia se relaciona con:

A. La unión de secuencias específicas de ADN.

B. La escisión del ARNm en el núcleo.

C. La modificación postraduccional de proteínas recién sintetizadas.

D. La regulación de la cola poli(A) del ARNm.

E. La regulación de la vida media de los ARNm.

Respuesta correcta: A. Los dominios en el cierre de leucina representan una disposición de aminoácidos en las proteínas de factores de transcripción que se unen al ADN. Se trata de un motivo que se ubica en la región de unión al ADN de una clase de factores de transcripción. Los factores de transcripción no se comportan como exonucleasas o endonucleasas, que escinden los ácidos nucleicos. No influyen en forma directa sobre los cambios postraduccionales de las proteínas recién sintetizadas ni regulan otros aspectos de la estructura del ARNm, como la cola poli(A) o su vida media.

10.2 Si sustituye la secuencia UTR 3′ de un ARNm con una vida media de 20 min por la UTR 3′ de un ARNm con una vida media de 10 h, entonces el ARNm que resulte tendrá una vida media de:

A. 10 min.

B. 20 min.

C. 5 h y 10 min.

D. 10 h.

E. 10 h y 20 min.

Respuesta correcta: D. Puesto que las señales para la vida media del ARNm son inherentes a su UTR 3′, el cambio de esta región entre ARNm con vidas medias distintas generará otro con la vida media correspondiente. No será un producto ni modificará el tiempo de vida del ARNm a algún otro valor que el que especifica la secuencia codificada por la UTR 3′.

10.3 El tamoxifeno, un fármaco que se usa para tratar el cáncer mamario, es un inhibidor competitivo del receptor de estrógenos, una proteína de dedo de zinc. De este modo el tamoxifeno afectará la expresión genética en estas células al:

A. Unirse a los cajones TATA de los genes sensibles a estrógenos.

B. Cambiar los sitios de escisión en los genes de respuesta a estrógenos.

C. Exportar los ARNm sensibles a estrógenos hacia el citoplasma.

D. Impedir la transcripción de los genes sensibles a estrógenos.

E. Degradar con rapidez las proteínas reguladas por estrógenos.

Respuesta correcta: D. Puesto que el tamoxifeno es un inhibidor del receptor de estrógenos, que cuenta con una proteína en dedo de zinc y un factor de transcripción específico, afectará al gen en el nivel de la traducción. Los factores de transcripción generales se unen en torno al cajón TATA del gen para cebar la transcripción. Un inhibidor de la transcripción puede no afectar el trasporte o el periodo de vida de las proteínas blanco.

10.4 En la anemia por deficiencia de hierro las concentraciones de ferritina son bajas debido a que el ARNm de la ferritina:

A. Se degrada con rapidez en el citoplasma.
B. No se transcribe a partir del gen de la ferritina.
C. No puede ser traducido.
D. Se retiene el núcleo.
E. Sólo se transcribe en pequeñas cantidades.

Respuesta correcta: C. Puesto que se necesita responder con rapidez a los cambios de las concentraciones del hierro el ARNm de la ferritina siempre se sintetiza, pero su traducción es bloqueada por la unión de proteínas en su UTR 5′. El ARNm de la ferritina siempre se encuentra en el citoplasma, pero no se degrada. Por las razones mencionadas el ARNm se transcribe a partir del gen de la ferritina. Si la regulación ocurre en el nivel del transporte o el procesamiento del ARN, el ARNm puede ser retenido en el núcleo. La regulación en el nivel de la transcripción no es la modalidad primaria utilizada para este ARNm.

10.5 En general, los oligonucleótidos de ARN de sentido inverso de uso terapéutico se unen a una secuencia complementaria en:

A. El ADN genómico e impiden su transcripción en ARN.
B. El ARN mensajero e impiden su traducción en una proteína.
C. El ARN nuclear pequeño e impiden el ensamblaje del complejo del espliceosoma.
D. El ARN ribosómico e impiden el ensamblaje de los ribosomas.
E. El ARN nuclear heterogéneo e impiden su poliadenilación.

Respuesta correcta: B. Los oligonucleótidos de ARN de sentido inverso están diseñados para unirse al ARNm monocatenario objetivo y bloquear su traducción. No pueden unirse al ADN genómico bicatenario. No afectan el corte y empalme del ARNm o su procesamiento. Carecen de efecto directo sobre el ensamblaje de los ribosomas.

11 Tráfico de proteínas

I. GENERALIDADES

Las proteínas se sintetizan ya sea en los **ribosomas libres** o en aquellos **unidos al retículo endoplásmico** (RE; *véase también* un análisis sobre los organelos en el capítulo 5). Los ribosomas se dirigen para unirse al RE mientras sintetizan proteínas destinadas a insertarse en las membranas celulares, actuar dentro de los lisosomas o ser secretadas de la célula (fig. 11-1). Las proteínas recién sintetizadas de los ribosomas unidos se modifican en el RE y se trasladan o movilizan por medio de una vesícula de transporte cubierta por membrana hacia el complejo de Golgi, donde sufren modificaciones adicionales. Las características estructurales dentro de la nueva proteína, llamada **péptido señal**, actúan como "tarjetas de presentación", que dirigen a las proteínas nuevas hacia sus destinos correctos (*véase también LIR. Bioquímica*, 8ª edición, capítulo 14).

Las proteínas que actuarán en el núcleo, las mitocondrias o los peroxisomas se sintetizan en los ribosomas libres (fig. 11-2) y también tienen características estructurales que les permiten ser transferidas hacia el interior del organelo en que desempeñarán su función. Estas proteínas no entran en la luz del RE o del complejo de Golgi.

En todos los casos, independientemente de si el ribosoma implicado está unido o libre, si las señales apropiadas no se incorporan a las proteínas nuevas, éstas serán dirigidas por una **vía por defecto y no entrarán en el organelo donde debían funcionar**. La vía por defecto para las proteínas sintetizadas en los ribosomas unidos es ser secretadas de la célula, a menos que cuenten con la señal apropiada para dirigirse a una ubicación intracelular. Para las proteínas que se sintetizan en los ribosomas libres la alternativa por defecto es permanecer en el citosol, excepto si contienen una señal para ser captadas por el núcleo, por las mitocondrias o por un peroxisoma.

II. TRÁFICO DE PROTEÍNAS SINTETIZADAS EN LOS RIBOSOMAS UNIDOS

El tipo de proteína que se sintetiza determina si el ribosoma que la traduce se unirá al RE o permanecerá libre en el citosol. Las proteínas que requieren un ribosoma unido para su procesamiento contienen una secuencia específica de aminoácidos que hace que el ribosoma que la produce se enlace al RE. Tal secuencia es una péptido señal **N-terminal** (en el extremo aminoterminal de la proteína) **hidrofóbica** (contiene aminoácidos que no interactúan con el agua), en ocasiones denominada **secuencia líder**. Cuando una proteína recién sintetizada (polipéptido naciente) que sigue unida a su ribosoma cuenta con esta secuencia

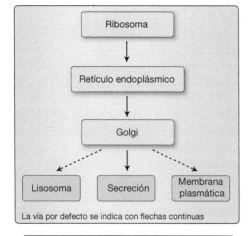

Figura 11-1
Tráfico de proteínas sintetizadas en los ribosomas unidos.

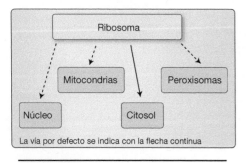

Figura 11-2
Tráfico de proteínas sintetizadas en los ribosomas libres.

líder, compuestos citosólicos formados por proteínas y ácido ribonucleico (ARN), denominados **partículas de reconocimiento de la señal**
(PRS), facilitan la unión del ribosoma al RE (fig. 11-3). Las PRS y el péptido señal se enlazan juntos a un receptor de PRS en la membrana del
RE (*véase* el capítulo 5). El ribosoma atraca entonces en la membrana
del RE, y la proteína nueva ingresa al espacio o luz existente entre las
membranas de este organelo.

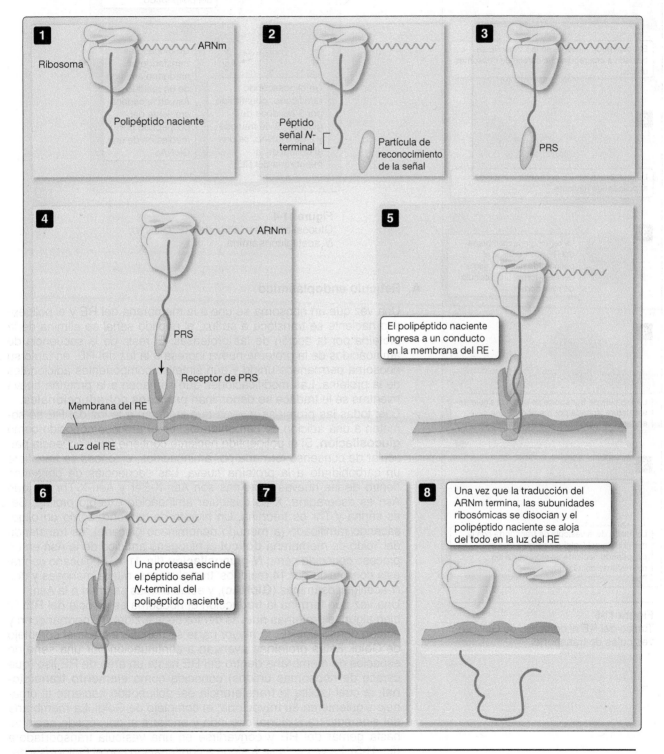

Figura 11-3
Unión de los ribosomas al RE.

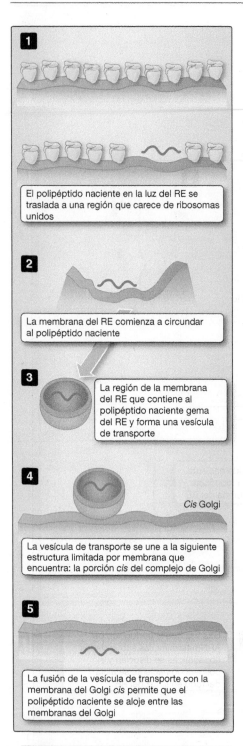

El polipéptido naciente en la luz del RE se traslada a una región que carece de ribosomas unidos

La membrana del RE comienza a circundar al polipéptido naciente

La región de la membrana del RE que contiene al polipéptido naciente gema del RE y forma una vesícula de transporte

Cis Golgi

La vesícula de transporte se une a la siguiente estructura limitada por membrana que encuentra: la porción *cis* del complejo de Golgi

La fusión de la vesícula de transporte con la membrana del Golgi *cis* permite que el polipéptido naciente se aloje entre las membranas del Golgi

Figura 11-5
Tráfico del RE al complejo de Golgi en vesículas de transporte.

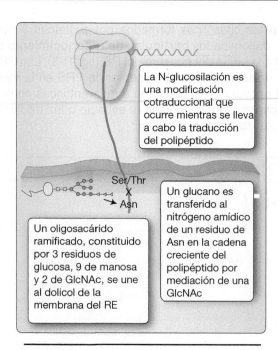

La N-glucosilación es una modificación cotraduccional que ocurre mientras se lleva a cabo la traducción del polipéptido

Ser/Thr
X
Asn

Un oligosacárido ramificado, constituido por 3 residuos de glucosa, 9 de manosa y 2 de GlcNAc, se une al dolicol de la membrana del RE

Un glucano es transferido al nitrógeno amídico de un residuo de Asn en la cadena creciente del polipéptido por mediación de una GlcNAc

Figura 11-4
Glucosilación en la luz del RE. GlcNAc, *N*-acetilglucosamina.

A. Retículo endoplásmico

Una vez que un ribosoma se une a la membrana del RE y el polipéptido naciente se transloca a su luz, el péptido señal se elimina de la proteína por la acción de las proteasas. El resto de la secuencia de aminoácidos de la proteína nueva ingresa a la luz del RE, en tanto su ribosoma permanece unido y aún sintetiza componentes adicionales de la proteína. Las modificaciones que se hacen a la proteína nueva mientras se le traduce se denominan **procesos cotraduccionales**.

Casi todas las proteínas nuevas que ingresan a la luz del RE se someten a una adición de carbohidratos, en el proceso conocido como **glucosilación**. Si el polipéptido naciente contiene una secuencia particular de consenso formada por aminoácidos, entonces se transfiere un carbohidrato a la proteína nueva. Las secuencias de consenso dentro de las nuevas proteínas son Asn-X-Ser y Asn-X-Thr, en que Asn es asparagina, X es cualquier aminoácido excepto prolina, Ser es serina y Thr es treonina. Un hidrato de carbono, como un oligosacárido ramificado (a menudo denominado glucano), es transferido del lípido de membrana **dolicol** al nitrógeno amídico de la Asn en un proceso conocido como *N*-**glucosilación** (fig. 11-4). El glucano central está constituido por 14 residuos: tres glucosas, nueve manosas y dos *N*-acetilglucosaminas (**GlcNAc**), y estas últimas se unen a la Asn.

Una vez que termina la traducción el ribosoma se disocia del RE. Si bien algunas proteínas nuevas dentro de la luz del RE permanecen y actúan dentro del RE, la mayor parte se transfiere hacia el complejo de Golgi. Estas proteínas avanzan a continuación por una serie de espacios de membrana dentro del RE hasta un área de RE liso (que carece de ribosomas unidos) conocida como **elemento transicional**, la cual facilita la transferencia del polipéptido naciente al organelo siguiente en su trayectoria, el complejo de Golgi. La membrana del elemento transicional circunda y encierra al polipéptido naciente hasta gemar del RE y convertirse en una vesícula transportadora (fig. 11-5). La vesícula se fusiona a continuación con el Golgi *cis* y deposita al polipéptido naciente en los confines de esa primera región del complejo de Golgi.

B. Complejo de Golgi

El complejo de Golgi está integrado por una serie de sacos membranosos aplanados y sobrepuestos con tres regiones principales, *cis*, **medial** y *trans*. El polipéptido naciente que ingresa al Golgi *cis* será transferido al Golgi medial y luego al *trans*, mediante vesículas de transporte. Cada región es responsable de realizar modificaciones específicas, entre ellas glucosilación, fosforilación, sulfatación y proteólisis (degradación de la proteína mediada por enzimas) a las proteínas que se están procesando (fig. 11-6). Por ejemplo, la **O-glucosilación** se lleva a cabo en el Golgi cuando hay carbohidratos unidos a los grupos hidroxilo de los aminoácidos serina o treonina en las secuencias Asn-X-Ser/Thr del polipéptido naciente.

El glucano de 14 azúcares unido a las proteínas que sufrieron *N*-glucosilación en el RE se procesa y modifica en el Golgi. En el Golgi *cis*, el medial y luego en el *trans* (fig. 11-7), el glucano es liberado primero de toda su glucosa y varios de sus residuos de manosa, antes de que se le agreguen residuos nuevos de GlcNAc, a continuación galactosa y por último, ácido siálico. El glucano final unido a las proteínas que llegan a la red del Golgi *trans* cuenta con cuatro GlcNAc, tres manosas, dos galactosas y dos residuos de ácido siálico.

Algunas proteínas permanecen en el Golgi y participan en el procesamiento de otras proteínas nuevas que pasan por ese organelo. Sin embargo, la mayor parte se modifica y es transferida. Los residuos de manosa de muchas de las proteínas destinadas a actuar dentro de los lisosomas se fosforilan, acción que media la *N*-acetilglucosamina-1-fosfotransferasa (GlcNAc-1PT) para generar marcadores de **manosa-6-fosfato** (M6P) en las proteínas destinadas a fungir como enzimas líticas en los lisosomas (fig. 11-8A). Algunas otras enzimas lisosomales se transportan a los lisosomas de manera independiente de la M6P, incluso a través de la proteína de membrana integral lisosomal LIMP-2, que puede servir de receptor para dirigirse a los lisosomas de hidrolasas ácidas concretas.

C. Red del Golgi *trans* y tráfico posterior

La **red del Golgi *trans*** (RGT) es la última región de distribución y empaquetamiento en el Golgi. A partir de ese sitio los polipéptidos nacientes son enviados ya sea a un lisosoma o al exterior de la célula.

1. **Lisosomas.** Los lisosomas son organelos limitados por membrana con un pH interno ácido, que contienen enzimas líticas potentes conocidas de manera colectiva como **hidrolasas ácidas** (*véase también* el capítulo 5) e incluyen más de 60 proteasas, lipasas, glucosidasas, nucleasas y fosfatasas entre otros tipos de enzimas hidrolíticas. Estas enzimas digestivas actúan en el ambiente ácido de los lisosomas para hidrolizar macromoléculas (incluso proteínas, lípidos, carbohidratos y ácidos nucleicos) que ya no son funcionales o que fueron absorbidas por fagocitosis.

La mayor parte de los precursores de la hidrolasa ácida se modifica con residuos de M6P en el complejo de Golgi. Con el fin de separar estas proteínas de otras en el Golgi y asegurar que se incorporarán a un lisosoma, hay receptores para M6P distribuidos en ciertas regiones de la RGT a las que se une la proteína de recubrimiento **clatrina** (fig. 11-8B). Las proteínas que contienen M6P se unen a receptores de M6P, tras lo cual la porción de la RGT que contiene las hidrolasas ácidas nuevas unidas a tales receptores se desprende, acción que encierra a las proteínas lisosómicas nuevas en una vesícula de transporte.

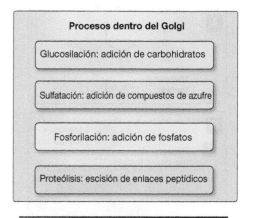

Figura 11-6
Modificaciones de las proteínas dentro del complejo de Golgi.

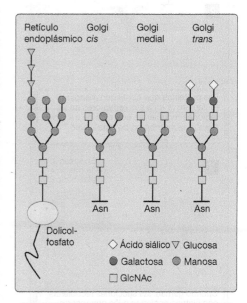

Figura 11-7
Procesamiento en el Golgi.

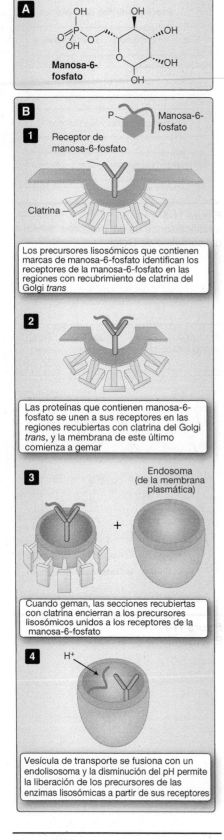

Figura 11-8
Desplazamiento de las proteínas nuevas
hacia los lisosomas.

Las vesículas dirigidas a los lisosomas se fusionan con los **endosomas**, vesículas de transporte generadas por endocitosis a partir de la membrana plasmática. El pH dentro del precursor lisosómico se reduce gracias al ingreso de protones (H^+) mediante bombeo. A continuación, el recubrimiento de clatrina se pierde y las hidrolasas ácidas se disocian de sus receptores de M6P, que se reciclan hacia la RGT para uso posterior. La M6P unida a los precursores de las hidrolasas ácidas pierde el fosfato unido a sus residuos de manosa, lo que permite a dichas hidrolasas convertirse en enzimas funcionales dentro del lisosoma.

Debido a que la vía por defecto para las proteínas que se sintetizan en los ribosomas unidos es la secreción celular, los defectos del marcado de las hidrolasas ácidas precursoras determinan su expulsión de la célula como proteínas no funcionales. Por ejemplo, la pérdida de la actividad de la GlcNAc-1PT da origen a la secreción de hidrolasas ácidas que carecen de M6P, en vez de su incorporación a los lisosomas.

Aplicación clínica 11-1: tráfico lisosómico independiente de manosa-6-fosfato de la glucocerebrosidasa

En ausencia de actividad de la GlcNAc-1PT, en cuyo caso se esperaría que los precursores de la hidrolasa ácida fueran secretados por mecanismos constitutivos en vez de ser dirigidos a los lisosomas, la hidrolasa ácida glucosidasa β lisosómica aún puede llegar a estos organelos, lo que sugiere que existe una señal distinta a la M6P que la marca para su tráfico lisosómico. En vez de recurrir al sistema de marcado con M6P, los precursores de la glucosidasa β se unen a la **proteína integral tipo 2 de la membrana lisosómica** (**LIMP-2**, *lysosomal integral membrane protein type 2*) de manera dependiente del pH. Estudios recientes confirmaron que la LIMP-2 no es un sustrato de la GlcNAc-1PT, y que no contiene M6P; por ende, la glucosidasa β, la enzima que muestra deficiencia en individuos con enfermedad de Gaucher, transita hacia los lisosomas de manera independiente a la M6P y sus receptores.

Heredada como un trastorno autosómico recesivo, la enfermedad de Gaucher se debe a mutaciones del gen de la glucosidasa β (*GBA*) que suele codificar a la glucocerebrosidasa β. Esta afección se caracteriza por la acumulación de glucocerebrósido en los macrófagos, así como en bazo, hígado, médula ósea, riñones, pulmón y/o cerebro, lo que depende de la variante de la afección. Considerada el trastorno por almacenamiento lisosómico más común, la enfermedad de Gaucher tiene tres variantes, los tipos I, II y III, que se definen a partir de la naturaleza de las mutaciones heredadas. La tipo I es la más frecuente, y los individuos afectados muestran debilidad esquelética junto con ingurgitación fosfolipídica en las células de la médula ósea, que les genera deficiencia de células hemáticas tanto de la serie roja como de la blanca. Los tipos II y III muestran afectación neurológica; el tipo II suele inducir la muerte antes de los 2 años de edad, mientras en los tipos I y II el paciente alcanza la edad adulta.

---

2. **Secreción a partir de la célula.** Las proteínas nuevas que salen de la RGT y no están destinadas a actuar en los lisosomas o insertarse en la membrana plasmática se excretan de la célula. Muchas proteínas secretadas se liberan de la célula de forma constitutiva tan pronto como su vesícula de transporte puede fusionarse con la membrana plasmática. Otras proteínas se almacenan en el citoplasma dentro de su vesícula de transporte (que en ocasiones se denomina gránulo) hasta el momento adecuado para su liberación de la célula de una manera regulada.

   a. **Secreción constitutiva.** Las vesículas que transportan a casi todas las proteínas secretoras dejan la RGT y se fusionan con la membrana plasmática cercana en un proceso continuo para liberar su contenido hacia el exterior de la célula (fig. 11-9). Este

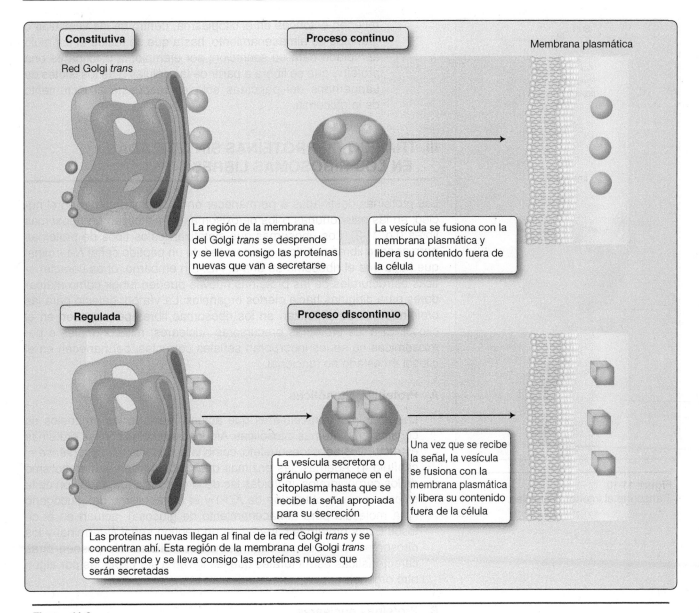

Figura 11-9
Secreción constitutiva y regulada.

proceso se conoce como secreción constitutiva y, de manera habitual, opera para las proteínas liberadas a partir de la célula que las sintetiza. Las proteínas de la matriz extracelular, entre ellas colágeno, elastina y fibronectina, son ejemplos de proteínas que muestran secreción constitutiva a partir de las células de los tejidos conectivos (*véase* el capítulo 2).

b. Secreción regulada. Otras proteínas son liberadas de las células sólo en ciertos momentos, en un proceso discontinuo que se conoce como secreción regulada o **exocitosis**. Las proteínas que se liberan de este modo suelen desempeñar funciones reguladoras importantes. Se concentran en la RGT antes de su liberación en una vesícula de transporte (sin embargo, no se considera que la clatrina participe como proteína de cubierta durante la secreción regulada). Estas proteínas se

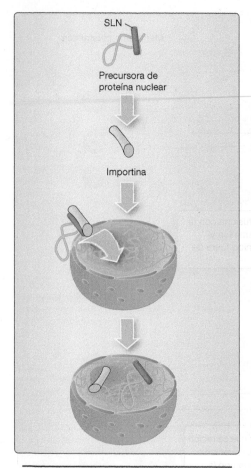

SLN

Precursora de
proteína nuclear

Importina

Figura 11-10
Transporte al interior del núcleo.

retienen entonces en el citoplasma, dentro de las vesículas o gránulos de almacenamiento, hasta que se recibe el estímulo apropiado para su secreción; por ejemplo, la insulina es una proteína que se libera a partir de las células β de los islotes de Langerhans del páncreas sólo en respuesta al incremento de la glucemia.

III. TRÁFICO DE PROTEÍNAS SINTETIZADAS EN LOS RIBOSOMAS LIBRES

Las proteínas destinadas a permanecer en el citosol o actuar en el núcleo, en las mitocondrias o los peroxisomas se sintetizan en ribosomas libres (fig. 11-2). Los ribosomas que sintetizan estos tipos de proteínas permanecen libres debido a que carecen de un péptido señal *N*-terminal que haga que el ribosoma se una al RE. Sin embargo, otras características estructurales de las proteínas nuevas pueden fungir como marcadores para dirigirlas hacia ciertos organelos. La vía por defecto para las proteínas que se sintetizan en los ribosomas libres permanecen en el citosol. Si a las proteínas precursoras nucleares, mitocondriales o peroxisómicas no se les incorporan señales correctas, permanecen en el citosol en estado no funcional.

A. Proteínas citosólicas

Las proteínas intracelulares que actúan fuera de los organelos se consideran proteínas citosólicas. Algunos ejemplos son las proteínas estructurales del citoesqueleto, como la actina y la tubulina (*véase* el capítulo 4). Además, las enzimas que participan en el metabolismo de los carbohidratos, incluidas las de la glucólisis (degradación de la glucosa para la obtención de ATP) y el metabolismo del glucógeno (una molécula para almacenamiento de glucosa), actúan en el citosol. Estas proteínas carecen de un péptido señal *N*-terminal y los ribosomas que los sintetizan permanecen libres. No poseen otras características estructurales que les lleven a ser captadas por algún otro organelo.

B. Proteínas nucleares

El núcleo aloja al ácido desoxirribonucleico (ADN) genómico de la célula. Además, contiene proteínas, entre otras las enzimas necesarias para la replicación del ADN y su transcripción (*véanse también* los capítulos 8 y 9). El ARN mensajero (ARNm) que codifica proteínas nucleares sale del núcleo para traducirse en los ribosomas del citosol. Casi todas las proteínas que tienen acceso al interior del núcleo contienen una **señal de localización nuclear** (SLN) que les permite pasar por un poro nuclear. Hay distintos tipos de SLN, compuestas por secuencias variables de aminoácidos. Todas las secuencias de localización nuclear tienen en común que forman un enlace fuerte con la **importina**, una proteína que facilita el ingreso al núcleo. Juntas, la importina y la proteína recién sintetizada que posee una SLN, se unen a un receptor en la cubierta nuclear y se desplazan por un poro nuclear (fig. 11-10). Una vez dentro de los límites de la cubierta nuclear la importina se disocia de su carga proteínica (en un proceso que depende del trifosfato de guanosina [GTP]) y de este modo la proteína nuclear libre recién sintetizada alcanza su sitio de destino.

C. Proteínas mitocondriales

Las mitocondrias contienen su propio ADN y también tienen ribosomas para la síntesis de proteínas. Sin embargo, sólo alrededor de 1% de las proteínas en las mitocondrias está codificado en el ADN mitocondrial. El resto está codificado en el ADN nuclear y se sintetiza en los ribosomas del citosol. Estas proteínas incluyen aquellas que participan en la fosforilación oxidativa para incrementar la cantidad de ATP obtenido a partir de la degradación de la glucosa (*véanse también* el capítulo 5 y *LIR. Bioquímica*, 8ª edición, capítulo 6). Cuentan con una secuencia *N*-terminal para importación mitocondrial (fig. 11-11) y deben ser importadas hacia el interior de las mitocondrias desde el citosol. Las proteínas se mantienen desplegadas antes de ingresar a las mitocondrias mediante la unión de **proteínas chaperonas** cuya actividad depende de ATP. El complejo de la **translocasa de la membrana mitocondrial externa** (TOM, *translocase of outer mitochondrial membrane*) importa las proteínas mitocondriales nuevas a través de esa primera barrera. A continuación se unen al complejo de la **translocasa de la membrana mitocondrial interna** (TIM, *translocase of inner mitochondrial membrane*) que les permite ingresar a la matriz mitocondrial. Se recurre al ATP y el potencial de membrana para impulsar la importación de proteínas hacia la matriz (espacio interno) de la mitocondria.

D. Proteínas peroxisómicas

Los peroxisomas contienen enzimas hidrolíticas que se obtienen a partir del citosol (*véase también* el capítulo 5). Las proteínas destinadas a actuar en los peroxisomas contienen un tripéptido (serie de tres aminoácidos) *C*-terminal o carboxiterminal (el extremo distal de la proteína que va a sintetizarse) que funge como señal para dirigirlas al peroxisoma (fig. 11-12). La relevancia del transporte apropiado hacia los peroxisomas lo ilustra el síndrome de Zellweger, inducido por un defecto del transporte hacia estos organelos en hígado, riñones y cerebro. Los individuos afectados no suelen sobrevivir más allá de los seis meses de edad.

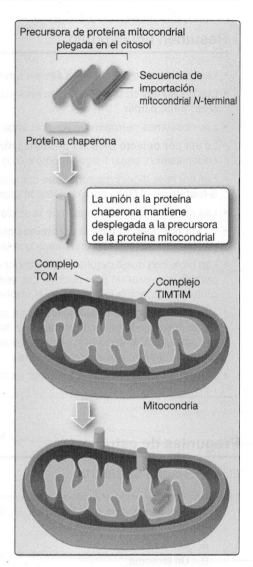

Figura 11-11
Transporte al interior de la mitocondria.

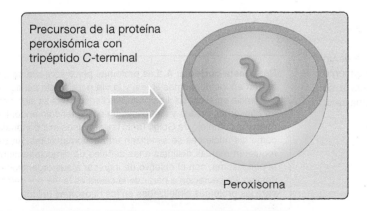

Figura 11-12
Transporte al interior de los peroxisomas.

Resumen del capítulo

- Las proteínas se sintetizan ya sea en **ribosomas libres** o **ribosomas unidos al retículo endoplásmico**.
- Los ribosomas se unen al retículo endoplásmico cuando las proteínas que sintetizan contienen una **péptido señal *N*-terminal** o **líder**.
- Los ribosomas permanecen libres cuando las proteínas que se sintetizan carecen de una péptido líder.
- La **vía por defecto para las proteínas sintetizadas en los ribosomas unidos** es su ingreso a la luz del retículo endoplásmico, pasar luego al complejo de Golgi y después ser secretadas de la célula.
- Las enzimas digestivas conocidas como hidrolasas ácidas actúan en los lisosomas y reciben una **marca de manosa-6-fosfato** en el Golgi para dirigirlos al lisosoma.
- Las proteínas que se secretan de la célula se liberan ya sea en forma constitutiva o regulada.
- La **vía por defecto para las proteínas que se sintetizan en los ribosomas libres** es permanecer en el citosol, a menos que cuenten con una marca que las dirija al núcleo, las mitocondrias o los peroxisomas.
- Las proteínas que funcionan en el interior del núcleo contienen una **señal de localización nuclear** (SLN) que les permite atravesar un poro nuclear. Las secuencias de localización nuclear se unen con fuerza a la importina, una proteína que facilita la entrada en el núcleo.
- Las proteínas mitocondriales tienen una secuencia de importación mitocondrial *N*-terminal y se mantienen en una forma desplegada antes de entrar en la mitocondria mediante la unión de **proteínas chaperonas** que requieren ATP. El complejo **TOM** importa nuevas proteínas mitocondriales a través de esa primera barrera y el complejo **TIM** les permite entrar en la matriz mitocondrial.
- Las proteínas destinadas a funcionar en los peroxisomas contienen un tripéptido *C*-terminal o carboxil-terminal.

Preguntas de estudio

Elija la respuesta CORRECTA.

11.1 Un ribosoma unido al retículo endoplásmico participa en la traducción de una proteína nueva. El destino final de esa proteína puede ser:

    A. El citosol.
    B. Un lisosoma.
    C. Una mitocondria.
    D. El núcleo.
    E. Un peroxisoma.

Respuesta correcta: B. Las proteínas lisosómicas se sintetizan en ribosomas unidos al retículo endoplásmico. Las proteínas citosólicas, mitocondriales, nucleares y peroxisómicas se sintetizan en ribosomas libres.

11.2 El destino final programado de una proteína nueva es un peroxisoma. Sin embargo, la señal para direccionamiento peroxisómico no se incorpora en forma adecuada a su precursora. Por tanto, el destino final de esa proteína será:

    A. El citosol.
    B. Un lisosoma.
    C. Una mitocondria.
    D. El núcleo.
    E. El exterior de la célula.

Respuesta correcta: A. Las proteínas peroxisómicas se sintetizan en los ribosomas libres, y la vía por defecto es su permanencia en el citosol. Las proteínas lisosómicas se sintetizan en ribosomas unidos y se desplazan por el retículo endoplásmico y el complejo de Golgi. Tanto las proteínas mitocondriales como las nucleares se sintetizan en ribosomas libres. Ambas requieren marcas distintas a las señales de direccionamiento al peroxisoma, con el objetivo de ingresar a sus organelos de destino. La secreción a partir de la célula es la vía por defecto para las proteínas sintetizadas en los ribosomas unidos.

11.3   Una proteína precursora cuya finalidad es actuar en un lisosoma no recibe la marca lisosómica manosa-6-fosfato (M6P) apropiada mientras se le procesa. Por lo tanto, la proteína será enviada a:

A.   Un peroxisoma.

B.   Una mitocondria.

C.   El citosol.

D.   El núcleo.

E.   El exterior de la célula.

Respuesta correcta: E. Las proteínas lisosómicas se sintetizan en los ribosomas unidos, y la vía por defecto para ellas es la secreción de la célula. Si no se le incorpora la marca lisosómica de manosa-6-fosfato a la precursora destinada al lisosoma, se le enviará fuera de la célula. Las proteínas citosólicas, mitocondriales, nucleares y peroxisómicas se sintetizan en ribosomas libres, y su destino por defecto es permanecer en el citosol.

11.4   ¿Qué organelo es la siguiente parada en el tráfico normal de cualquier proteína que sale del retículo endoplásmico en una vesícula transportadora?

A.   Complejo de Golgi.

B.   Lisosomas.

C.   Mitocondrias.

D.   Núcleo.

E.   Peroxisomas.

Respuesta correcta: A. El complejo de Golgi es la siguiente parada en el tráfico de una proteína que sale del retículo endoplásmico (RE). Las proteínas contenidas en este último se sintetizan en ribosomas unidos. Los ribosomas libres sintetizan proteínas que ejercerán sus funciones en las mitocondrias, el núcleo y los peroxisomas. Ninguna de estas proteínas ingresa al RE. El lisosoma es el destino final de algunas proteínas sintetizadas en ribosomas unidos al retículo endoplásmico, pero primero van al complejo de Golgi luego de existir el RE. Después, tras dejar el complejo de Golgi las proteínas lisosómicas son enviadas al lisosoma. Sin embargo, los lisosomas no constituyen la vía de desplazamiento principal para las proteínas sintetizadas en los ribosomas unidos.

11.5   Un niño de 3 meses de edad tiene un defecto que le genera imposibilidad para agregar manosa-6-fosfato a ciertas proteínas contenidas en el complejo de Golgi. Este defecto hará que existan proteínas anormales en:

A.   El complejo de Golgi.

B.   Los lisosomas.

C.   Las mitocondrias.

D.   El núcleo.

E.   La membrana plasmática.

Respuesta correcta: B. La manosa-6-fosfato es la marca que se agrega a las proteínas lisosómicas. En este caso, el defecto afectaría a los lisosomas ya que las hidrolasas ácidas precursoras necesitan M6P para que los lisosomas transiten hasta donde llevarán a cabo sus funciones. Las proteínas que actúan en el Golgi no se modifican mediante la adición de M6P. Las proteínas mitocondriales y nucleares se sintetizan en los ribosomas libres y no ingresan al Golgi. Las proteínas de la membrana plasmática pasan por el Golgi, pero no son marcadas con M6P, que se utiliza para dirigir a las proteínas hacia los lisosomas.

11.6   Para sufrir secreción constitutiva a partir de una célula, ¿cuál de los siguientes elementos debe contener una proteína recién producida en algún momento de su síntesis y procesamiento?

A.   Tripéptido C-terminal.

B.   Clatrina.

C.   Manosa-6-fosfato.

D.   Péptido señal N-terminal.

E.   Complejo TOM.

Respuesta correcta: D. Una proteína destinada a secretarse de una célula contendrá un péptido señal N-terminal. Este péptido señal dirige al ribosoma que traduce a la proteína a unirse al retículo endoplásmico. A partir de éste, el polipéptido naciente se desplazará por el Golgi y luego hacia el exterior de la célula. El tripéptido C-terminal es una secuencia que dirige a una proteína hacia un peroxisoma. La clatrina es una proteína de cubierta que se detecta en forma transitoria en regiones de la membrana del Golgi implicadas en la concentración de tipos específicos de proteínas. La manosa-6-fosfato es una etiqueta que se añade a casi todas las precursoras de las hidrolasas ácidas, lo que les permite dirigirse a los lisosomas. El complejo TOM es el complejo de la translocasa de la membrana mitocondrial externa, que importa proteínas mitocondriales nuevas a través de la primera membrana mitocondrial o externa.

11.7   Un polipéptido naciente que se traduce en un ribosoma unido al retículo endoplásmico contiene la secuencia Asn-X-Thr. Esta secuencia definirá que la proteína:

A. Sea degradada en un lisosoma.

B. Sea glucosilada.

C. Sea retenida en el retículo endoplásmico.

D. Se dirija al núcleo.

E. Se transloque por la membrana mitocondrial interna.

Respuesta correcta: B. Los polipéptidos nacientes que contienen la secuencia de consenso Asn-X-Thr sufren *N*-glucosilación al ingresar a la luz del RE. Las macromoléculas no funcionales son los blancos principales de la degradación en los lisosomas y esta secuencia líder no convierte a una proteína en no funcional y no transportaría al lisosoma para su digestión. La señal Asn-X-Thr no hace que un polipéptido naciente sea retenido en el retículo endoplásmico o se dirija al núcleo, para lo cual se requiere una señal de localización nuclear. Se necesita una señal de importación mitocondrial *N*-terminal y la unión a proteínas chaperonas para la translocación a través de las membranas externa e interna de las mitocondrias.

11.8   Un niño de 4 meses de edad es valorado por debilidad muscular y tono muscular deficiente. La exploración física revela hepatomegalia (crecimiento del hígado) y estudios adicionales revelan la presencia de defectos cardiacos. Se identifica un exceso de glucógeno en las células de sus músculos, corazón e hígado. Se sospecha deficiencia de maltasa ácida. Con base en esta información, ¿cuál es la localización del glucógeno acumulado en las células afectadas?

A. Citosol.

B. Golgi.

C. Lisosomas.

D. Mitocondrias.

E. Núcleo.

Respuesta correcta: C. Los hallazgos en este caso corresponden a un trastorno del almacenamiento lisosómico. La maltasa ácida es una hidrolasa ácida que suele actuar en los lisosomas para degradar el exceso de macromoléculas de tipos específicos. En este caso el glucógeno se acumula porque no es degradado por la maltasa ácida. Este cuadro clínico corresponde a la enfermedad de Pompe, un trastorno por almacenamiento lisosómico heredado de forma autosómica. El exceso de alguna macromolécula específica, como el glucógeno, no se identificaría en alguno de los otros sitios intracelulares mencionados, porque las enzimas líticas no suelen localizarse en el complejo de Golgi, las mitocondrias o los núcleos. El glucógeno no se acumularía en el citosol porque habría sido llevado a los lisosomas para su esperada degradación. En ausencia de maltasa ácida, el glucógeno se acumula en los lisosomas.

11.9   Los precursores de la glucocerebrosidasa β lisosómica se unen a la proteína LIMP-2 durante su tránsito hacia los lisosomas. Se ha demostrado que la LIMP-2 y la glucocerebrosidasa β no son sustratos de la GlcNAc-1PT. Con base en esta información, el tráfico de la glucocerebrosidasa β hacia su sitio de acción:

A. Sigue una vía de tráfico por defecto.

B. Ocurre de manera independiente a la manosa-6-fosfato.

C. Requiere una secuencia de consenso Asn-X-Ser.

D. Implica ribosomas libres, no unidos al RE.

E. Recurre a proteínas chaperonas que requieren ATP.

Respuesta correcta: B. Como se describió, el proceso es independiente de la manosa-6-fosfato, la marca común en los precursores de las proteínas lisosómicas. Ya que la GlcNAc-1PT no actúa sobre la enzima o su proteína de unión LIMP-2, éstas no contendrán manosa-6-fosfato. La vía por defecto haría que la proteína sufriera secreción constitutiva a partir de la célula y no llegara al lisosoma. La *N*-glucosilación ocurre en proteínas que cuentan con la secuencia de consenso Asn-X-Ser al ingresar al RE. Las proteínas lisosómicas se traducen en ribosomas unidos al RE. La incapacidad para fungir como sustrato de la GlcNAc-1PT no implica que la proteína se haya sintetizado en un ribosoma libre. Las proteínas chaperonas que requieren ATP se usan para introducir las proteínas a las mitocondrias.

11.10   ¿A cuál de las siguientes moléculas debe unirse la señal de localización nuclear de una proteína destinada a ubicarse en el núcleo para facilitar su entrada a ese organelo?

A. Proteínas chaperonas.

B. Clatrina.

C. Dolicol.

D. GlcNAc.

E. Importina.

Respuesta correcta: E. Las proteínas que ingresan al núcleo cuentan con señales de localización nuclear que se unen a la importina para facilitar su acceso al núcleo. La clatrina es una proteína de recubrimiento que ayuda a concentrar y localizar proteínas en ciertas regiones del Golgi. Las proteínas chaperonas facilitan el ingreso a las mitocondrias. El dolicol es un portador ubicado en el RE para los oligosacáridos ramificados de 14 azúcares que contienen GlcNAc, y participa en la *N*-glucosilación de proteínas a su ingreso a la luz del RE.

Degradación de las proteínas

12

I. GENERALIDADES

Todas las proteínas se encuentran en equilibrio dinámico con su medio circundante, y sus concentraciones se ajustan de manera continua en respuesta a las necesidades fisiológicas y ambientales cambiantes. Las concentraciones de proteínas intracelulares se mantienen mediante una regulación balanceada entre su síntesis y degradación. La degradación de las proteínas permite a una célula contar con una provisión constante de aminoácidos libres, que se liberan durante la degradación de las proteínas. La degradación también impide la acumulación excesiva de proteínas anómalas.

Las proteínas tienen vidas medias diversas pero finitas dentro de las células, y de manera eventual se degradan mediante sistemas proteolíticos especializados. Las proteínas con vidas medias cortas y las que tienen algún tipo de defecto son degradadas por un sistema que requiere ATP. Un segundo sistema de degradación que recurre a enzimas hidrolíticas potentes opera en los lisosomas. La degradación lisosómica es importante para el reciclado de los aminoácidos de las proteínas unidas a membrana y extracelulares, y de aquéllas con vidas medias más prolongadas.

II. VÍAS DE DEGRADACIÓN INTRACELULAR DE LAS PROTEÍNAS

Existe una variación enorme en las vidas medias de las proteínas; la vida media es un reflejo directo de la función que tiene la proteína en la célula. Las proteínas con vida media breve, de segundos a minutos, se eliminan mediante una vía de degradación de proteínas dependiente de ATP que opera en el citosol. Este sistema también es importante para la degradación de las proteínas defectuosas y dañadas, y para las enzimas reguladoras principales de las vías metabólicas al final de su periodo de vida. Esta vía dependiente de energía está mediada por las proteínas que forman el complejo del proteasoma que lleva a cabo la escisión hidrolítica de las proteínas blanco.

El segundo sistema para la degradación de proteínas recurre a los lisosomas ubicados en las células. Enzimas hidrolíticas potentes dentro de los lisosomas, conocidas de manera colectiva como hidrolasas ácidas, actúan para degradar las moléculas biológicas, entre ellas las proteínas. En general, los lisosomas degradan las proteínas que actuaban en membranas, fuera de las células y aquéllas con vidas medias prolongadas, al llegar al final de su vida útil (fig. 12-1).

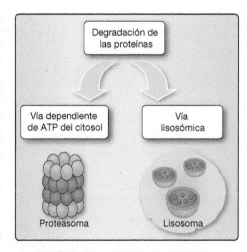

Figura 12-1
Vías de degradación de las proteínas.

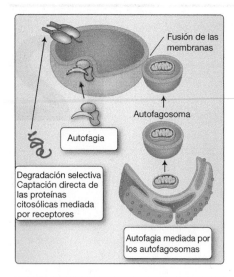

Figura 12-2
Esquema general de la degradación
lisosómica de las proteínas.

A. Mecanismo general de la degradación de proteínas en los lisosomas

Los lisosomas son organelos circundados por membrana que contienen enzimas digestivas, incluidas las que fungen como lipasas, nucleasas y proteasas. El interior del lisosoma es más ácido que el citosol (pH 4.8 *vs.* 7.2). Esta compartimentalización o segregación de las enzimas lisosómicas es importante para prevenir la degradación descontrolada de los contenidos celulares funcionales por la acción de estas enzimas digestivas potentes. Una vía para la captación de las moléculas que deben degradarse es la **autofagia**, un proceso por el que se forman vesículas a partir de porciones del retículo endoplásmico (autofagosomas), que engloban cantidades pequeñas de citoplasma u organelos específicos (fig. 12-2). La fusión de las vesículas con los lisosomas deriva en la liberación de las enzimas hidrolíticas lisosómicas, lo que permite que degraden las macromoléculas. Si bien existen varias vías para la autofagia, que permiten la degradación tanto selectiva como no selectiva de las proteínas, también comparten varios pasos comunes, lo que les hace tanto específicas como flexibles.

Aplicación clínica 12-1: la autofagia y los trastornos neurodegenerativos

En las enfermedades crónicas degenerativas, como la de Huntington, Alzheimer y Parkinson, existe una acumulación anómala de proteínas defectuosas en el tejido nervioso. Puesto que se había demostrado que los autofagosomas se acumulaban en el cerebro de los pacientes con estos trastornos, se pensaba que la autofagia contribuía a la patogenia de estas enfermedades. Sin embargo, evidencia reciente más sólida sugiere que la autofagia puede participar en la protección contra varios trastornos neurodegenerativos. Y la acumulación de autofagosomas se considera ahora ante todo una representación de la activación de la autofagia como respuesta fisiológica benéfica en estas condiciones patológicas.

Degradación lisosómica selectiva

En ciertas circunstancias, los lisosomas degradan de manera selectiva a las proteínas del citosol. Un ejemplo de degradación selectiva se observa durante la inanición, en que las proteínas que contienen la secuencia de aminoácidos Lys-Phe-Glu-Arg-Gln se convierten en blanco de los lisosomas. Este proceso también requiere el desdoblamiento de las cadenas polipeptídicas de la proteína (mediada por chaperonas del citosol) y un receptor de la membrana lisosómica para transportar a las proteínas a través de la membrana. Las proteínas blanco suelen tener vidas medias largas y tienden a ser moléculas dispensables, que bajo condiciones de estrés e inanición se sacrifican para liberar aminoácidos y producir energía para sostener las reacciones metabólicas básicas (fig. 12-2).

B. Degradación en el proteasoma

La vía del proteasoma dependiente de ATP implica a la proteína **ubiquitina**. Se trata de una proteína con gran conservación evolutiva que contiene 76 aminoácidos y, como su nombre sugiere, tiene distribución ubicua en el reino eucariota. Las proteínas destinadas a la destrucción por la vía proteasómica son marcadas mediante la unión covalente de ubiquitina, y sufren degradación subsecuente en un complejo proteolítico denominado **proteasoma** (fig. 12-1).

1. **Ubiquitinación de las proteínas.** La ubiquitinación es un proceso con regulación precisa e importancia crítica para la degradación de las proteínas. La ubiquitina se enlaza por medios covalentes a las proteínas en una vía dependiente de ATP que implica a tres enzimas independientes, E1, E2 y E3 (fig. 12-3). Estas reacciones traen consigo el enlace del residuo carboxiterminal de glicina de la ubiquitina con un residuo lisilo en la proteína que va a degradarse. El proceso ocurre mediante una secuencia de tres pasos que requiere que la enzima activadora de la ubiquitina, E1, se una en principio a la ubiquitina, que luego se transfiere a la enzima de conjugación de la ubiquitina, E2. La ligasa de la ubiquitina, E3, promueve entonces la transferencia de esta sustancia de la E2 al residuo lisilo de la proteína que la E3 reconoce como seleccionada para degradación. Las proteínas sufren poliubiquitinación, con la adición de varias moléculas de ubiquitina, que forman una cadena al unirse un residuo lisilo de una molécula de ubiquitina con el extremo carboxiterminal de la ubiquitina adyacente. Al parecer se requiere un mínimo de cuatro moléculas de ubiquitina en la proteína blanco para lograr su degradación eficiente.

2. **Modalidades de reconocimiento de los sustratos para su degradación.** Las vidas medias de las proteínas se correlacionan con su residuo aminoterminal. En general, las proteínas con un residuo Met, Ser, Ala, Thr, Val o Gly N-terminal tienen vidas medias superiores a 20 h, en tanto las proteínas con Phe, Leu, Asp, Lys o Arg N-terminal tienen vidas medias de 3 min o menos. Las proteínas ricas en Pro (P), Glu (E), Ser (S) y Thr (T) (proteínas "PEST") se degradan con más rapidez que otras. Otros mecanismos para reconocimiento incluyen la identificación de sustratos fosforilados, la detección de proteínas auxiliares unidas al sustrato y el reconocimiento de proteínas anormales mutadas. Distintas clases de enzimas (ligasas E3; *véase* más adelante) están implicadas en cada vía para la degradación de sustratos específicos, como se muestra en la figura 12-4.

3. **Proteasoma.** El proteasoma es un complejo 26S grande de proteínas, constituido por cerca de 60 subunidades proteínicas y con una estructura que recuerda a un gran cilindro tapado por ambos extremos (fig. 12-5). Contiene un núcleo central 20S y una partícula reguladora 19S en cada extremo. La partícula central 20S tiene configuración en barril y está integrada por cuatro anillos. Los anillos externos están compuestos por siete subunidades alfa, en tanto el anillo interno está formado por siete subunidades beta. Algunas de las subunidades beta tienen actividad de proteasa.

La partícula reguladora 19S es importante para varias actividades, entre ellas el reconocimiento y la unión de las proteínas poliubiquitinadas, la eliminación de la ubiquitina, el desplegamiento del sustrato proteínico y la translocación hacia su elemento central. Estas funciones diversas son facilitadas por la composición de partículas 19S del complejo, integradas por varias ATPasas y otras enzimas. Las proteínas extendidas se hidrolizan entonces en el elemento central para obtener péptidos de menor tamaño. Los péptidos más pequeños emergen por el extremo opuesto de la partícula 20S y son degradados en mayor medida por las peptidasas citosólicas (fig. 12-5).

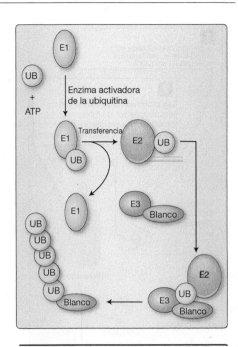

Figura 12-3
Pasos en la ubiquitinación de las proteínas.

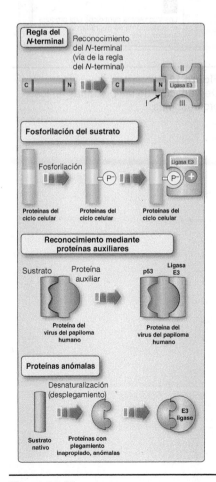

Figura 12-4
Modalidades de reconocimiento de los sustratos para su degradación.

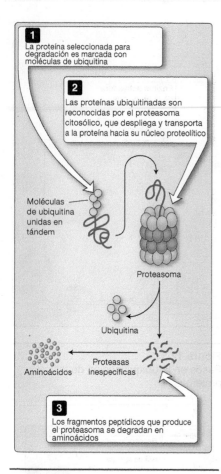

1
La proteína seleccionada para degradación es marcada con moléculas de ubiquitina

2
Las proteínas ubiquitinadas son reconocidas por el proteasoma citosólico, que despliega y transporta a la proteína hacia su núcleo proteolítico

Moléculas de ubiquitina unidas en tándem

Proteasoma

Ubiquitina

Aminoácidos

Proteasas inespecíficas

3
Los fragmentos peptídicos que produce el proteasoma se degradan en aminoácidos

Figura 12-5
Degradación de las proteínas en los proteasomas.

Fibrosis quística y proteínas con plegamiento inapropiado

La fibrosis quística (FQ) es un trastorno genético con aproximadamente 30 000 casos en Estados Unidos; se caracteriza por secreciones viscosas y espesas que afectan el funcionamiento de los órganos, en particular los pulmones y el páncreas. El gen codifica un canal iónico de cloruro conocido como regulador transmembrana de la fibrosis quística (CFTR), una proteína de gran tamaño con varios dominios transmembrana. La mutación más común en la FQ es la deleción de un único aminoácido fenilalanina en la posición 508. Esta mutación se observa en aproximadamente 90% de los casos de FQ en dicho país, y provoca una disminución de la cantidad de proteína CFTR producida. La pérdida de proteína se debe a que la mutación provoca un plegamiento inapropiado de la proteína, que es reconocido y degradado por el proteasoma. Al saber que esta proteína mutante conserva una actividad residual y no es por completo no funcional, se han hecho intentos para permitir que la proteína sobreviva y funcione. Se ha desarrollado una nueva clase de fármacos que potencian la función de transporte de cloruro de esta proteína, denominados fármacos correctores. Se trata de una combinación de fármacos cuyas actividades ayudan al plegamiento de la proteína y a su tráfico hacia la superficie celular. En este caso, se ha descubierto que la proteína mutante funciona, aunque a un ritmo menor que la versión normal de tipo natural.

Aplicación clínica 12-2: los virus del papiloma humano inductores de cáncer marcan como blanco para degradación a las proteínas celulares del hospedero

Se acepta en gran medida que ciertos virus del papiloma humano (VPH), entre ellos los tipos 16 y 18, desempeñan una función en la etiología de la carcinogénesis cervicouterina. Las oncoproteínas principales de estos VPH están codificadas en los genes E6 y E7, que son los únicos genes virales que se conservan y se expresan en las células cancerosas positivas a VPH. La proteína supresora tumoral p53 (*véanse* los capítulos 21 y 22) es un blanco para estas cepas de VPH de alto riesgo. Sin embargo, a diferencia de la mayor parte de los cánceres humanos, en que p53 sufre inactivación por mutaciones de sentido erróneo, su mecanismo de inactivación en el cáncer cervicouterino es único. La p53 es seleccionada como blanco por la oncoproteína E6 del VPH, que se une a ella y utiliza a la ligasa de proteínas ubiquitinadas E6-AP de la célula para identificar a la p53 como blanco para degradación (*véase* fig. 12-3). En células normales la p53 es el blanco de degradación de una ligasa de ubiquitina diferente denominada Mdm2 (una ligasa E3) y no la E6-AP. Mientras algunas clases de proteínas E3 fungen como adaptadoras que permiten a las enzimas E2 formar complejos con sus sustratos (la clase RING de proteínas a las que pertenece la Mdm2), la E6-AP pertenece a una clase de ligasas de proteínas ubiquitinadas denominadas HECT E3, que transfieren en forma directa la ubiquitina a sus sustratos.

Aplicación clínica 12-3: inhibidores del proteasoma como agentes antineoplásicos

El **bortezomib** es el primer inhibidor del proteasoma de uso terapéutico que se prueba en humanos. Está autorizado para tratar el mieloma múltiple (cáncer de las células plasmáticas) y el linfoma de células del manto (un cáncer raro de los linfocitos). El fármaco es un péptido, se une al sitio catalítico del proteasoma 26S e inhibe la degradación de las proteínas. Se piensa que el bortezomib inhibe la degradación de factores proapoptósicos, con lo que incrementa la muerte de las células cancerosas mediante apoptosis. Pueden existir otros mecanismos responsables de la efectividad del fármaco. Desde el desarrollo del bortezomib, otros inhibidores del proteasoma se han introducido en el mercado.

Resumen del capítulo

- Todas las proteínas se degradan de manera eventual mediante el sistema proteolítico de la célula.
- Los dos sistemas para la degradación de las proteínas son la vía de degradación lisosómica y la vía de degradación proteasómica dependiente de ATP.
- Las proteínas con vidas medias más cortas se degradan por la vía proteasómica, en tanto para las proteínas con vidas medias más largas se recurre a la vía lisosómica.
- La autofagia por la vía lisosómica es importante para la generación de energía y aminoácidos en condiciones de estrés celular.
- Las proteínas destinadas a la degradación se enlazan por medios covalentes a una cadena de residuos de ubiquitina.
- La degradación proteasómica es desencadenada por un proceso escalonado que requiere enzimas que agregan ubiquitina a las proteínas destinadas a la degradación.
- Los proteasomas son complejos proteínicos grandes que llevan a cabo la degradación de las proteínas para obtener péptidos más pequeños, al tiempo que regeneran la ubiquitina.
- La vida media de la proteína está determinada tanto por el residuo aminoterminal como por su composición de aminoácidos.

Preguntas de estudio

Elija la respuesta CORRECTA.

12.1 La autofagia se refiere a:

A. La eliminación y la degradación subsecuente de vesículas limitadas por membrana dentro de las células.

B. La degradación de proteínas citoplásmicas en el compartimento lisosómico.

C. Un proceso que genera energía y aminoácidos cuando una célula está bajo estrés.

D. La formación de un autofagosoma, seguida por la digestión mediada por hidrolasas lisosómicas.

E. Todas las anteriores.

Respuesta correcta: E. La autofagia es un proceso por el que los organelos o las proteínas citoplásmicas se degradan en el compartimento lisosómico. Este proceso suele pasar por la formación de un autofagosoma, que luego se fusiona con la membrana lisosómica y permite la liberación y la degradación de su contenido. La autofagia también se activa cuando la célula está bajo estrés y requiere materias primas como aminoácidos y energía.

12.2 Una proteína con vida media corta:

A. Suele tener un aminoácido serina N-terminal.

B. Se degrada de manera preferencial por la vía lisosómica.

C. Tiene un aminoácido fenilalanina C-terminal.

D. Se marca con ubiquitina antes de su degradación.

E. Es degradada en sus aminoácidos constituyentes en los autofagosomas.

Respuesta correcta: D. Las proteínas con vidas medias cortas suelen ser degradadas por la vía proteasómica después de que se les marca con ubiquitina. Las proteínas con serina N-terminal tienen una vida media larga y se degradan de manera preferencial en los lisosomas. El residuo C-terminal no afecta la vida media de la proteína. Los autofagosomas son intermediarios en la vía de degradación proteínica lisosómica.

12.3 Un proteasoma es:

A. Un complejo proteolítico que degrada a todas las proteínas celulares.

B. Un complejo enzimático que se requiere para la adición de ubiquitina a las proteínas destinadas a la degradación.

C. Un complejo proteolítico integrado por ATPasas y otras enzimas para la degradación de proteínas.

D. Un complejo constituido por un núcleo central y una partícula reguladora.

E. Un complejo de proteínas que se ubica dentro de los lisosomas celulares.

Respuesta correcta: C. Los proteasomas son estructuras semejantes a barriles constituidos por varias subunidades proteínicas con capacidad para degradar las proteínas intracelulares ubiquitinadas. Para este proceso se requiere ATP. Degrada en forma selectiva las proteínas celulares con vidas medias cortas, y estas proteínas deben ser ubiquitinadas. Los proteasomas eliminan la ubiquitina de las proteínas blanco, y están compuestos por un núcleo central y dos regiones reguladoras. Los proteasomas se encuentran en el citosol de las células y difieren de la vía lisosómica para la degradación de proteínas.

12.4 Una proteína intracelular no funcional rica en residuos de aminoácidos PEST y con un residuo Phe *N*-terminal será degradada mediante:

    A. Autofagia.

    B. Digestión peroxisómica.

    C. Acción de la hidrolasa ácida.

    D. Fagocitosis.

    E. Una vía dependiente de ATP.

Respuesta correcta: E. Se recurre a un proceso dependiente de ATP y el uso de proteasomas para degradar a las proteínas ricas en residuos PEST. Además, las proteínas que cuentan con residuos Phe *N*-terminales tienen vidas medias cortas y se degradan en los proteasomas. Los lisosomas utilizan hidrolasas ácidas para digerir las macromoléculas en un proceso que implica a la autofagia. Los lisosomas degradan proteínas con vidas medias largas, no a proteínas que contienen PEST con vidas medias cortas. Los peroxisomas no degradan macromoléculas, como las proteínas. En vez de esto, eliminan el peróxido de hidrógeno y degradan los ácidos grasos y las purinas (*véase* el capítulo 5, pp. 52 y 53). La fagocitosis es un proceso por el que las células internalizan vesículas. Si el contenido de una vesícula debe degradarse se recurre a la digestión lisosómica.

12.5 Un niño de 6 meses de edad antes saludable comienza a perder habilidades motoras y se le diagnostica enfermedad de Tay-Sachs. En el año siguiente experimenta mayor acumulación de gangliósidos en el cerebro, lo que contribuye al agravamiento de sus signos y síntomas. ¿El defecto de cuál de los siguientes causó el trastorno de este niño?

    A. Una hidrolasa ácida.

    B. La digestión peroxisómica.

    C. La ubiquitinación.

    D. Una vía dependiente de ATP.

    E. Las proteínas que contienen PEST.

Respuesta correcta: A. La enfermedad de Tay-Sachs infantil deriva de una mutación del gen *HEXA*, que codifica a la hexosaminidasa A beta, una hidrolasa ácida que suele actuar en los lisosomas. La enfermedad de Tay-Sachs es un trastorno por almacenamiento lisosómico (*véase también* p. 52). Los gangliósidos son glucoesfingolípidos, no proteínas, por lo que no se degradan por la vía del sistema de marcado con ubiquitina dependiente del ATP de los proteasomas, que no participan en la degradación de las proteínas que contienen PEST y muchas otras. Los peroxisomas intervienen en la eliminación del peróxido de hidrógeno y degradan los ácidos grasos y las purinas, pero no los gangliósidos que se acumulan en los individuos con enfermedad de Tay-Sachs.

Existe un punto en que en el misterio de la existencia las contradicciones se encuentran; donde el movimiento no es en absoluto movimiento y la quietud no es quietud; donde la idea y la forma, el dentro y el fuera, están unidos; donde el infinito se convierte en finito, si bien no lo es.

—Rabindranath Tagore (poeta indio, 1861-1941)

A menudo, para las células vivas la concentración de una molécula crítica es mayor en el exterior que dentro de los confines de su membrana plasmática. Los iones y nutrientes con frecuencia son capaces de atravesar la barrera para nutrir y proveer a la célula sus constituyentes esenciales. Tales moléculas suelen desplazarse siguiendo su gradiente de concentración de manera pasiva.

En el primer capítulo de esta unidad se analizan los conceptos básicos del transporte, con enfoque ante todo en los procesos de transporte pasivo. Además, se considera la ósmosis, o el movimiento del agua. Puesto que las células existen en un ambiente acuoso, el agua, el fluido de la vida, se desplaza de manera continua hacia el interior y el exterior de las células por canales proteínicos de la membrana. Si bien el transporte de agua es constante e implica volúmenes importantes en el transcurso del tiempo, en condiciones isotónicas no existe movimiento neto de agua. ¡El vasto movimiento parece ser nulo cuando no lo es! En ocasiones una célula requiere una molécula crucial que ya existe en una concentración mayor dentro de sus límites que fuera de ellos.

Contrario a lo que pudiera considerarse un uso prudente de la energía disponible, una célula puede recurrir a un proceso de transporte activo con energía obtenida del ATP para bombear la molécula, que en ciertos casos se utiliza entonces para generar más energía para la célula. El transporte activo es el tema del segundo capítulo de esta unidad.

En el tercer capítulo se analiza en detalle el transporte de la glucosa hacia el interior de las células, puesto que éstas tienen una necesidad casi insaciable de tal carbohidrato. En la diabetes mellitus se identifican anomalías del transporte de la glucosa. El capítulo final de esta unidad se refiere al transporte de fármacos. Estas moléculas sintéticas pueden aprovechar los mecanismos de transporte que evolucionaron para cubrir las necesidades normales de la célula. Con ellos se cuenta con tratamientos para muchas enfermedades y quizá incluso con el potencial de prolongar la existencia finita de nuestras células y nuestras especies.

13 Conceptos básicos del transporte

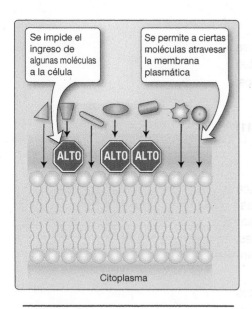

Figura 13-1
Permeabilidad selectiva de la membrana plasmática.

Se impide el ingreso de algunas moléculas a la célula

Se permite a ciertas moléculas atravesar la membrana plasmática

ALTO ALTO ALTO

Citoplasma

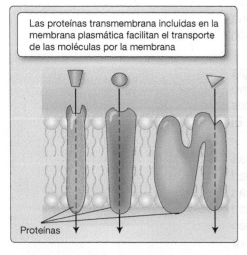

Figura 13-2
Proteínas de membrana facilitan el transporte.

Las proteínas transmembrana incluidas en la membrana plasmática facilitan el transporte de las moléculas por la membrana

Proteínas

I. GENERALIDADES

La membrana plasmática protege y aísla al citoplasma del medio circundante, y al hacerlo presenta una barrera a la entrada de moléculas a la célula. Esta barrera tiene **permeabilidad selectiva**, lo que permite que moléculas con relevancia fisiológica ingresen y salgan de las células al tiempo que se excluye a otras (fig. 13-1). Ciertos iones y moléculas pueden ingresar y salir de las células, y las células deben mantener su volumen y equilibrio iónico con el objetivo de que ocurran los procesos normales de la vida celular. Las moléculas que fungen como combustible celular deben ingresar a las células y degradarse para obtener energía.

Las proteínas incluidas en la membrana plasmática facilitan el transporte de iones y nutrientes al interior de las células (fig. 13-2), y son **canales iónicos**, **transportadores** y bombas. Cada proteína de membrana se une de manera específica a ciertos ligandos (p. ej., cloro, glucosa, o sodio y potasio) y permite su desplazamiento a través de la membrana plasmática.

En casi todos los ejemplos de transporte de membrana se recurre al **transporte pasivo** y, a través de la membrana plasmática, se desplazan moléculas en la dirección de sus gradientes de concentración (fig. 13-3) con moléculas que fluyen de una concentración mayor a una menor. Por el contrario, en el **transporte activo**, en procesos que requieren energía las moléculas se desplazan en contra de sus gradientes de concentración, desde el lado de la membrana plasmática donde se encuentran en una concentración menor hacia donde ya se encuentran en una concentración más alta (*véase también* el capítulo 14).

II. DIFUSIÓN

El conocimiento sobre el concepto de la difusión es útil para comprender el movimiento de las moléculas en una solución desde un sitio con concentración más alta a otro de concentración menor. La difusión recibe el impulso del movimiento aleatorio de las moléculas en una solución en que éstas se diseminan hasta que alcanzan una distribución uniforme en el espacio que ocupan (fig. 13-4). El proceso puede continuar a la misma velocidad en tanto exista el gradiente de concentración. La difusión de una sustancia no interfiere con la difusión de otra en la misma solución. El movimiento o flujo neto de una sustancia que se difunde a través de una barrera depende de varios criterios. El primero es el gradiente de concentración, le sigue el tamaño de la molécula y luego está la permeabilidad de la barrera por la que ha de difundirse la sustancia.

A. Consideraciones

La permeabilidad en una membrana es una consideración importante si una molécula va a cruzarla mediante difusión. Los fosfolípidos que constituyen la membrana plasmática son de naturaleza **anfipática** y tienen componentes tanto hidrofílicos (con afinidad por el agua) como hidrofóbicos (que rechazan el agua; *véase también* el capítulo 3). Las moléculas hidrofóbicas, como las hormonas esteroideas, a menudo se han descrito como capaces de disolverse en el núcleo hidrofóbico de la membrana plasmática. Sin embargo, los grupos hidrofílicos de la cabeza de los fosfolípidos de la membrana constituyen un obstáculo para los lípidos de gran tamaño en la interfase del medio externo y el citosol (fig. 13-5).

B. Difusión y membranas plasmáticas

Algunas moléculas pueden atravesar las uniones estrechas entre células vecinas dispuestas en láminas y difundirse a través de la capa celular, pero no en el citoplasma de células individuales. Con excepción de los gases, como O_2 y CO_2, que pueden penetrar en las células por difusión simple, *la membrana plasmática es una barrera para la difusión simple* e impide el flujo de los materiales por ella.

En consecuencia, por lo regular no existe difusión espontánea de la mayor parte de las moléculas por las membranas plasmáticas. El movimiento de las moléculas siguiendo su gradiente de concentración hacia el citoplasma de las células ocurre a través de proteínas de membrana en la membrana plasmática.

Algunos iones y moléculas pequeñas (por lo general con un peso molecular <80 Da) pueden tener acceso al citoplasma de las células sin una proteína de transporte específica propia al utilizar **acuaporinas**, que son canales proteínicos ubicados en las membranas plasmáticas cuya función es transportar agua. Las moléculas de mayor tamaño requieren proteínas de transporte de membrana específicas para atravesar el límite de la membrana plasmática.

III. ÓSMOSIS

La **ósmosis** es la transferencia de un solvente líquido a través de una membrana semipermeable que no permite el paso de ciertos solutos. El agua es el solvente fisiológico más importante. Las membranas plasmáticas son permeables al agua, pero no a ciertos solutos que se encuentran en ella. La entrada de agua en las células por ósmosis se ha descrito como difusión, pero también se produce a través de canales de membrana. Las **acuaporinas** permiten al agua pasar por el centro hidrofóbico de los fosfolípidos de la membrana. Por ósmosis el agua atraviesa la membrana plasmática de un área con concentración alta de agua (concentración menor del soluto) a un área con concentración más baja de agua (mayor concentración del soluto; fig. 13-6).

A. Movimiento neto del agua

El agua ingresa y egresa de manera continua en las células mediante ósmosis. Sin embargo, el movimiento neto del agua suele ser insignificante debido a que, en general, las velocidades de ingreso y egreso del agua son iguales. En los eritrocitos cada segundo ingresa y egresa un volumen de agua que equivale a cerca de 250 veces el de la célula, ¡pero sin movimiento neto de agua! No obstante, en el intestino delgado existe un movimiento neto de agua por las láminas celulares al tiempo que el agua se absorbe y secreta. De igual modo, el movimiento osmótico neto de agua sirve para concentrar la orina. En este caso el agua pasa desde el filtrado que formará la orina a través de una capa de células epiteliales que recubre los túbulos renales para llegar a la sangre.

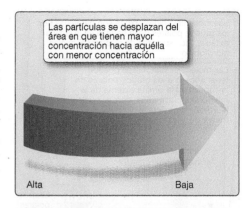

Figura 13-3
Gradientes de concentración de los solutos que van a transportarse.

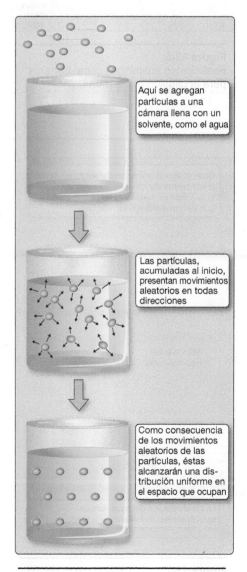

Figura 13-4
Distribución a partículas en una solución mediante difusión.

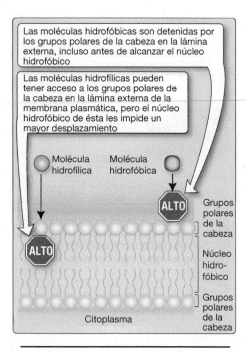

Las moléculas hidrofóbicas son detenidas por los grupos polares de la cabeza en la lámina externa, incluso antes de alcanzar el núcleo hidrofóbico

Las moléculas hidrofílicas pueden tener acceso a los grupos polares de la cabeza en la lámina externa de la membrana plasmática, pero el núcleo hidrofóbico de ésta les impide un mayor desplazamiento

Molécula hidrofílica   Molécula hidrofóbica

ALTO

ALTO

Grupos polares de la cabeza

Núcleo hidro-fóbico

Grupos polares de la cabeza

Citoplasma

Figura 13-5
Fosfolípidos anfipáticos como barreras para la difusión por la membrana.

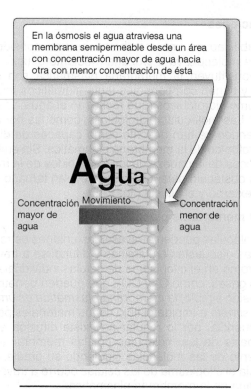

En la ósmosis el agua atraviesa una membrana semipermeable desde un área con concentración mayor de agua hacia otra con menor concentración de ésta

Agua

Concentración mayor de agua   Movimiento   Concentración menor de agua

Figura 13-6
Ósmosis.

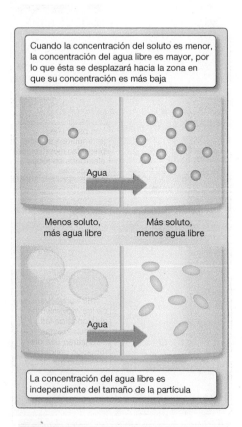

Cuando la concentración del soluto es menor, la concentración del agua libre es mayor, por lo que ésta se desplazará hacia la zona en que su concentración es más baja

Agua

Menos soluto, más agua libre   Más soluto, menos agua libre

Agua

La concentración del agua libre es independiente del tamaño de la partícula

Figura 13-7
Las concentraciones del agua libre determinan la dirección del movimiento de ésta en la ósmosis.

Las concentraciones de soluto determinan la concentración de agua libre. En una solución con una concentración alta de partículas o soluto existe menos agua libre que en una solución con una concentración baja de soluto (fig. 13-7). Cuando existe más agua libre las moléculas de agua chocan contra las acuaporinas de la membrana con mayor frecuencia, de modo que una mayor cantidad de agua sale del área con concentración alta de agua libre. El resultado es un movimiento neto del agua. El tamaño o el peso molecular de los solutos en el agua no influyen sobre el movimiento neto de ésta. Cuando una cantidad suficiente de agua ha cruzado la membrana para igualar las concentraciones de soluto en ambos lados, el movimiento del agua se detiene.

B. Presión osmótica

Las diferencias de la concentración de un soluto a ambos lados de una barrera, como la membrana plasmática, generan una presión osmótica. Si la presión se eleva en el lado de la barrera hacia la cual fluye el agua, el movimiento del agua se detiene (fig. 13-8). A esto se le denomina presión **hidrostática** o de detención del agua.

C. Volumen celular

Cuando la presión osmótica es igual tanto en el interior como en el exterior de la célula, la solución externa que circunda la célula se considera **isotónica** (igual). Las células mantienen su volumen en las soluciones isotónicas. Mientras la ósmosis ocurre tanto hacia el interior como hacia el exterior de la célula, cuando la presión osmótica es idéntica a ambos lados de la membrana no existe movimiento neto de agua (fig. 13-9). Una solución con presión osmótica menor que el citosol es **hipotónica**. El volumen celular se incrementa en las soluciones hipotónicas. Esto ocurre debido a que el agua libre tiene una concentración más alta fuera de la célula. El agua se des-

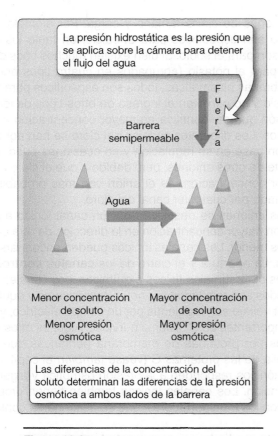

La presión hidrostática es la presión que se aplica sobre la cámara para detener el flujo del agua

Fuerza

Barrera semipermeable

Agua

Menor concentración de soluto
Menor presión osmótica

Mayor concentración de soluto
Mayor presión osmótica

Las diferencias de la concentración del soluto determinan las diferencias de la presión osmótica a ambos lados de la barrera

Figura 13-8
Presión osmótica generada por las diferencias de la concentración del soluto a ambos lados de una barrera.

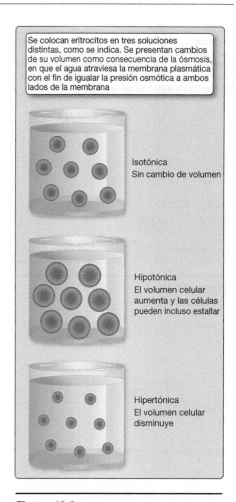

Se colocan eritrocitos en tres soluciones distintas, como se indica. Se presentan cambios de su volumen como consecuencia de la ósmosis, en que el agua atraviesa la membrana plasmática con el fin de igualar la presión osmótica a ambos lados de la membrana

Isotónica
Sin cambio de volumen

Hipotónica
El volumen celular aumenta y las células pueden incluso estallar

Hipertónica
El volumen celular disminuye

Figura 13-9
El volumen de la célula cambia como consecuencia de la ósmosis.

plaza siguiendo su gradiente de concentración y se presenta un movimiento neto de agua hacia el interior de las células. Si en vez de esto las células se colocan en una solución con una presión osmótica más alta que su citosol, la solución es **hipertónica**. El agua saldrá de las células con la intención de igualar la presión osmótica, y el volumen celular disminuirá.

IV. TRANSPORTE PASIVO

Con base en su tamaño, carga y solubilidad baja en los fosfolípidos pudiera esperarse que muchas moléculas con relevancia biológica, como iones, azúcares y aminoácidos, ingresaran a la célula con gran lentitud. Sin embargo, su captación por las células puede ocurrir a velocidades bastante altas (fig. 13-10) debido a que **canales iónicos** o **proteínas transportadoras de membrana** facilitan el movimiento de moléculas específicas hacia el interior y el exterior de las células. Este proceso en ocasiones se conoce como difusión facilitada y también se denomina **transporte catalizado**, debido a que la cinética del transporte es similar a la de las reacciones catalizadas por enzimas que convierten un sustrato en un producto. No se requiere alguna fuente de energía directa para impulsar el proceso de transporte pasivo.

A. Transporte por canales iónicos

Los iones ingresan a las células por canales iónicos ubicados en la membrana plasmática, que proveen una vía hidrófila para que un ion pase a través del centro hidrofóbico de la membrana plasmática (fig. 13-11). Los canales iónicos son selectivos, y permiten que ingresen

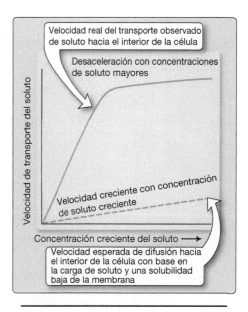

Velocidad real del transporte observado de soluto hacia el interior de la célula

Desaceleración con concentraciones de soluto mayores

Velocidad de transporte del soluto

Velocidad creciente con concentración de soluto creciente

Concentración creciente del soluto →

Velocidad esperada de difusión hacia el interior de la célula con base en la carga de soluto y una solubilidad baja de la membrana

Figura 13-10
Velocidades de transporte hacia el interior de las células.

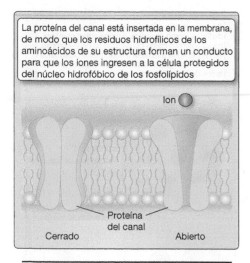

La proteína del canal está insertada en la membrana, de modo que los residuos hidrofílicos de los aminoácidos de su estructura forman un conducto para que los iones ingresen a la célula protegidos del núcleo hidrofóbico de los fosfolípidos

Ion

Proteína del canal

Cerrado   Abierto

Figura 13-11
Canales iónicos.

sólo los iones de cierto tamaño y carga. Por ejemplo, los canales del calcio son específicos para el calcio, en tanto los canales del sodio lo son para el sodio. Si bien existen muchos tipos diferentes de canales para el potasio (agrupados en cuatro tipos principales) en las membranas plasmáticas, todos son específicos para la captación del potasio y no permiten el ingreso de otros tipos de iones. El cloro es el anión que se identifica en mayor concentración en los fluidos fisiológicos. Los diferentes canales del cloro se han agrupado en familias con base en su regulación y en ocasiones pueden permitir el transporte de otros aniones, pero debido a que el cloro se encuentra en mayor concentración, es el anión con más probabilidad de ser transportado por cualquier canal del cloro.

Todos los aniones se desplazan por un canal iónico a partir de su región con mayor concentración en la dirección de otra cuya concentración es menor. Los canales iónicos pueden encontrarse abiertos o cerrados. La apertura y el cierre de los **canales controlados** están regulados por estímulos físicos o químicos. Los canales controlados por ligandos son regulados por neurotransmisores y aquellos controlados por voltaje son regulados por un campo eléctrico, y son en particular importantes en el sistema nervioso. Algunos otros canales son regulados por proteínas de membrana periféricas que pertenecen a la familia de las proteínas G (*véase también* el capítulo 17). Otros canales iónicos responden a la presión osmótica y algunos carecen de regulación. Los canales iónicos también tienen propiedades en común con los transportadores, que se describen a continuación.

B. Transporte mediado por transportadores

Los transportadores son proteínas transmembrana que catalizan la migración de moléculas, conocidas como ligandos, a través de las membranas plasmáticas. El **unitransporte** es el transporte facilitado de una molécula, que se encuentra a cargo de un transportador conocido como uniportador. Los transportadores o uniportadores también suelen denominarse **permeasas** debido a que su función en la catálisis del movimiento de su ligando a través de la membrana plasmática es similar a la de una enzima. De igual modo, por efecto de las similitudes entre el transporte de membrana y las reacciones catalizadas por enzimas, el ligando que se transporta suele denominarse sustrato del transportador. Al igual que las enzimas muestran especificidad por ciertos sustratos, los transportadores específicos pueden unirse e interactuar sólo con ciertos ligandos (*véase también* el tema sobre las enzimas en *LIR. Bioquímica*, capítulo 6). La forma fisiológica principal de la glucosa, la D-glucosa, tiene una afinidad mucho mayor por su proteína transportadora que la L-glucosa, un estereoisómero de la glucosa (*véase también* el capítulo 15).

Aplicación clínica 13-1: fibrosis quística y transporte deficiente de iones de cloro

La fibrosis quística (FQ) es la enfermedad genética letal más frecuente en caucásicos, con una prevalencia cercana a 1 por 2 500 nacimientos. La FQ también es común en la población judía Ashkenazi, pero rara en poblaciones africanas y asiáticas. La enfermedad ocurre cuando una persona hereda dos copias mutantes (alelos) del gen que codifica el regulador de la conductancia transmembrana de la fibrosis quística (CFTR, *cystic fibrosis transmembrane conductance regulator*), un canal del cloro regulado por cAMP.

Aplicación clínica 13-1: fibrosis quística y transporte deficiente de iones de cloro (continuación)

Se han identificado más de 1 700 mutaciones diferentes en el *CFTR*. Se hereda una copia (un alelo) del *CFTR* en el cromosoma de la madre y otra copia (alelo) en el cromosoma del padre. La FQ se hereda como un rasgo autosómico recesivo, y alrededor de una de cada 25 personas caucásicas es portadora, con una copia de un alelo mutante del *CFTR*. Si bien se conocen miles de mutaciones del *CFTR*, la mayor parte no causa enfermedad. Algunas mutaciones inductoras de enfermedad determinan formas de enfermedad más graves que otras.

Dado que el *CFTR* de tipo natural (normal) funge como un canal del cloro regulado por cAMP en las células epiteliales, se presenta un transporte deficiente del ion cloro cuando existen dos copias de mutaciones inductoras de enfermedad en el *CFTR*. Una mutación común grave del *CFTR*, la ΔF508 (deleción de tres pares de bases y pérdida de una fenilalanina), tiene impacto sobre el plegamiento de la proteína CFTR. En los individuos con dos copias de esta mutación (homocigotos) la proteína CFTR deficiente nunca se inserta en la membrana plasmática. Tener "frente salada" era una prueba diagnóstica temprana para la FQ. El sudor de los individuos afectados contiene más sal de lo normal como consecuencia de un transporte inapropiado del ion cloro. Se han utilizado las pruebas de cloro en sudor para el diagnóstico de la FQ.

Los defectos del *CFTR* tienen consecuencias mucho más graves que la generación de sudor salado. La incapacidad para transportar el cloro a través de las células epiteliales determina una menor secreción de cloro y un incremento de la reabsorción de sodio y agua, lo que origina la producción de secreciones adherentes espesas en los pulmones, y una mayor susceptibilidad a la infección. La causa principal de muerte en personas con FQ es la insuficiencia respiratoria, a menudo en la tercera o cuarta décadas de la vida. En el páncreas el moco espeso impide a menudo que las enzimas pancreáticas lleguen al intestino para facilitar la digestión de los lípidos de la dieta. Casi todos los varones con FQ padecen infertilidad debido a que la mutación del *CFTR* también suele dar origen a la ausencia del conducto deferente, necesario para liberar los espermatozoides.

Los tratamientos de la FQ incluyen la percusión para desprender el moco en las vías respiratorias, antibióticos para resolver las infecciones, y la terapia de restitución de enzimas pancreáticas. Con los tratamientos mejorados los individuos afectados pueden sobrevivir hasta la quinta o sexta décadas de la vida, pero no se cuenta con curación en la actualidad. La terapia génica aún es una posibilidad a futuro.

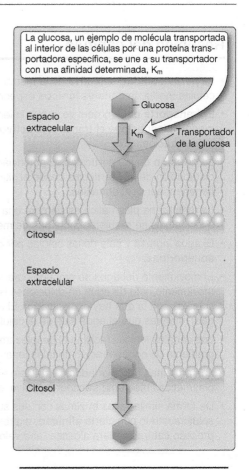

Figura 13-12
Proteínas transportadoras.

El transporte catalizado por transportadores (y canales iónicos) requiere un gradiente de concentración del soluto o el sustrato del transportador. Las moléculas se unen a su transportador específico con cierta **afinidad**, que se representa como K_m (fig. 13-12; *véase también* el análisis sobre la afinidad de las enzimas por su sustrato, K_m, que es análoga a la afinidad entre transportador y soluto en *LIR. Bioquímica*, capítulo 6). Desde la perspectiva numérica, K_m corresponde a la concentración de soluto que permite alcanzar la mitad de la velocidad máxima de transporte. Esta **velocidad máxima** ($V_{máx}$) del transporte se alcanza cuando todas las proteínas transportadoras disponibles están unidas a su soluto o sustrato específico. Rebasado ese punto, la adición de más soluto o sustrato no permite incrementar la velocidad de ingreso a las células. Así, el transporte de membrana mediado por transportadores (y canales iónicos) es un proceso **saturable** (fig. 13-13).

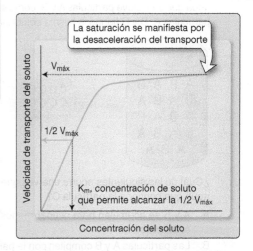

Figura 13-13
Características del transporte catalizado por transportadores.

Resumen del capítulo

- La **permeabilidad selectiva** de la membrana plasmática permite que sólo ciertos materiales ingresen y salgan de las células mediante **canales iónicos** específicos o **proteínas transportadoras** incrustadas en la membrana plasmática.

- El **transporte pasivo** permite el movimiento de sustancias de una concentración más alta a una concentración menor, mientras que el **transporte activo** requiere energía para bombear moléculas en contra de su gradiente de concentración.

- La **difusión** de las partículas es potenciada por el movimiento de éstas en una solución, y su consecuencia es una distribución de las partículas desde el sitio en que se encuentran en concentración más alta hasta el área en que tienen menor concentración.

- La membrana plasmática es siempre una barrera para que una sustancia tenga acceso al citoplasma; para el ingreso a las células se requieren proteínas de membrana.

- El agua ingresa y sale de las células por **ósmosis** y requiere proteínas que forman canales de agua denominadas **acuaporinas**.

- El movimiento del agua se produce para mantener la **presión hidrostática** a ambos lados de la membrana. No hay movimiento neto de agua en soluciones **isotónicas**, en las que la concentración de soluto en el exterior de la célula coincide con la que hay en su interior. El agua ingresa en la célula y su volumen aumenta en las soluciones **hipotónicas**, mientras que el agua sale de la célula y su volumen disminuye en las soluciones **hipertónicas**.

- Los canales iónicos facilitan el desplazamiento de iones específicos al interior o el exterior de las células, siguiendo el gradiente de concentración de tales iones.

- Las proteínas transportadoras catalizan el movimiento de solutos o sustratos específicos a través de las membranas plasmáticas mediante transporte pasivo, que también se conoce como **transporte catalizado** o difusión facilitada.

- De forma similar a las enzimas con sus sustratos, los canales iónicos y las proteínas transportadoras se unen a su soluto/sustrato con cierta **afinidad**, expresada como K_m, y catalizan el paso del soluto a través de la membrana en un proceso saturable, para alcanzar una velocidad máxima, $V_{máx}$.

Preguntas de estudio

Elija la respuesta CORRECTA.

13.1 Se agrega un volumen bajo de agua que contiene una concentración alta de la partícula C a un contenedor de agua que ya incluye partículas A y B, como se muestra. Las partículas A, B y C tienen la misma solubilidad en agua.

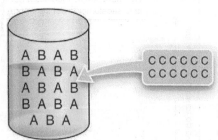

¿Cuál de las siguientes ocurre una vez que se agregue el agua que contiene la partícula C?

A. A y B se acumulan para ocupar menos espacio en el contenedor.

B. Las partículas A y B compiten con la partícula C por el espacio en el contenedor.

C. Se iguala la distribución de C en todo el contenedor de manera independiente a la de A y B.

D. Todas las partículas C se desplazan hacia el agua debajo de la cual se encuentran A y B.

E. Segregación de la partícula C sólo en la porción más superficial del contenedor.

Respuesta correcta: C. Las partículas C se desplazan mediante difusión para lograr una distribución idéntica en toda la solución, de manera independiente a las partículas A y B. No se presentará competencia o acumulación. Debido a que los tres tipos de partícula tienen solubilidad idéntica en el agua se presentará un movimiento aleatorio de los tres, lo que permitirá su distribución equitativa en el contenedor.

13.2 Se colocan dos soluciones acuosas distintas en cámaras del mismo tamaño, cada una al lado de una membrana semipermeable, como se muestra. La membrana es impermeable a las partículas, pero permeable al agua. ¿Cuál de las siguientes ocurrirá?

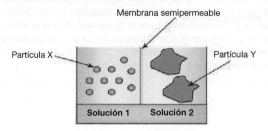

A No se presentará movimiento neto del agua o los solutos.

B. Una molécula de la partícula Y se desplazará hacia la solución 1.

C. La ósmosis hará que el agua salga de la solución 1.

D. La partícula X se desplazará de la solución 1 a la solución 2.

E. El agua saldrá de la solución 2 e ingresará a la solución 1.

Respuesta correcta: E. El agua saldrá de la solución 2 para tratar de igualar la presión osmótica a ambos lados de la barrera, que es permeable al agua. El tamaño de la partícula carece de relevancia en el proceso. Hay una mayor cantidad de agua libre en la solución 2 que en la solución 1. Ni la partícula X ni la Y pueden atravesar la membrana, toda vez que es impermeable a ambos solutos. Debido a que el agua se desplaza por ósmosis de su región con mayor concentración a la de menor concentración no puede desplazarse de la solución 1 a la 2, ya que la primera tiene menos agua libre que la segunda. En este proceso se identifica un movimiento neto de agua.

13.3 Se colocan eritrocitos en una solución hipertónica de cloruro de sodio. ¿Cuál de los siguientes será un efecto de la ósmosis que ocurrirá?

A. Las células estallarán.

B. Las células perderán volumen.

C. Se presentará movimiento neto de cloruro de sodio hacia el interior de las células.

D. La presión osmótica disminuirá al interior de las células.

E. El agua ingresará a las células.

Respuesta correcta: B. Las células perderán volumen al colocarse en soluciones hipertónicas. En este caso, existe más agua libre dentro de las células que fuera de ellas. El agua se desplaza por ósmosis hacia el exterior de las células, lo que reduce el volumen celular. Las células no estallan, lo que podría ocurrir en soluciones hipotónicas donde exista movimiento neto de agua hacia el interior de las células por ósmosis. El cloruro de sodio no se desplaza por ósmosis, que es el movimiento del agua a través de las membranas plasmáticas. La presión osmótica dentro de los eritrocitos se incrementará y no disminuirá como consecuencia de la pérdida de agua, lo que de manera efectiva aumentará la concentración interna de cloruro de sodio.

13.4 Las células se colocan en un ambiente en que la concentración del sodio extracelular es mayor que la concentración intracelular de ese ion, pero la concentración extracelular de calcio es inferior a la concentración intracelular de éste. ¿Cuál de las siguientes ocurrirá?

A. Movimiento de calcio fuera de la célula para equilibrar la concentración de sodio.

B. El calcio competirá con el sodio por su unión a los canales iónicos del sodio fuera de la célula.

C. Difusión directa del sodio por el centro hidrofóbico de la membrana plasmática.

D. Unión del sodio a un canal iónico del sodio y transportación siguiendo su gradiente.

E. El sodio impedirá que el calcio se una a los canales del calcio fuera de la célula.

Respuesta correcta: D. El sodio tiene concentración más alta fuera de la célula que en su interior. Los canales iónicos del sodio facilitarán su desplazamiento hacia el interior de la célula siguiendo su gradiente de concentración. El calcio se halla en mayor concentración dentro de la célula que fuera de ella, de modo que no se desplazará contra su gradiente de concentración. El sodio tendrá mucha mayor afinidad por un canal iónico para sodio que el calcio, por lo que este último no competirá con el primero, en particular porque el calcio no tiene un gradiente de concentración fuerte. Debido a que el sodio es una partícula cargada no puede tan sólo difundirse sin ayuda por el núcleo hidrofóbico de la membrana plasmática. No existe algún gradiente de concentración para que el calcio del exterior se movilice al interior de la célula; por tanto, la presencia de sodio no interferirá con los canales del calcio funcionales diseñados para transportar a este ion hacia el interior de las células.

13.5 Se observa que el transporte de glutamina mediante un transportador de esta sustancia hacia el interior de ciertas células tiene una velocidad de 0.5 pmol (10^{-12} mol) por millón de células por segundo cuando la concentración extracelular de glutamina es 150 μmol (10^{-6} mol/L) y de 1 pmol por millón de células por segundo cuando la concentración de la glutamina es 3 000 μmol. Sin embargo, la velocidad de transporte también es de 1 pmol por millón de células por segundo cuando la concentración de glutamina es de 3 500, 4 000 y 6 000 μmol. Estos datos demuestran:

A. La carencia de un gradiente de concentración para la glutamina.

B. La afinidad baja de la glutamina por su transportador.

C. La falta de especificidad del transportador de la glutamina.

D. La saturación del transportador de la glutamina con su sustrato.

E. Que la $V_{máx}$ no puede alcanzarse bajo estas condiciones.

Respuesta correcta: D. El receptor de glutamina se satura con su sustrato y no puede transportar la glutamina con mayor velocidad que la $V_{máx}$ para 1 pmol por millón de células por segundo, que ya se alcanzó. Debe existir un gradiente de concentración para que la glutamina sea captada por su transportador. Debido a que ocurre un transporte saturable el transportador debe tener especificidad para la glutamina, con una afinidad suficiente para que ocurra el transporte. La $V_{máx}$ ya se alcanzó. Se trata de la velocidad máxima del transporte, 1 pmol por millón de células por segundo.

13.6 En el transporte pasivo mediado por un uniportador, los sustratos se transportan:

A. Al seguir sus gradientes de concentración.

B. De manera independiente a las proteínas transmembrana.

C. Con menos rapidez que lo predicho por su coeficiente de partición y tamaño.

D. Dos a la vez, uno hacia el interior y otro hacia el exterior de la célula.

E. Mediante hidrólisis de ATP para dar energía al movimiento.

Respuesta correcta: A. El transporte pasivo mediado por un uniportador desplaza a los sustratos siguiendo sus gradientes de concentración. Las proteínas transmembrana son necesarias para este tipo de transporte, que ocurre con más rapidez que la predicha a partir de su coeficiente de partición y tamaño. El uniportador transporta un sustrato a la vez. No se requiere energía obtenida de la hidrólisis del ATP.

13.7 Los resultados del perfil neonatal de una niña recién nacida indican un diagnóstico de fibrosis quística (FQ). Los signos y los síntomas de esta enfermedad incluyen infecciones respiratorias frecuentes y disminución de la capacidad para digerir grasas, y derivan de un defecto en:

A. La síntesis de elastina en los pulmones.

B. La vigilancia de las células inmunitarias.

C. La producción de enzimas pancreáticas.

D. La liberación del sudor.

E. El transporte de iones de cloro.

Respuesta correcta: E. Los signos y los síntomas de la FQ se desarrollan en respuesta a las anomalías del transporte de los iones de cloro, lo que deriva de la herencia de dos mutaciones en el gen *CFTR*. En tanto la afectación pulmonar y pancreática es común en casi todos los pacientes con FQ, la elastina pulmonar es normal y se sintetizan enzimas pancreáticas. Sin embargo, debido al transporte inapropiado del ion cloro el moco se vuelve espeso y queda atrapado en los pulmones, lo que facilita las infecciones bacterianas. El moco espeso impide la secreción de las enzimas pancreáticas necesarias para digerir los lípidos. La vigilancia inmunológica en los pacientes con FQ no está alterada. Sin embargo, ocurren infecciones por el moco espeso. El sudor de los individuos con FQ tiene un contenido más alto de sal, que deriva del transporte deficiente de iones cloro, aun cuando el sudor se libera de las glándulas. La sal que llega a la superficie de la piel en el sudor no se reabsorbe cuando las dos copias del *CFTR* tienen defectos.

Transporte activo

I. GENERALIDADES

El **transporte activo** ocurre cuando las moléculas o los iones se desplazan a través de membranas celulares *contra* sus gradientes de concentración (fig. 14-1). Se requiere energía para movilizar estos solutos en la dirección opuesta a sus gradientes de concentración. La energía se obtiene de la **hidrólisis del trifosfato de adenosina (ATP)**. Las proteínas de la membrana que se unen a los sustratos y los transportan contra sus gradientes poseen una actividad enzimática de ATPasa para generar la hidrólisis directa del ATP y obtener difosfato de adenosina (ADP) y fosfato inorgánico (P_i) para aprovechar su energía. Estas bombas impulsadas por ATP participan en el **transporte activo primario**.

Los **gradientes iónicos** se establecen como consecuencia del transporte activo primario. Ciertos iones, como el sodio, se bombean hacia el exterior de las células, en tanto otros, como el potasio, lo hacen hacia su interior mediante transporte activo primario. Por lo tanto, el sodio se encuentra en una concentración mucho mayor en el exterior de las células que dentro de ellas, y el potasio tiene una concentración más alta en el interior celular que en el exterior como consecuencia del transporte activo primario. Dichos iones tienen la tendencia de desplazarse hacia sus gradientes de concentración. Estos gradientes de concentración intensos, como los que existen para el sodio, pueden aprovecharse para dar energía al transporte de otros solutos. Al unirse a proteínas transportadoras de membrana específicas, que también se unen al ion (cotransporte), estas otras moléculas pueden viajar al seguir el gradiente de concentración del ion, junto con éste, incluso en dirección contraria a su propio gradiente de concentración. El **transporte activo secundario** es el proceso por el cual los gradientes iónicos generados por bombas impulsadas con ATP se utilizan para aportar energía para el transporte de otras moléculas y iones contra sus propios gradientes de concentración.

II. TRANSPORTE ACTIVO PRIMARIO

Cuatro clases de proteínas transportadoras actúan como bombas impulsadas por ATP para transportar iones y moléculas contra sus gradientes de concentración (fig. 14-2). Todas cuentan con sitios de unión al ATP en el lado citosólico de la membrana. La hidrólisis del ATP se acopla al transporte de los sustratos de la bomba impulsada por ATP. El ATP sólo se hidroliza en ADP y P_i cuando se transportan iones o moléculas específicos. Las clases difieren en cuanto al tipo de iones o moléculas

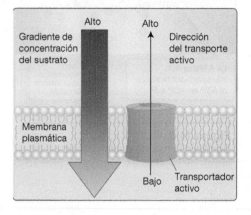

Figura 14-1
El transporte activo moviliza los sustratos contra sus gradientes de concentración.

Clase	Sustrato(s) transportado(s)
P	Iones (H^+, Na^+, K^+, Ca^{2+})
F	Sólo H^+
V	Sólo H^+
ABC	Iones, fármacos, xenobióticos

Figura 14-2
Cuatro clases de transportadores activos primarios.

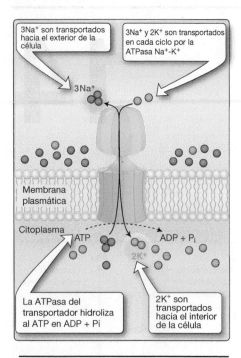

3Na+ son transportados hacia el exterior de la célula

3Na+ y 2K+ son transportados en cada ciclo por la ATPasa Na+-K+

3Na+

Membrana plasmática

Citoplasma

ATP

ADP + P$_i$

2K+

La ATPasa del transportador hidroliza al ATP en ADP + Pi

2K+ son transportados hacia el interior de la célula

Figura 14-3
Bomba ATPasa de sodio-potasio.

que transportan y los mecanismos que usan para catalizar el transporte impulsado por ATP.

A. Bombas de clase P

Las **bombas de clase P** reciben su denominación por la fosforilación de una de las subunidades de la proteína transportadora, que ocurre durante el proceso de transportación. Los sustratos transportados se movilizan por la subunidad fosforilada de la proteína transportadora. Un miembro de esta clase es la **ATPasa de sodio-potasio** que existe en las membranas plasmáticas de todas las células animales (fig. 14-3). Su función es mantener las concentraciones extracelulares de sodio y las intracelulares de potasio. Por cada ATP que hidroliza a la ATPasa de sodio-potasio se bombean tres iones de sodio hacia el exterior de la célula y dos iones de potasio hacia su interior.

Otros miembros de la clase P son las ATPasas del calcio, que bombean a este ion a partir del citosol, ya sea hacia el medio extracelular o a sitios de almacenamiento intracelular. Incluso incrementos muy discretos de la concentración de los iones libres de calcio en el citosol pueden inducir respuestas celulares. Mantener una concentración baja de iones libres de calcio en el citosol es una función importante de estas ATPasas del calcio.

Aplicación clínica 14-1: inhibición de la ATPasa de sodio-potasio para reducir la frecuencia cardiaca

Los glucósidos cardiacos son inhibidores de la ATPasa de sodio-potasio, y entre ellos figuran ouabaína y digoxina. Estos agentes impiden que las células mantengan su equilibrio normal de sodio-potasio. Cuando las células cardiacas (miocitos) se exponen a un glucósido cardiaco ocurre un incremento de la concentración intracelular de sodio, puesto que éste no es bombeado hacia el exterior por la ATPasa sodio-potasio inhibida. El gradiente de iones de sodio es, por mucho, inferior al normal. Por lo tanto, el transporte mediado por un intercambiador sodio-calcio se altera, ya que depende del gradiente de sodio para poder transportar el calcio hacia fuera de la célula. La concentración intracelular de calcio se eleva entonces como consecuencia de su menor transporte hacia el medio circundante. El resultado es que existe un incremento del potencial de acción cardiaco (la señal eléctrica que generan los nervios y deriva de cambios en la permeabilidad de las células nerviosas a ciertos iones), un aumento de la fuerza de contracción y una disminución de la frecuencia cardiaca. Medicamentos como la digoxina se utilizan ahora con más frecuencia para tratar la fibrilación auricular, un ritmo cardiaco anómalo que afecta a las cavidades superiores (aurículas) del corazón.

B. Bombas de clase F y clase V

Tanto las **bombas de clase F** como las de **clase V** transportan **protones** (H+). Las bombas de clase V mantienen el pH bajo de los lisosomas al bombear protones hacia el interior de estos organelos, contra su gradiente electroquímico, en un proceso dependiente de ATP. Las bombas bacterianas de clase F transportan protones. En las mitocondrias la bomba de clase F conocida como **ATP sintetasa** actúa en el sentido inverso. En ese sitio el movimiento de los electrones entre los complejos proteínicos permite que los protones sean bombeados desde la matriz mitocondrial hacia el espacio intermembranoso, lo que genera un gradiente eléctrico a ambos lados de la membrana mitocondrial interna (con más cargas positivas en su exterior) y también un gradiente de pH (el exterior de la membrana tiene pH más bajo que el interior). El gradiente de protones es utilizado por la ATP sintetasa para impulsar la síntesis de ATP a partir de ADP y P_i al permitir el flujo pasivo de protones a través de la membrana para ingresar de nuevo a la matriz siguiendo su gradiente de concentración (*véase también LIR. Bioquímica*, pp. 77-80).

C. Bombas de clase ABC

La cuarta clase de proteínas para el transporte activo primario corresponde a la **superfamilia del cassette de unión al ATP** (**ABC**, *ATP binding cassette*). Este nombre deriva de los ABC característicos de estas proteínas. Todas las proteínas ABC tienen dos dominios citosólicos de unión al ATP y dos dominios transmembrana que forman un pasaje para las moléculas transportadas (fig. 14-4). Los cassettes ABC se unen al ATP y lo hidrolizan, lo que desencadena cambios de conformación en los dominios incluidos en la membrana, que inducen la translocación del sustrato de un lado a otro de esta última. Se han descrito siete familias de transportadores ABC. Todos los transportadores ABC están implicados en el transporte de iones, fármacos o compuestos xenobióticos (sustancias naturales ajenas al cuerpo humano). El regulador transmembrana de la fibrosis quística (CFTR, *cystic fibrosis transmembrane regulator*) es un canal de cloro que muestra defecto en la fibrosis quística, el cual es un transportador ABC único, puesto que actúa como canal iónico. El CFTR usa ATP para regular el flujo de iones de cloro. La base molecular de la actividad del CFTR como ATPasa sigue en investigación (*véase también* un análisis más detallado del CFTR en el capítulo 13).

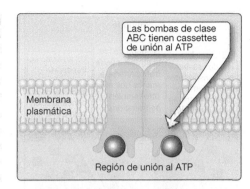

Figura 14-4
Los transportadores de la clase ABC cuentan con cassettes de unión al ATP.

Aplicación clínica 14-2: transportadores ABC y resistencia polifarmacológica

Las células expuestas a compuestos tóxicos, entre ellos ciertos fármacos, pueden desarrollar resistencia a éstos al disminuir su captación, incrementar su eliminación, modificar las proteínas blanco de la toxina, o aumentar la excreción del fármaco o todas éstas. De este modo las células pueden volverse resistentes a varios medicamentos y no sólo al compuesto inicial. Las células resistentes a un fármaco ya no responden a sus efectos terapéuticos. Este fenómeno se conoce como resistencia polifarmacológica (RP) y es una limitación importante en la quimioterapia contra el cáncer. Las células cancerosas a menudo se vuelven refractarias a los efectos de distintos fármacos diseñados para eliminarlas. El transportador ABC de tipo B1 (ABCB1), o glucoproteína P, se relaciona con la RP. Se han desarrollado inhibidores del ABCB1, y se ha llevado a cabo investigación clínica para intentar bloquear el desarrollo de resistencia farmacológica. Las concentraciones altas de inhibidores, necesarias para bloquear el ABCB1, a menudo son tóxicas para el paciente. Aún se investigan nuevas estrategias para evitar la RP.

III. TRANSPORTE ACTIVO SECUNDARIO

Las células pueden usar transporte activo secundario, que recurre a la energía almacenada en los gradientes electroquímicos. Los gradientes de concentración iónicos de los protones y el sodio, generados mediante transporte activo primario, pueden impulsar el movimiento de sustratos contra sus gradientes de concentración (fig. 14-5). Debido a que el transporte de un soluto se acopla al transporte de otro soluto y depende de éste, el proceso se describe como **cotransporte**. Las proteínas trans-

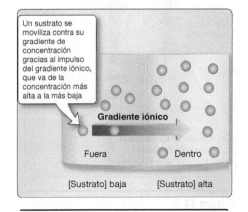

Figura 14-5
Cotransporte de sustratos en el transporte activo secundario.

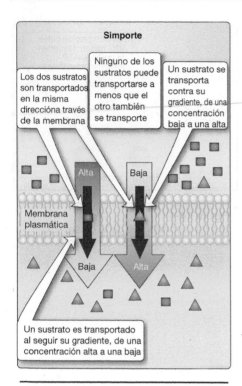

Figura 14-6
El simporte implica el cotransporte de
sustratos en la misma dirección a través
de las membranas.

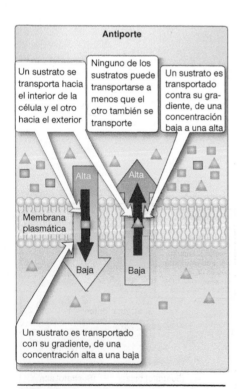

Figura 14-7
El antiporte implica el cotransporte de
sustratos en direcciones opuestas a
través de membranas.

portadoras que participan en el transporte secundario carecen de actividad de ATPasa. En vez de esto, dependen de modo indirecto de la hidrólisis del ATP, puesto que se requiere para el transporte activo primario que establece los gradientes iónicos que impulsan al transporte activo secundario. El cotransporte puede permitir a los sustratos atravesar la membrana en una misma dirección, o el ingreso de un sustrato y la salida de otro. En tanto los **uniportadores** movilizan un tipo de molécula mediante transporte facilitado, los **simportadores** y los **antiportadores** son cotransportadores que participan en el transporte activo secundario.

A. Simportadores

Los **simportadores** son transportadores activos secundarios que desplazan sustratos en una misma dirección a través de las membranas plasmáticas (fig. 14-6). Los dos sustratos ingresan o egresan de la célula mediante simporte. Un sustrato se transporta en una dirección energéticamente favorable y sigue su gradiente de concentración, el cual es establecido por el transporte activo primario. El segundo sustrato se desplaza en forma activa, contra su gradiente de concentración, gracias a la energía del gradiente de concentración del sustrato que se cotransporta e impulsa el proceso. El transportador sodio-glucosa es un simportador bien descrito que moviliza a la glucosa contra su gradiente de concentración hacia el interior de las células del epitelio intestinal al recurrir al gradiente de concentración intenso del sodio para dar energía al transporte. Tanto la glucosa como el sodio se llevan al interior de las células (*véase también* un análisis más detallado del transporte de la glucosa en el capítulo 15). En el simporte también participan proteínas transportadoras de aminoácidos dependientes de sodio.

B. Antiportadores

Los antiportadores cotransportan moléculas en direcciones opuestas a través de las membranas plasmáticas (fig. 14-7). El movimiento de un sustrato en el interior de una célula está acoplado al movimiento de otro sustrato hacia el exterior. Un sustrato se desplaza al seguir su gradiente y el otro se mueve en contra de su gradiente. El antiportador de sodio-calcio en las células del músculo cardiaco es un ejemplo de este tipo de transportador. Este sistema mantiene una concentración baja de calcio en el citosol, de modo que el aumento del calcio pueda desencadenar la contracción muscular. Tres iones de sodio se desplazan hacia el interior de la célula, al seguir el gradiente del sodio, en tanto un ion calcio es llevado hacia el exterior de la célula contra su gradiente. El antiportador de sodio-calcio disminuye así la concentración citosólica de calcio a la par de la fuerza de la contracción del músculo cardiaco (*véase también* información sobre la inhibición de la ATPasa de sodio-potasio en secciones previas de este capítulo). Otro antiportador es el intercambiador de sodio-protones que cataliza el intercambio electroneutral de iones de sodio y protones, además de regular la concentración de sal y el pH. El antiportador de bicarbonato-cloro en el estómago es otro ejemplo.

Resumen del capítulo

- El **transporte activo** implica el movimiento de iones o moléculas contra su gradiente de concentración en un proceso dependiente de energía.

- El **transporte activo** primario requiere la **hidrólisis directa del ATP**, efectuada por la proteína de transporte activo primario.

- Cuatro clases de ATPasas participan en el transporte activo primario. Los **transportadores de clase P** movilizan los iones contra sus gradientes, los **transportadores de clase F** y **clase V** bombean protones contra su gradiente de concentración, y los **transportadores de clase ABC** movilizan fármacos, iones y xenobióticos contra sus gradientes.

- Los **gradientes iónicos** se generan y mantienen mediante transporte activo primario.

- Los gradientes iónicos establecidos por el transporte activo primario pueden impulsar el transporte de iones y moléculas pequeñas contra sus gradientes de concentración en el transporte activo secundario.

- Los **simportadores** son transportadores activos secundarios que desplazan sustratos en la misma dirección (hacia el interior o el exterior) a través de las membranas.

- Los **antiportadores** movilizan un sustrato hacia el interior de la célula y otro hacia el exterior mediante transporte activo secundario.

Preguntas de estudio

Elija la respuesta CORRECTA.

14.1 Una proteína alojada en la membrana hidroliza el ATP cuando transporta su sustrato a través de la membrana plasmática de la célula contra su gradiente de concentración. ¿A cuál categoría de transportadores pertenece esta proteína de membrana ?

A. Transportador ABC.

B. Antiportador de bicarbonato-cloro.

C. Uniportador de glucosa.

D. Transportador de aminoácidos dependiente de sodio.

E. Transportador de sodio-glucosa.

Respuesta correcta: A. La proteína que se describe es una bomba ATPasa que participa en el transporte activo primario. Los transportadores ABC son bombas ATPasas que transportan fármacos y participan en el transporte de glucosa. El GLUT5 transporta fructosa y no glucosa. Tanto SGLT1 como SGLT2 son transportadores de glucosa dependientes de sodio que transportan glucosa contra su gradiente de concentración. El transportador de bicarbonato-cloro es un antiportador que participa en el transporte activo secundario y no hidroliza en forma directa al ATP. Un uniportador de glucosa transporta la glucosa mediante difusión facilitada, sin hidrólisis del ATP, y sigue el gradiente de concentración de la glucosa. Los transportadores de sodio-glucosa y sodio-aminoácido son simportadores que recurren al transporte activo secundario y no hidrolizan al ATP.

14.2 En el sistema de transporte de membrana que implica el movimiento de tres iones de sodio fuera de las células contra su gradiente de concentración y dos iones de potasio hacia el interior de las células contra su gradiente de concentración:

A. El ATP es hidrolizado por el transportador para impulsar el movimiento de los iones.

B. La glucosa también es transportada hacia el interior de las células por la misma proteína transportadora.

C. La señalización de la insulina hace que el transportador se mueva hacia la superficie celular.

D. Los gradientes iónicos creados por el transporte activo secundario impulsan el sistema.

E. La difusión simple se utiliza para transportar los iones hacia el interior o el exterior de las células.

Respuesta correcta: A. Este sistema de transporte para el sodio y el potasio recurre a una bomba que obtiene energía del ATP para transportar los iones contra sus gradientes de concentración. La glucosa no es cotransportada en conjunto con sodio y potasio y la insulina no participa. El sistema que se describe es el de transporte activo primario, el cual requiere hidrólisis de ATP. En ocasiones los gradientes iónicos que se establecen gracias al transporte activo primario impulsan al transporte activo secundario, pero no sucede lo contrario. El transporte de membrana de sodio y potasio hacia el interior de las células no ocurre mediante difusión simple.

14.3 Si la ATPasa de sodio-potasio es inhibida por un fármaco, ¿cuál de las siguientes consecuencias puede esperarse en respuesta a esta inhibición?

A. Acumulación de potasio dentro de las células.

B. Exceso de pérdida de sodio a partir de las células.

C. Incapacidad para establecer un gradiente de sodio adecuado.

D. Incapacidad para bombear los protones hacia el interior de la célula.

E. RP de la ATPasa de sodio-potasio.

Respuesta correcta: C. La inhibición de la ATPasa de sodio-potasio comprometería el establecimiento de gradientes de sodio que se suelen generar y mantener por mediación de este transportador activo primario. Los iones de sodio son bombeados hacia el exterior de la célula por la ATPasa de sodio-potasio, en tanto que por lo regular los iones de potasio son bombeados hacia el interior. La inhibición de la ATPasa haría que se bombeara menos sodio hacia el exterior de las células, al tiempo que menos potasio se bombearía hacia el interior. La ATPasa de sodio-potasio no bombea protones. La RP puede desarrollarse cuando los miembros de la clase ABC de las ATPasas bombean hacia el exterior los fármacos que se utilizan con fines terapéuticos, lo que hace que las células desarrollen resistencia. La ATPasa de sodio-potasio es una ATPasa de clase P, no un transportador ABC. La inhibición de la ATPasa de sodio-potasio no haría que la bomba desarrollara resistencia a los fármacos.

14.4 Un paciente con cáncer pulmonar recibe quimioterapia citotóxica, diseñada para eliminar células tumorales. Al inicio el tratamiento parece funcionar. Al pasar el tiempo se desarrolla RP. ¿Cuál de las siguientes consecuencias podría esperarse?

A. Incremento del transporte de los fármacos hacia el interior de las células cancerosas.

B. Inhibición de los transportadores ABC en las células cancerosas.

C. Disminución de la hidrólisis del ATP para obtener ADP y P_i.

D. Transporte activo secundario de fármacos hacia el exterior de las células.

E. Supervivencia de las células cancerosas.

Respuesta correcta: E. Las células cancerosas sobreviven y no son eliminadas por los fármacos quimioterápicos una vez que se desarrolla RP. Los transportadores ABC movilizan los fármacos hacia el exterior de las células cancerosas, de modo que éstas no sufren sus efectos dañinos. Los transportadores ABC no se inhiben y su capacidad para hidrolizar el ATP no se altera. De hecho, los transportadores ABC son más activos cuando se desarrolla RP. El transporte activo secundario no es el mecanismo por el cual los fármacos se transportan hacia el exterior de las células en la RP. Se recurre a los transportadores ABC para el transporte de fármacos, e hidrolizan el ATP como transportadores activos primarios.

14.5 Los transportadores de aminoácidos dependientes de sodio son simportadores que permiten el desplazamiento de los aminoácidos y sodio en conjunto hacia el interior de las células al desplazar aminoácidos contra su gradiente de concentración, y sodio en la misma dirección que su gradiente de concentración. La energía para este proceso se obtiene de:

A. La hidrólisis del ATP generada por el transportador de aminoácidos dependiente de sodio.

B. Un gradiente de concentración del ion sodio.

C. El antiporte de aminoácidos con iones sodio.

D. La hidrólisis del ATP generada por el transportador de aminoácidos dependiente de sodio.

E. El transporte activo primario.

Respuesta correcta: B. El simporte recurre a la energía de los gradientes iónicos establecidos por el transporte activo primario. Un gradiente del ion sodio (generado y mantenido por la ATPasa de sodio-potasio) impulsa el transporte de los aminoácidos contra su gradiente de concentración operado por el simportador de aminoácidos dependiente de sodio. El ATP no es hidrolizado por las proteínas simportadoras, puesto que su función corresponde al transporte activo secundario. Los aminoácidos sufren simporte con sodio, no antiporte. El antitransporte no impulsaría el proceso, porque en él se transporta una sustancia al interior de la célula y otra se transporta hacia el exterior. En este ejemplo, tanto el sodio como los aminoácidos se desplazan al interior de las células. El simporte es una variedad de transporte activo secundario, no de transporte activo primario.

14.6 El intercambiador de sodio-protones es un antiportador. Por lo tanto, transporta:

A. Iones de sodio y protones contra sus gradientes de concentración.

B. Ambos sustratos con energía que obtiene al hidrolizar ATP.

C. Un sustrato a la vez a través de la membrana plasmática.

D. Iones de sodio y protones en direcciones opuestas a través de la membrana.

E. Sodio hacia el interior de la célula contra su gradiente de concentración.

Respuesta correcta: D. Los antiportadores participan en el transporte activo secundario para desplazar sustratos en direcciones opuestas a través de una membrana. En el antitransporte un sustrato se moviliza siguiendo su gradiente de concentración, y el otro lo hace contra su gradiente. Los antiportadores son cotransportadores que desplazan los dos sustratos juntos y no de manera independiente a través de las membranas. El ATP no se hidroliza en forma directa durante el transporte activo secundario que realiza un antiportador. El gradiente para el sodio es mayor en el exterior de las células (por efecto de la ATPasa de sodio-potasio) que en el interior.

14.7 La energía que se utiliza para transportar la glucosa contra su gradiente de concentración hacia el interior de las células del epitelio intestinal mediante el simporte con sodio deriva de:

A. La hidrólisis directa del ATP generada por el transportador de sodio-glucosa.

B. Un gradiente de glucosa entre la célula del epitelio intestinal y la sangre.

C. Un gradiente de sodio establecido por la ATPasa de sodio-potasio.

D. El transporte activo primario que recurre a una bomba de clase ABC.

E. Diferencias de presión osmótica a ambos lados de la membrana celular.

Respuesta correcta: C. El gradiente de sodio que establece la ATPasa de sodio-potasio impulsa el transporte de la glucosa contra su gradiente de concentración y hacia el interior de las células del epitelio intestinal. El transportador de sodio-glucosa es una proteína simportadora que participa en el transporte activo secundario y no cuenta con actividad de ATPasa. No es una proteína del transporte activo primario. Existe una concentración más alta de glucosa dentro de las células del epitelio intestinal que en la luz intestinal, de modo que no puede recurrirse al uniporte, que implica el movimiento desde una concentración alta hacia otra baja. Las diferencias de la presión osmótica a ambos lados de la membrana plasmática estimulan el transporte de agua a través de las acuaporinas en un proceso conocido como ósmosis.

15

Transporte de la glucosa

	Localización	Función
GLUT 1	La mayoría de los tejidos	Captación basal de glucosa
GLUT 2	Hígado, riñones, páncreas	Elimina el exceso de glucosa de la sangre
GLUT 3	La mayoría de los tejidos	Captación basal de glucosa
GLUT 4	Músculo y tejido adiposo	Elimina el exceso de glucosa de la sangre
GLUT 5	Intestino delgado, testículos	Transporte de fructosa

Figura 15-1
Distribución tisular de los transportadores de la glucosa.

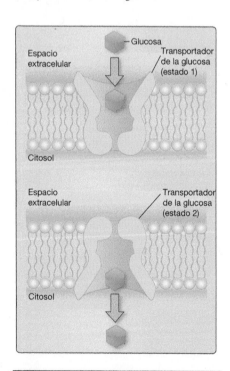

Figura 15-2
Transporte facilitado de la glucosa a través de la membrana plasmática.

I. GENERALIDADES

La glucosa es esencial para la vida, ya que es la principal fuente de energía para las células del mamífero. El transporte de la glucosa hacia el interior de las células es crucial para la supervivencia tanto de éstas como del individuo. Casi todas las células recurren al transporte facilitado para la captación de la glucosa mediante uniportación, debido a que a menudo existe un gradiente de concentración para la glucosa entre los fluidos extracelulares y el citoplasma. Una familia de proteínas transportadoras de glucosa de la familia de proteínas GLUT, codificada por los genes *SLC2*, cataliza el transporte facilitado de la glucosa. Esta familia se divide en tres clases, al agruparse con base en las similitudes de sus secuencias, y en casi todos los tipos de células se expresan proteínas GLUT específicas. En otros tipos de células, como en las del epitelio intestinal, la glucosa debe ser transportada contra su gradiente de concentración. En ese sitio se requiere una variedad activa de transporte de glucosa, y es otra familia de proteínas transportadoras, las proteínas SGLT, la que facilita el transporte activo secundario de la glucosa (*véase también LIR. Bioquímica*, 8ª ed., p. 106).

II. TRANSPORTE FACILITADO DE LA GLUCOSA

La familia de transportadores de la glucosa (GLUT, *glucose transporters*) que participa en el transporte facilitado de esta azúcar incluye por lo menos 14 miembros, 11 de los cuales están implicados en el traslado de la sustancia. Los GLUT 1 a 5 son los de expresión más común. Los **GLUT** tienen una distribución tisular específica y una afinidad por la glucosa que les permite actuar en un ambiente tisular específico (fig. 15-1). Los GLUT 1, 3 y 4 participan ante todo en la captación de glucosa a partir de la sangre. El GLUT1 y el GLUT3 se identifican en casi todos los tejidos. El GLUT4 se detecta en las células del músculo esquelético y el tejido adiposo (grasa). El GLUT2 transporta la glucosa hacia el interior de las células hepáticas y renales cuando las concentraciones de glucosa en la sangre (glucemia) son altas, y mueve la glucosa fuera de las células para liberarla a la sangre cuando la glucemia es baja. El GLUT2 también se ha identificado en las células beta del páncreas. El GLUT5 es el transportador principal de la fructosa (no de la glucosa) en el intestino delgado y los testículos.

A. Mecanismo de transporte de la glucosa

Los miembros de la familia GLUT transportan glucosa desde un área en que se encuentra en concentración alta hacia otra en que la concentración de esa azúcar es baja. Para poder movilizarse, la molécula de glucosa se une a la proteína GLUT (estado 1), tras lo cual la dirección del complejo glucosa-GLUT en la membrana se invierte (estado 2), de modo que el azúcar se libera en el otro lado de la membrana (fig. 15-2). Una vez que el azúcar se disocia, la GLUT cambia su orientación y se alista para otro ciclo de transporte.

B. Consideraciones generales

La glucosa se desplaza de una concentración más alta (por lo general, fuera de la célula) hacia una zona con una concentración menor (por lo regular, dentro de la célula); por tanto, el transporte facilitado de la glucosa depende de la **concentración de glucosa** y el **número de proteínas GLUT** presentes en la membrana plasmática. Los miembros de la familia GLUT tienen la capacidad para transportar la glucosa en ambas direcciones a través de las membranas. Sin embargo, en la mayor parte de las células la concentración citoplásmica de glucosa es inferior a la extracelular. El transporte de glucosa puede proceder sólo al seguir su gradiente de concentración (en concordancia con el mismo), del ambiente exterior hacia el interior de la célula. En las células hepáticas y renales que sintetizan glucosa (mediante gluconeogénesis) la concentración intracelular de ésta puede ser superior a su concentración en el medio circundante (*véase también* un análisis sobre la gluconeogénesis en *LIR. Bioquímica*, capítulo 10). Así, la glucosa se transporta hacia fuera de las células del hígado y el riñón. Las proteínas GLUT2 exportan la glucosa a partir de estos tipos celulares.

C. Función de la insulina

La **insulina** es una hormona reguladora que secretan las células beta de los islotes de Langerhans del páncreas en respuesta a la glucosa (y otros carbohidratos) y los aminoácidos (fig. 15-3), y es necesaria para el transporte al interior de determinados tipos celulares. La adrenalina, una hormona que se libera en respuesta al estrés, inhibe la insulina (*véase también LIR. Bioquímica*, capítulo 23). La insulina coordina el consumo de combustible en los tejidos y es necesaria para un metabolismo normal. La **diabetes mellitus tipo 1** ilustra la importancia de la insulina para la salud, ya que en esa enfermedad las células beta de los individuos afectados son destruidas por una respuesta autoinmunitaria, lo que detiene la síntesis endógena de insulina (fig. 15-4). Los individuos con diabetes mellitus tipo 1 deben recibir insulina exógena. Los efectos metabólicos de la insulina son **anabólicos**, lo que favorece la integración de reservas de carbohidratos, lípidos y proteínas. La incapacidad de las células para responder de manera apropiada a la insulina, conocida como resistencia a la insulina, es característica de la **diabetes mellitus tipo 2**. Los individuos con diabetes tipo 2 pueden o no requerir tratamiento con insulina. Los fármacos para el manejo de la diabetes tipo 2 incluyen agentes diseñados para disminuir la glucemia (agentes hipoglucemiantes), así como dieta y ejercicio (a menudo la pérdida de peso mejora la resistencia a la insulina). Una respuesta normal importante a la insulina es iniciar el transporte de glucosa hacia el interior de ciertos tipos de células.

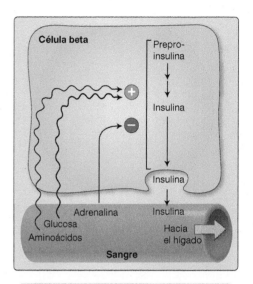

Figura 15-3
Regulación de la liberación de insulina a partir de las células beta del páncreas.

	Defecto	Tratamiento
TIPO 1	Destrucción de las células beta, sin producción de insulina	Insulina
TIPO 2	Resistencia a la insulina	Dieta, ejercicio, fármacos hipoglucemiantes orales Puede o no requerirse insulina

Figura 15-4
Comparación de la diabetes mellitus tipo 1 y tipo 2.

	Transporte activo	Transporte facilitado
Sensible a insulina		Músculo esquelético y tejido adiposo
Insensible a insulina	Epitelio intestinal Túbulos renales Plexo coroideo	La mayor parte de los tejidos, entre otros: Eritrocitos Leucocitos Cristalino Córnea Hígado Cerebro

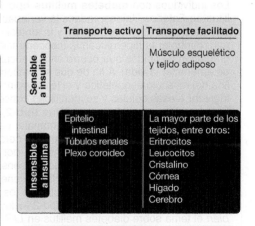

Figura 15-5
Características del transporte de glucosa en distintos tejidos.

Aplicación clínica 15-1: transporte de glucosa y secreción de insulina

Los transportadores de glucosa tipo GLUT2 se identifican en las células beta del páncreas, que deben detectar una concentración más alta de glucosa en la sangre y responder a ella mediante la secreción de insulina. Los transportadores GLUT2 tienen una baja afinidad por la glucosa (con un K_m alto) y sólo la movilizan cuando su concentración en la sangre circulante es superior a 5 mM, el valor normal de la glucemia. La glucosa es transportada entonces hacia el interior de las células beta cuando, tras el consumo de carbohidratos, sus concentraciones en la sangre se incrementan respecto de los valores iniciales. El transporte de glucosa hacia el interior de las células beta induce un incremento de la concentración intracelular de glucosa, lo que promueve la liberación de insulina contenida en las vesículas de almacenamiento dentro de las células beta.

1. **Transporte de glucosa insensible a insulina mediante GLUT1, GLUT2 y GLUT3.** La mayor parte de los tipos celulares no requiere la señalización de la insulina para transportar la glucosa al seguir su gradiente de concentración hacia el interior de la célula (fig. 15-5) y tienen **transporte de glucosa insensible a insulina** (también conocido como independiente de insulina). Estos tipos de células incluyen eritrocitos, leucocitos, así como células hepáticas y cerebrales, que expresan de manera permanente en su superficie los receptores insensibles a insulina GLUT1, GLUT2, GLUT3 o todos ellos.

2. **Transporte de glucosa sensible a la insulina mediado por GLUT4.** En las células del músculo esquelético en reposo y del tejido adiposo (adipocitos), la señalización de la insulina es necesaria para el transporte de la glucosa. En estos tipos celulares, el transporte se describe como **sensible a insulina.** En estos tipos celulares las proteínas **GLUT4** suelen residir dentro de las células, en vesículas intracelulares, en condición inactiva y unidas al complejo de Golgi (fig. 15-6). Cuando una célula de músculo esquelético o un adipocito en reposo recibe estimulación de la insulina, las vesículas que contienen GLUT4 se translocan hacia la superficie para participar en el transporte de la glucosa. Al ejercitar las células del músculo esquelético, la contracción muscular induce la translocación de GLUT4 hacia la membrana a partir de vesículas sensibles al ejercicio.

   Sólo en momentos específicos la expresión de GLUT4 en la superficie de la membrana tiene un efecto limitante sobre la velocidad con que se utiliza la glucosa en el músculo esquelético y las células adiposas, en que el transporte de glucosa se ve estimulado por una serie de eventos. El consumo de carbohidratos estimula la liberación de insulina a partir de las células beta del páncreas. La insulina circula por la sangre y se une a los receptores de insulina en muchos tipos de células. Cuando los receptores de la insulina en las células del músculo esquelético en reposo y los adipocitos se unen a la insulina, se activan vías intracelulares de señalización por mediación de esa hormona y estimulan el movimiento de GLUT4 a partir de las vesículas intracelulares hacia la superficie de la membrana. En el fenómeno participa una serie de eventos de tráfico con organización precisa, entre ellos el remodelamiento de la actina bajo la membrana plasmática, de modo que las vesículas que contienen GLUT4 puedan fusionarse con dicha

Aplicación clínica 15-2: transporte de la glucosa en la diabetes mellitus

Los individuos con **diabetes mellitus tipo 1** no producen insulina. Alrededor de 10% de las personas con diabetes mellitus en Estados Unidos padece la variedad de tipo 1. Las células beta del páncreas se destruyeron como consecuencia de reacciones autoinmunitarias, y la síntesis de insulina ya no es posible. La insulina debe suministrarse por vía exógena para controlar la hiperglucemia (concentraciones elevadas de glucosa en sangre) y prevenir la cetoacidosis diabética (degradación de lípidos que ocurre en ausencia de insulina, en que la acidificación que ocurre en la sangre tiene el potencial de amenazar la vida). A fin de que se presente transporte de glucosa hacia el interior de las células dependientes de insulina del músculo esquelético y el tejido adiposo, debe administrarse insulina exógena. De lo contrario, la glucosa no puede ingresar a esas células y se identifican concentraciones altas de esa azúcar en la sangre.

En personas con **diabetes mellitus tipo 2**, los tejidos periféricos desarrollan resistencia a los efectos de la insulina. La secreción de insulina puede ser anómala, pero las personas con diabetes mellitus tipo 2 no la requieren para mantenerse vivas. En este grupo, al que pertenece cerca de 90% de las personas con diabetes mellitus en Estados Unidos, la señalización que desencadena la insulina por mediación de sus receptores no es efectiva. En el músculo esquelético y el tejido adiposo el transporte de glucosa sensible a la insulina se ve comprometido. En el hígado, las células no responden a la insulina con la inhibición de la gluconeogénesis (síntesis endógena de glucosa). Si bien existe insulina, a menudo en concentraciones altas, las células de los individuos con diabetes mellitus tipo 2 no responden a ella. Los tratamientos farmacológicos para la diabetes tipo 2 incluyen sustancias que mejoran la señalización mediada por insulina (*véase también* el tema sobre diabetes mellitus en *LIR. Bioquímica*, capítulo 25; y en el capítulo 18, un análisis sobre la señalización mediada por la insulina). La elevación a largo plazo de la glucemia en los dos tipos de diabetes mellitus genera complicaciones crónicas, entre ellas ateroesclerosis prematura (con enfermedad cardiovascular y eventos vasculares cerebrales), retinopatía, nefropatía y neuropatía.

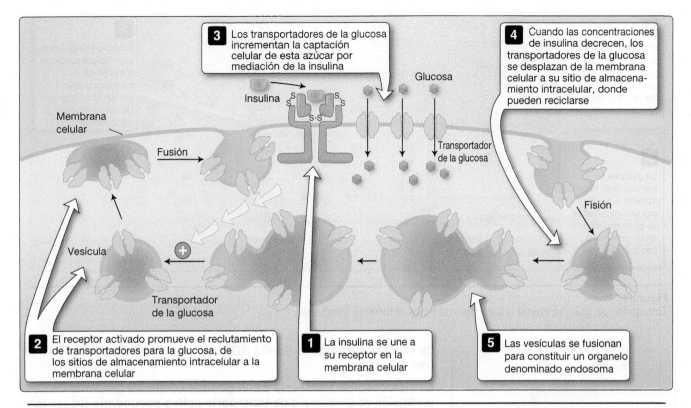

3 Los transportadores de la glucosa incrementan la captación celular de esta azúcar por mediación de la insulina

4 Cuando las concentraciones de insulina decrecen, los transportadores de la glucosa se desplazan de la membrana celular a su sitio de almacenamiento intracelular, donde pueden reciclarse

Glucosa

Insulina

Membrana celular

Fusión

Transportador de la glucosa

Fisión

Vesícula

Transportador de la glucosa

2 El receptor activado promueve el reclutamiento de transportadores para la glucosa, de los sitios de almacenamiento intracelular a la membrana celular

1 La insulina se une a su receptor en la membrana celular

5 Las vesículas se fusionan para constituir un organelo denominado endosoma

Figura 15-6
La insulina provoca que algunas células recluten transportadores a partir de sus reservas intracelulares.

membrana. Una vez que GLUT4 se expresa en la superficie celular, el transporte de la glucosa se produce siempre que exista un gradiente de concentración de esta azúcar. Las proteínas GLUT4 se eliminan de la membrana plasmática mediante endocitosis y se reciclan a su compartimento de almacenamiento intracelular una vez que el estímulo de la insulina se retira.

III. TRANSPORTE ACTIVO DE LA GLUCOSA

Existen tres sitios principales en los que la concentración de glucosa en el interior de las células es mayor que en el exterior, por lo que dicha azúcar debe transportarse contra su gradiente para ingresar a ellas. En estos sitios se utiliza el **transporte activo secundario** de glucosa, que recurre al **cotransporte con sodio**. El primer sitio corresponde al **plexo coroideo**, el segundo al **túbulo contorneado proximal del riñón** y el tercero al **borde en cepillo de las células epiteliales del intestino delgado**.

Las células epiteliales que recubren el intestino delgado son una barrera entre la luz de esta estructura y el torrente sanguíneo (fig. 15-7). La glucosa de la dieta debe ser absorbida por las células epiteliales y luego transferirse al tejido conectivo subyacente, de modo que pueda ingresar a la circulación. Las proteínas GLUT no pueden usarse para transportar a la glucosa hacia el interior de estas células, debido a que la glucosa tiene una concentración más alta dentro de las células que fuera de ellas (obsérvese que el volumen del intestino delgado es mucho mayor que el de una célula epitelial, y que la concentración depende del volumen). Las membranas apicales (que se orientan hacia la luz) de las células epiteliales contienen **proteínas transportadoras de sodio-glucosa** (SGLT, *sodium-glucose transport proteins*) que catalizan el transporte de la glucosa contra su gradiente de concentración. Se ha informado la existencia

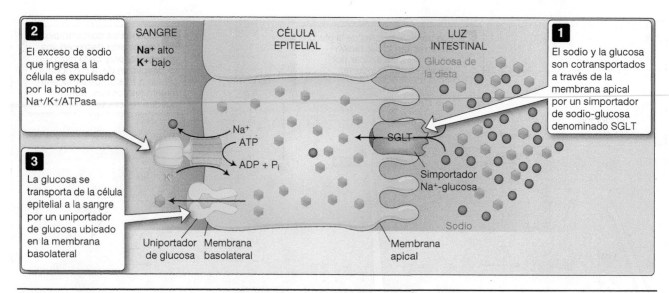

Figura 15-7
Transporte de glucosa desde la luz intestinal hasta el torrente sanguíneo.

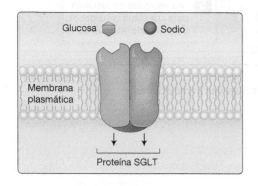

Figura 15-8
Los transportadores de sodio-glucosa cotransportan sodio y glucosa en un proceso de simporte.

de seis miembros de la familia SGLT, pero sólo SGLT1 y SGLT2 están bien descritas.

Este proceso de transporte de la glucosa contra su gradiente de concentración es un ejemplo de **transporte activo secundario** (*véase también* el capítulo 13). El transporte de glucosa mediado por las SGLT sólo puede ocurrir cuando existe sodio y se cotransporta con la glucosa (fig. 15-8). Puesto que tanto la glucosa como el sodio se desplazan en la misma dirección (ambos al interior de la célula), se trata de un proceso de **simporte**. La energía que se requiere para potenciar el transporte de la glucosa contra su gradiente de concentración se obtiene del gradiente electroquímico del sodio, generado y mantenido por la ATPasa de sodio-potasio, un sistema de transporte activo primario (*véase también* el capítulo 14). Debido a que el sodio tiene un gradiente de concentración tan fuerte del exterior al interior de la célula, su tendencia a seguirlo es intensa. En la membrana apical de las células del epitelio intestinal, el único transportador para el sodio es un transportador de sodio-glucosa. El sodio se moviliza sólo cuando la glucosa se cotransporta con él. La glucosa consigue un acceso libre hacia el interior de la célula como consecuencia del gradiente de concentración intenso del sodio. Una vez dentro de la célula, la glucosa puede transportarse hacia el exterior y llegar al torrente sanguíneo gracias a una proteína GLUT ubicada en la membrana basolateral (opuesta a la apical).

Aplicación clínica 15-3: terapia de rehidratación oral con base en el cotransporte de glucosa-sodio

En 1960, el bioquímico estadounidense Robert Crane describió por vez primera el transporte de glucosa-sodio como un mecanismo para la absorción intestinal de la glucosa. Este descubrimiento constituyó el fundamento para desarrollar el tratamiento conocido como rehidratación oral. Una solución de sales que contiene glucosa y se administra a los pacientes con deshidratación por cólera constituye un tratamiento efectivo, el cual permite que la glucosa acelere la absorción de solutos y agua, y contrarresta la pérdida de agua y electrolitos que causa la toxina del cólera. Se reconoce que la terapia de rehidratación oral salva la vida de millones de pacientes con cólera en los países desarrollados desde la década de 1980.

Aplicación clínica 15-4: cotransporte de glucosa-sodio en el riñón e implicaciones en el tratamiento de la diabetes

En circunstancias normales el riñón filtra la glucosa en el glomérulo, que pasa al espacio de Bowman y los túbulos renales. La cantidad que se filtra se relaciona con la concentración de glucosa en la sangre. Toda esta glucosa se suele reabsorber en el túbulo proximal (mediante transporte hacia el interior de las células epiteliales que recubren este túbulo) y no se detecta en la orina. Por lo regular, la concentración de glucosa es cercana a 5 mM, y las células epiteliales del túbulo proximal tienen una concentración interna de glucosa de 0.05 mM. La glucosa debe pasar por estas células epiteliales para llegar al líquido intersticial (con 5 mM de glucosa) y regresar a la sangre. El gradiente contra el cual debe bombearse la glucosa es de 0.05 a 5 mM. Al tiempo que continúa este proceso se elimina cada vez más glucosa del fluido tubular, y su concentración cae incluso hasta 0.005 mM, lo que incrementa 10 veces el gradiente de concentración. Se recurre al transporte activo secundario para desplazar la glucosa en contra de este gradiente. Se utiliza una proteína simportadora de sodio-glucosa, la SGLT2, que es responsable del transporte (reabsorción) de 90% de la glucosa en el primer segmento de los túbulos proximales, en que se moviliza un ion de sodio por cada molécula de glucosa. La SGLT1 transporta el 10% restante de la glucosa en los segmentos distales de los túbulos proximales, y moviliza dos iones de sodio por cada molécula de glucosa. El gradiente de sodio es generado por la bomba ATPasa de sodio-potasio; la concentración del sodio fuera de las células es cercana a 140 mM, y la concentración en su interior se aproxima a 10 mM.

En individuos con diabetes las concentraciones elevadas de glucosa en la sangre hacen que el riñón filtre una mayor cantidad de esa azúcar. La capacidad del riñón para absorber toda la glucosa a menudo se ve excedida, y esta sustancia se elimina en la orina. La cantidad de glucosa que aparece en la orina corresponde a la que rebasa la capacidad de reabsorción del riñón. La inhibición de la SGLT2 en individuos con diabetes tipo 2 determina una reducción de la absorción de la glucosa y un incremento de su excreción en la orina. El aumento de la excreción de glucosa en la orina genera disminución de las concentraciones plasmáticas de glucosa y el escape de calorías (en forma de glucosa) en la orina, por lo que puede ocurrir reducción del peso. La pérdida ponderal a menudo mejora la resistencia a la insulina que se identifica en la diabetes tipo 2. En la actualidad se dispone de varios inhibidores de la SGLT2 para tratar a los individuos con diabetes mellitus tipo 2. Este tipo de fármacos, autorizados por la Food and Drug Administration en Estados Unidos, se utiliza junto con la dieta y el ejercicio para disminuir la glucemia en adultos con diabetes tipo 2.

Resumen del capítulo

- La mayor parte de las células recurre al transporte facilitado de la glucosa mediado por las proteínas GLUT.

- En el transporte facilitado de la glucosa esta última se desplaza desde un área con mayor concentración (por lo general, fuera de la célula) hacia otra con menor concentración (por lo regular, dentro de la célula). El transporte facilitado de la glucosa depende de la **concentración de glucosa** y de la **cantidad de proteínas GLUT** en la membrana plasmática.

- La **insulina** es una hormona reguladora que las células beta secretan en los islotes de Langerhans del páncreas en respuesta a la glucosa y los aminoácidos, y es necesaria para el transporte de la glucosa en algunos tipos celulares.

- La mayoría de las células cuentan con un **transporte de glucosa insensible a insulina**.

- En las células del **músculo esquelético en reposo** y del **tejido adiposo** (adipocitos), el transporte de la glucosa requiere la señalización de la insulina, y se le considera como transporte facilitado de la glucosa insensible a insulina.

- Las células del músculo esquelético y el tejido adiposo requieren insulina para estimular el desplazamiento de las proteínas **GLUT4** en las vesículas intracelulares para insertarse en la membrana plasmática, donde pueden actuar para captar glucosa.

- Si no existe insulina (diabetes tipo 1) o ésta no desencadena una señal apropiada (diabetes tipo 2), el transporte de glucosa dependiente de insulina que media la GLUT4 cesa o sufre anomalías.

- El **transporte activo secundario** de la glucosa ocurre mediante **cotransporte con sodio**, mediado por las proteínas **SGLT**, en el plexo coroideo, los túbulos proximales de los riñones y el intestino. Debido a que el sodio y la glucosa se movilizan en la misma dirección a través de la membrana plasmática, se trata de un proceso de **simporte**.

Preguntas de estudio

Elija la respuesta CORRECTA.

15.1 En una situación en que la concentración intracelular de glucosa es de 2 mM y la concentración extracelular se eleva hasta 5 mM, se observa que los transportadores GLUT en la superficie de la célula comienzan a movilizar la glucosa desde fuera hacia dentro de la célula. ¿Cuál tipo de proteína transportadora de glucosa está implicado en el movimiento que se describe?

A. GLUT1.
B. GLUT4.
C. GLUT5.
D. SGLT1.
E. SGLT2.

Respuesta correcta: A. Los transportadores GLUT1 residen en la superficie celular y transportan la glucosa desde una región con concentración alta hasta otra en que es menor. Los transportadores GLUT4 son dependientes de insulina y se ubican en el músculo esquelético y el hígado. No residen en la superficie celular antes de participar en el transporte de la glucosa. El GLUT5 transporta fructosa, no glucosa. Tanto SGLT1 como SGLT2 son transportadores de glucosa dependientes de sodio, que movilizan dicha azúcar contra su gradiente de concentración, desde donde la concentración de glucosa es baja hacia donde ya es más alta.

15.2 Para el transporte de la glucosa desde la sangre hasta el interior de los hepatocitos (células del hígado) se requiere:

A. Hidrólisis del ATP generada por un simportador que crea un gradiente de iones sodio.
B. Función de un transportador activo primario para generar un gradiente de glucosa.
C. Concentración más alta de glucosa en sangre que en los hepatocitos.
D. Estimulación de insulina para la translocación de GLUT hacia la membrana plasmática del hepatocito.
E. Uniportación de glucosa contra su gradiente de concentración desde la sangre hacia el interior de los hepatocitos.

Respuesta correcta: C. El transporte de la glucosa hacia el interior de los hepatocitos ocurre mediante transporte facilitado con uniportadores de la glucosa, por lo que requiere una concentración más alta de glucosa en la sangre que dentro del hepatocito. La glucosa se moviliza entonces al seguir su gradiente, desde un sitio en que se encuentra en concentración alta a otro con concentración más baja. El transporte de glucosa no ocurre mediante transporte activo primario y no se requiere hidrólisis del ATP para el transporte de glucosa mediante uniportación. El transporte de la glucosa al interior de los hepatocitos no requiere un gradiente de sodio, el cual es necesario en el simporte de sodio-glucosa en otros tipos celulares. La uniportación de la glucosa no ocurre contra el gradiente de concentración. Las GLUT tienen presencia constitutiva en la superficie de los hepatocitos y no necesitan la estimulación de la insulina para translocarse hacia la superficie de la célula.

15.3 Un hepatocito incrementa su transporte de glucosa mediante transportadores GLUT2 cuando las concentraciones de glucosa en la sangre se incrementan hasta 20 mM. Sin embargo, el desplazamiento de glucosa mediante GLUT1 en un eritrocito mantiene la misma velocidad que con concentraciones de glucosa menores. ¿Cuál de las siguientes explica con más precisión estos hallazgos?

A. GLUT1 tiene un K_m más alto que GLUT2.
B. El transporte de glucosa mediado por GLUT1 requiere cotransporte con sodio.
C. GLUT2 alcanza su $V_{máx}$ con una concentración de glucosa inferior a 20 mM.
D. El transporte de glucosa mediado por GLUT2 requiere activación con insulina.
E. GLUT2 tiene menor afinidad por la glucosa que GLUT1.

Respuesta correcta: E. Con base en la información provista puede concluirse que GLUT2 tiene una afinidad menor por la glucosa que GLUT1. Los transportadores con afinidad menor tienen valores de K_m más altos. GLUT1 ya alcanzó su $V_{máx}$ con una concentración de glucosa inferior a 20 mM. Se trata de transportadores de la glucosa con afinidad más alta y K_m más bajo que los GLUT2. Para que GLUT2 pueda incrementar su velocidad de transporte cuando aumenta la concentración de la glucosa, su K_m debe ser superior a la concentración usual de la glucosa en la sangre. GLUT1 tiene un K_m de 1 mM, mientras que GLUT2 tiene un K_m de entre 15 y 20 mM. No se requiere insulina para que los hepatocitos desplacen la glucosa, ya que utilizan transporte de glucosa insensible a insulina. No hay cotransporte de glucosa con sodio en los hepatocitos.

15.4 Una célula de músculo esquelético en reposo lleva a cabo un transporte de glucosa dependiente de insulina. El papel de la insulina en este proceso es promover:

A. El cotransporte de la glucosa y el sodio contra el gradiente de concentración de la primera.
B. La hidrólisis del ATP para impulsar el transporte de la glucosa contra su gradiente de concentración.
C. El movimiento de la glucosa del interior de la célula hacia el medio extracelular.
D. El transporte activo primario de la glucosa con potasio hacia el interior de la célula.
E. La translocación de las proteínas GLUT4 desde las vesículas intracelulares hasta la superficie celular.

Respuesta correcta: E. En las células del músculo esquelético en reposo (y en los adipocitos) la insulina promueve el desplazamiento de los transportadores GLUT4 desde las vesículas intracelulares hasta la superficie de la célula para permitir el transporte de la glucosa desde un sitio con concentración alta hasta uno con concentración baja de esta azúcar. La insulina no participa en el cotransporte de la glucosa con el sodio. La insulina no promueve la hidrólisis del ATP o el desplazamiento de la glucosa del interior al exterior de las células. La glucosa no se moviliza mediante transporte activo primario con potasio.

15.5 Un paciente de 56 años de edad con antecedente de un año de diabetes mellitus tipo 2 tiene una glucemia preprandial de 150 mg/dL (intervalo de referencia, 70 a 100 mg/dL). En este individuo, ¿hacia el interior de cuál de los siguientes tipos celulares está comprometido el transporte de glucosa?

    A. Adipocitos.

    B. Células cerebrales.

    C. Células del ojo.

    D. Células del hígado.

    E. Eritrocitos.

Respuesta correcta: A. Los adipocitos (células del tejido adiposo) y las células del músculo esquelético en reposo tienen un transporte de glucosa dependiente de insulina. Si las señales de la insulina no se reciben en forma apropiada, como en las células de las personas con diabetes tipo 2, se compromete el transporte de la glucosa dependiente de insulina hacia el interior de los adipocitos y también de las células del músculo esquelético en reposo. Las células cerebrales, las células del ojo y los eritrocitos tienen un transporte de glucosa independiente de la insulina, y su transporte de glucosa no se altera en la diabetes.

15.6 La energía para impulsar el transporte de la glucosa contra su gradiente de concentración hacia el interior de las células del epitelio intestinal deriva de:

    A. La hidrólisis del ATP mediada por SGLT.

    B. Un gradiente de concentración del ion sodio.

    C. El antiporte con iones de sodio.

    D. La hidrólisis del ATP mediado por GLUT.

    E. El transporte activo primario.

Respuesta correcta: B. Un gradiente del ion sodio (generado y mantenido por la ATPasa de sodio-potasio) impulsa el transporte de la glucosa contra su gradiente de concentración hacia el interior de las células del epitelio intestinal. Ni los SGLT ni los GLUT hidrolizan el ATP. La glucosa es transportada mediante simporte con sodio, no por antiporte con sodio. El simporte de glucosa-sodio es una forma de transporte activo secundario y no primario, debido a que el ATP no es hidrolizado en forma directa por la proteína de transporte misma.

15.7 Un fármaco diseñado para inhibir al SGLT2 en los riñones de los individuos con diabetes tipo 2 actúa en parte al incrementar:

    A. La reabsorción de la glucosa.

    B. La excreción de la glucosa en la orina.

    C. El transporte de la glucosa hacia el interior de las células epiteliales.

    D. El transporte primario de la glucosa.

    E. El transporte del sodio hacia el interior de las células epiteliales.

Respuesta correcta: B. La inhibición del simportador de sodio-glucosa SGLT en los riñones permite que una mayor cantidad de glucosa se excrete en la orina, toda vez que altera su absorción. La absorción de la glucosa no aumenta, sino disminuye, debido a que se inhibe su transporte hacia el interior de las células epiteliales. El transporte del sodio también se inhibe y no aumenta. La inhibición del SGLT genera un incremento de la función de cualquier transportador activo primario. La glucosa nunca se moviliza mediante transporte activo primario. Los SGLT facilitan el transporte activo secundario de la glucosa.

16 Transporte de fármacos

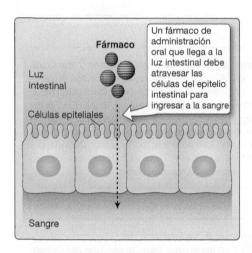

Figura 16-1
Los fármacos de administración oral deben penetrar las células epiteliales de la mucosa intestinal para llegar a la circulación.

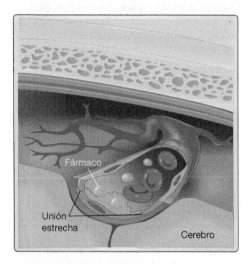

Figura 16-2
La barrera hematoencefálica restringe el ingreso de los fármacos al sistema nervioso central.

I. GENERALIDADES

Cuando un fármaco se administra por vía intravenosa, la dosis completa llega a la circulación sistémica debido a que se infunde en la sangre. Sin embargo, los medicamentos administrados por otras vías pueden tan sólo pasar en forma parcial a la sangre. La administración oral es la vía más frecuente y requiere que un fármaco se disuelva primero en el fluido gastrointestinal y luego penetre las células epiteliales de la mucosa intestinal para llegar al torrente sanguíneo (fig. 16-1).

Los medicamentos diseñados para alcanzar el sistema nervioso central deben además atravesar la **barrera hematoencefálica** constituida por las células endoteliales que recubren los vasos sanguíneos en ese nivel. Estas células forman uniones estrechas que restringen el ingreso de moléculas con un tamaño superior a 400 Da. Esta barrera es un obstáculo importante para el desarrollo de medicamentos que permitan tratar los trastornos del sistema nervioso central, entre ellos los de tipo degenerativo (como la esclerosis múltiple, la enfermedad de Alzheimer y la enfermedad de Parkinson), trastornos psiquiátricos (como la ansiedad, la depresión y la esquizofrenia), así como los eventos vasculares cerebrales y otros trastornos cerebrovasculares (fig. 16-2 y recuadro 6-1).

La mayoría de los medicamentos son ácidos débiles o bases débiles. Las concentraciones de las formas permeables de los fármacos suelen estar determinadas por las concentraciones relativas de sus formas cargadas y no cargadas, ya que se piensa que las moléculas sin carga atraviesan con más facilidad las membranas que aquéllas con carga. Se han realizado estudios sobre las relaciones de las concentraciones de ácidos y bases con el pH para determinar la cantidad de fármaco que se identificará a cada lado de una membrana (*véase también LIR. Farmacología*, pp. 6-8). Si bien por mucho tiempo se ha asumido que los medicamentos liposolubles se difunden directamente a través de las membranas celulares, siempre existen barreras para la difusión simple

> ### Recuadro 16-1: Superación de los desafíos del transporte a través de la barrera hematoencefálica
>
> El sistema nervioso central (SNC) incluye al cerebro y la médula espinal. Existe una barrera entre la sangre y el encéfalo para prevenir que sustancias nocivas salgan de la sangre e ingresen en el cerebro, lo que podría ocasionar daño. La administración de fármacos al SNC para el tratamiento de enfermedades neurodegenerativas ha sido un desafío. Entre las nuevas soluciones propuestas para penetrar la barrera hematoencefálica figuran los sistemas farmacológicos inteligentes no fabricados, los materiales implantables con carga farmacológica, geles inyectables, y el uso de blastocitos pluripotenciales para crear modelos *in vitro* de estados patológicos para evaluar la administración de fármacos.

en los grupos hidrofílicos de la cabeza de los fosfolípidos de la membrana (*véase también* el capítulo 13). Algunas moléculas hidrosolubles pequeñas pudieran recurrir a las acuaporinas (canales para el agua) para atravesar las membranas (fig. 16-3). Se reconoce cada vez más que las proteínas transportadoras facilitan el movimiento de los fármacos a través de las membranas biológicas. Los procesos de **transporte activo** parecen ser aquellos que los fármacos utilizan con más frecuencia.

II. CLASES DE TRANSPORTADORES DE FÁRMACOS

Muchos transportadores de fármacos actúan como **transportadores activos** primarios y secundarios (*véase* en el capítulo 15 un análisis sobre el transporte activo). Con base en la similitud de sus secuencias, los transportadores de medicamentos se han clasificado como **portadores de solutos** (**SLC**, *solute carriers*) y **transportadores con cassette de unión al ATP** (**ABC**, *ATP binding cassette*; fig. 16-4). Las estructuras, funciones y distribución tisular de los transportadores de fármacos de cada grupo pueden variar en gran medida.

A. Portadores de solutos

Los SLC se clasifican en cuatro familias principales: **transportadores de péptidos** (**PEPT**, *peptide transporters*), **polipéptidos transportadores de ácidos orgánicos** (**OATP**, *organic anion-transporting polypeptides*), **transportadores de iones orgánicos** y **antiportadores de protones (H⁺)/cationes orgánicos**.

1. **Transportadores de péptidos.** Los H^+ y los péptidos son cotransportados a través de membranas por proteínas PEPT que transportan péptidos pequeños (de dos o tres aminoácidos), pero no aminoácidos independientes o péptidos de mayor tamaño. Las proteínas PEPT transportan fármacos como los antibióticos betalactámicos (entre ellos la penicilina) y los inhibidores de la enzima convertidora de angiotensina (ECA, utilizados para tratar la hipertensión) a través del epitelio intestinal. Con el fin de incrementar la absorción de ciertos fármacos antineoplásicos y antivirales se están alterando sus estructuras con secuencias de aminoácidos, lo que los convierte en mejores sustratos para los PEPT.

2. **Polipéptidos transportadores de aniones orgánicos.** Los transportadores de este grupo catalizan el movimiento de compuestos orgánicos anfipáticos como sales biliares, esteroides y hormonas tiroideas. Un miembro de esta familia, el OATP1B1, es responsable de la captación hepática de pravastatina, un inhibidor de la síntesis del colesterol, y el inhibidor de la ECA enalapril. Variaciones genéticas individuales del OATP1B1, conocidas como polimorfismos genéticos, inducen alteraciones del transporte de la pravastatina y diferencias en las respuestas de los pacientes que reciben estos fármacos.

3. **Transportadores de iones orgánicos.** Esta familia constituye un grupo amplio de transportadores de medicamentos. Algunos son uniportadores, en tanto otros son simportadores o antiportadores. Varios miembros de esta familia se expresan en el hígado, el riñón, el músculo esquelético y en el borde en cepillo del intestino. La excreción renal de los medicamentos y las toxinas está mediada en parte por transportadores de iones orgánicos. El fármaco metformina (un agente hipoglucemiante que se utiliza para controlar la elevación de la glucosa en la sangre en la diabetes tipo 2) es captado por un transportador de esta familia.

4. **Antiportadores de H⁺/cationes orgánicos.** Los cationes orgánicos se excretan por medio de un antiportador de protones/cationes orgánicos en las membranas del borde en cepillo. Un gradiente en sentido opuesto generado con protones, H^+, es la fuerza conductora para ese transporte.

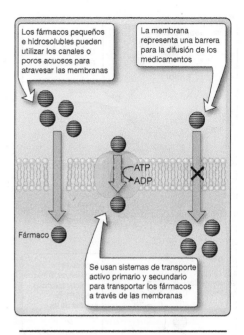

Figura 16-3
Mecanismos por los que los fármacos atraviesan las células del epitelio intestinal.

Transportadores de fármacos	Transporte
SLC:	*Transporte activo secundario*
PEPT Transportadores de péptidos	Cotransporte de protones (H⁺) y péptidos de dos o tres aminoácidos
OATP Polipéptidos transportadores de aniones orgánicos	Compuestos orgánicos anfipáticos
Transportadores de iones orgánicos	Iones orgánicos
Antiportadores de H⁺/cationes orgánicos	Los cationes orgánicos se excretan y se captan H⁺
Transportadores ABC	*Transporte activo primario* Expulsión de iones, fármacos y xenobióticos

Figura 16-4
Los transportadores de fármacos incluyen los transportadores portadores de solutos (SLC) y los transportadores con cassette de unión al ATP (ABC).

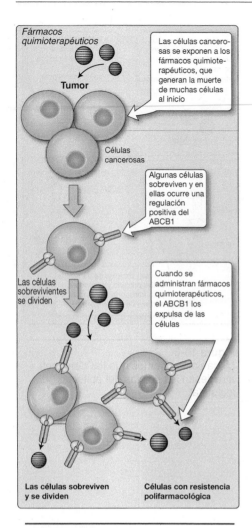

Figura 16-5
Desarrollo de resistencia
polifarmacológica.

B. Transportadores ABC

Los transportadores ABC utilizan el transporte activo primario para exportar iones y xenobióticos de las células (*véase también* el capítulo 15), lo que representa la vía principal para la expulsión de toxinas a partir de las células; sin embargo, los transportadores ABC también pueden expulsar a los medicamentos de las células. Existe una lista creciente de sustratos de los transportadores ABC, que incluye fármacos antineoplásicos, agentes antivirales, bloqueadores de los canales del calcio y medicamentos inmunosupresores. Se puede desarrollar **resistencia polifarmacológica** (RP) cuando las células expulsan a los agentes terapéuticos diseñados para inhibirlas o eliminarlas (fig. 16-5).

Las células cancerosas que desarrollan RP no responden a los fármacos quimioterapéuticos. Los inhibidores de los transportadores ABC se están explorando para intentar prevenir la RP. El **ABCB1**, o **glucoproteína P** (P-gp), es un transportador ABC implicado con frecuencia en la RP, y es responsable de expulsar a los agentes quimioterapéuticos de las células cancerosas. El ABCB1 también se expresa en los tejidos normales (recuadro 16-2).

> ### Recuadro 16-2: ABCB1 y el flujo de salida de xenobióticos
>
> En el borde en cepillo del epitelio intestinal el ABCB1 es responsable del flujo de salida de xenobióticos antes de que éstos lleguen a la circulación. Los productos herbolarios como la hierba de San Juan y el fármaco antifímico rifampicina inducen la expresión intestinal de ABCB1. Este incremento de la expresión del ABCB1 disminuye la absorción de sus sustratos, entre ellos el medicamento digoxina (que se usa para intensificar la contracción del músculo cardiaco y reducir la frecuencia cardiaca), ya que cuando el ABCB1 se expresa en concentraciones mayores los medicamentos son exportados por las células del epitelio intestinal.

Resumen del capítulo

- Los medicamentos que se administran por vía intravenosa están presentes en la circulación de inmediato, pero los que se administran por vía oral deben atravesar las membranas plasmáticas de las células del epitelio intestinal antes de llegar al torrente sanguíneo.

- Las células del endotelio que recubren los vasos sanguíneos en el sistema nervioso central forman una **barrera hematoencefálica** que impide el paso de los fármacos hacia el sistema nervioso central.

- Si bien la difusión pasiva se ha descrito durante mucho tiempo como un mecanismo para el transporte de fármacos hacia el interior de las células, las membranas plasmáticas de estas células representan una barrera para la libre difusión.

- Muchos transportadores de fármacos recurren al **transporte activo** primario o secundario. Se han identificado proteínas transportadoras de fármacos en muchos tipos de células en el organismo, e incluyen a los portadores de solutos, **SLC**, y transportadores con cassette de unión al ATP o **ABC**. Los SLC transportan los fármacos hacia el interior de las células y los transportadores ABC expulsan los medicamentos y los compuestos xenobióticos de las células.

- Los SLC se clasifican en cuatro familias principales: **transportadores de péptidos** (PEPT), **polipéptidos transportadores de ácidos orgánicos** (OATP), **transportadores de iones orgánicos** y **antiportadores de protones (H⁺)/cationes orgánicos**.

- Los transportadores ABC median la **RP** que se desarrolla cuando las células expulsan los fármacos diseñados para inhibirlas o eliminarlas, como las células cancerosas que exportan a los agentes quimioterápicos. El **ABCB1**, o **glucoproteína P** (P-gp), es un transportador ABC implicado con frecuencia en la RP, y es responsable de expulsar a los agentes quimioterapéuticos de las células cancerosas.

Preguntas de estudio

Elija la respuesta CORRECTA.

16.1 Una persona ingiere tabletas de ácido acetilsalicílico para tratar de aliviar su dolor muscular. Para que el ácido acetilsalicílico pueda actuar, debe:

A. Unirse a la P-gp para estimular la RP.

B. Atravesar las células del epitelio intestinal para ingresar a la circulación.

C. Estimular la hidrólisis del ATP de un transportador ABC.

D. Sufrir antiporte a partir del estómago.

E. Utilizar un transportador ABC para ingresar al hígado.

Respuesta correcta: B. Los fármacos que se administran por vía oral deben atravesar la barrera de las membranas de las células epiteliales en el intestino para ingresar en la sangre y desplazarse por la circulación para alcanzar sus sitios de acción. La P-gp es un transportador ABC implicado en la RP; desplaza fármacos fuera de las células y no facilitaría la absorción del ácido acetilsalicílico. Los transportadores ABC movilizan los fármacos fuera de las células y no hacia su interior. El antiporte es el transporte de dos sustancias en el que una ingresa en la célula y la otra sale de ella. El antiporte del ácido acetilsalicílico del estómago no permitiría que el fármaco ingresara a la circulación, toda vez que aún tendría que cruzar la barrera de las células del epitelio intestinal para poder llegar a ella.

16.2 Hoy en día se desarrolla un nuevo fármaco proteínico con el objetivo de tratar la enfermedad de Huntington, un trastorno neurodegenerativo que impacta sobre el sistema nervioso central. El obstáculo principal para la llegada de este medicamento a sus sitios de acción será:

A. Su absorción en el tubo digestivo.

B. Las células endoteliales que recubren los vasos sanguíneos en el sistema nervioso central.

C. La carencia de un transportador ABC para entregar el fármaco a las células apropiadas.

D. El desarrollo rápido de RP.

E. Su baja solubilidad en las soluciones acuosas del organismo.

Respuesta correcta: B. El principal obstáculo para el ingreso de fármacos al sistema nervioso central es la barrera hematoencefálica. Las células endoteliales que cubren los vasos sanguíneos en el sistema nervioso central forman esta barrera, que impide el ingreso de casi todas las moléculas grandes (> 400 Da). Puede haber absorción en el tubo digestivo, pero si el fármaco no puede ingresar al sistema nervioso central por efecto de la barrera hematoencefálica, entonces no se observarán efectos. Los transportadores ABC desplazan los fármacos hacia el exterior de las células. La carencia de expresión de un transportador ABC mejoraría la entrega del fármaco a través de la barrera hematoencefálica. La RP se desarrolla en respuesta a las acciones de los transportadores ABC, en particular la P-gp. La solubilidad en soluciones acuosas podría ser muy alta, pero si el fármaco no puede atravesar la barrera hematoencefálica no llegará al sistema nervioso central para tratar el trastorno.

16.3 El tipo de transportadores que la mayor parte de los fármacos utiliza para ingresar a las células humanas puede describirse con más precisión como:

A. Transportadores activos.

B. Proteínas G.

C. GLUT.

D. Dependiente de insulina.

E. Canales iónicos.

Respuesta correcta: A. Los fármacos recurren a transportadores activos para lograr ingresar a las células humanas. Las proteínas G participan en la señalización celular, y los GLUT son transportadores de la glucosa. La insulina no es necesaria para que los fármacos ingresen a las células, y los medicamentos no tienden a recurrir a los canales iónicos para entrar a las células humanas.

16.4 A una mujer de 24 años de edad se le prescribe un antibiótico betalactámico para tratar una infección bacteriana. Es más probable que este fármaco cruce las células del epitelio intestinal para ingresar a la circulación por medio de:

A. Movilización mediada por un transportador ABC.

B. Unión a la P-gp en la superficie de las células epiteliales.

C. Inhibición de la hidrólisis del ATP de un transportador ABC.

D. Difusión pasiva por las células del epitelio intestinal.

E. Movilización mediada por un transportador PEPT.

Respuesta correcta: E. Los antibióticos betalactámicos son movilizados por transportadores PEPT. Los transportadores ABC expulsan a los fármacos de las células, no facilitan su ingreso. La inhibición de la hidrólisis del ATP en un transportador ABC no afectaría el ingreso de un antibiótico betalactámico a las células del epitelio intestinal. La P-gp es un transportador ABC. La difusión pasiva ya no se considera una vía importante para el ingreso de los fármacos a las células, ya que se ha identificado a los transportadores activos como el tipo principal de transportadores de fármacos.

16.5 Un hombre de 38 años de edad ha utilizado hierba de San Juan durante 2 años. Consigue su producto herbolario por Internet y nunca le ha mencionado a su médico que lo utiliza. Desarrolla fibrilación auricular (un ritmo cardiaco anormal) y se le prescribe digoxina. En su caso, el tratamiento con digoxina no resulta efectivo para corregir el ritmo cardiaco anómalo. Este hallazgo puede explicarse con más precisión por:

A. La competencia de la hierba de San Juan y la digoxina por el mismo transportador SLC.

B. El desarrollo de RP por el uso de hierba de San Juan y digoxina.

C. Solubilidad deficiente de la digoxina en la membrana plasmática de las células del epitelio intestinal.

D. La mayor afinidad de la hierba de San Juan por un transportador en comparación con la digoxina.

E. La regulación positiva que la hierba de San Juan causa sobre la P-gp e interfiere con la absorción de digoxina.

Respuesta correcta: E. La hierba de San Juan genera una regulación positiva de la P-gp, un transportador ABC. La expresión excesiva de P-gp impide la absorción de algunos otros fármacos, como la digoxina, debido a que aquélla expulsa al fármaco de la célula. La hierba de San Juan y la digoxina no compiten por la unión a un mismo receptor, y la afinidad por el receptor no sería un factor importante. La digoxina suele transportarse a través de las células del epitelio intestinal (cuando no existe sobreexpresión de P-gp) y su solubilidad en la membrana no es un tema a considerar, debido a que por lo regular utiliza un transportador.

16.6 Las células cancerosas de una paciente desarrollan RP a los fármacos quimioterapéuticos utilizados en su tratamiento. ¿La expresión de cuál de las siguientes proteínas sería más probable identificar en sus células cancerosas?

A. OATP.

B. OATP1B1.

C. ABCB1.

D. PEPT.

E. SLC.

Respuesta correcta: C. El ABCB1 es el transportador ABC implicado en la RP. Expulsa a los fármacos de las células, lo que las hace resistentes a los efectos de los medicamentos. Los SLC son portadores ligados a solutos que transportan muchos fármacos hacia el interior de las células. OATP, OATP1B1 y PEPT son ejemplos de SLC.

La buena comunicación es tan estimulante como el café negro, e igual de difícil es dormir después de disfrutarla.

—Anne Morrow Lindbergh
(autora y aviadora estadounidense, 1906-2001)
En: *Gift from the Sea (1955)*

Las señales químicas solubles, como hormonas, factores de crecimiento y neurotransmisores, enviadas de una célula a otra, son un medio básico por el cual las células se comunican entre sí. La célula que recibe la señal es la célula blanco, y se une a la molécula de señalización mediante un receptor proteínico ubicado en su superficie, su citoplasma o su núcleo. La unión de la señal al receptor inicia un proceso que desencadena una cascada de reacciones para amplificar la señal y producir el efecto deseado en la célula. Los tipos de receptores a los que se enlazan las moléculas de señalización se agrupan con base en sus diferentes mecanismos de acción celular, si bien existe una gran sobreposición en estas clasificaciones.

Los procesos bioquímicos dentro de las células blanco se regulan en respuesta a las moléculas de señalización. El primer capítulo sobre señalización celular se concentra en aquella que es mediada por proteínas G. Los receptores acoplados a proteínas G amplifican el mensaje enviado por la molécula de señalización al regular la producción de moléculas de señalización intracelulares, lo que incluye a segundos mensajeros. El segundo capítulo de esta unidad se refiere a la señalización mediada por receptores catalíticos, que poseen una actividad enzimática en la forma de tirosina cinasas. El tercer capítulo de la unidad analiza la señalización mediada por hormonas esteroideas, que se distingue con facilidad de las otras dos formas por la ubicación de los receptores de hormonas esteroideas en el interior de la célula, y no en la superficie de la membrana.

La señalización mediada por receptores acoplados a proteínas G y catalíticos, así como la propia de las hormonas esteroideas, en todos los casos implica en cierto grado la fosforilación de residuos de aminoácidos dentro de las proteínas celulares por las proteínas cinasas. Cuando se fosforilan residuos de aminoácidos de serina o treonina, los programas celulares quedan activados durante horas o más. Sin embargo, los efectos estimulantes de la fosforilación de la tirosina son más fugaces, y les sigue una respuesta celular rápida. La estimulación excesiva de vías de señalización críticas puede causar una activación más intensa en la célula, con consecuencias malignas, así como la ausencia de reposo celular si la estimulación inapropiada no puede detenerse.

17 Señalización mediada por proteínas G

I. GENERALIDADES

Las **proteínas G** son proteínas de señalización intracelular, y reciben su nombre por su capacidad para unirse al trifosfato de guanosina (**GTP**, *guanosine triphosphate*). También poseen actividad de **GTPasa**, que les confiere capacidad para hidrolizar el GTP y obtener difosfato de guanosina (GDP). Se describen dos clases de proteínas G: **proteínas G heterotriméricas** y proteínas G de la **superfamilia Ras** (fig. 17-1).

A menudo, los miembros de la superfamilia Ras se denominan "proteínas G pequeñas" o "GTPasas pequeñas", debido a que son monómeros que se asemejan a una subunidad α de las proteínas G heterotriméricas. Las proteínas Ras reciben sus señales de receptores catalíticos que fueron activados por su ligando (*véase* el capítulo 18). Los efectos generales de la señalización mediada por Ras a menudo implican la inducción de la proliferación o la diferenciación celulares, o el transporte de vesículas.

Las proteínas G heterotriméricas están constituidas por tres subunidades: α, β y γ. La señalización inicia por la unión de un ligando o una hormona a los receptores acoplados a las proteínas G ancladas a la lámina interna de la membrana. La activación de la proteína G permite entonces regular a una enzima específica unida a la membrana. Los productos de las reacciones catalizadas por las enzimas activadas incluyen **segundos mensajeros** que amplifican la señal transmitida a la célula por la hormona o el neurotransmisor que se enlazó con su receptor y actuó como primer mensajero (fig. 17-2). Muchos segundos mensajeros activan las **proteínas cinasas de serina/treonina**, enzimas que fosforilan a sus sustratos en los residuos aminoácidos de serina y treonina. Los cambios de la condición de fosforilación de las proteínas blanco, muchas de las cuales son enzimas, pueden alterar su actividad. El resultado general es la respuesta biológica de la célula a la hormona o el neurotransmisor. La respuesta biológica es a menudo la regulación de una vía biológica o la expresión de un gen.

II. RECEPTORES Y SEÑALIZACIÓN MEDIADA POR PROTEÍNAS G HETEROTRIMÉRICAS

Los receptores de muchas hormonas y neurotransmisores están enlazados con proteínas G. Los receptores acoplados a proteínas G son la variedad más común de receptor en la superficie celular. Estos receptores tienen regiones extracelulares para unión de hormonas, así como porciones intracelulares que interactúan con la proteína G para comunicar el mensaje de la hormona al interior de la célula y evocar una respuesta.

Proteínas G se unen al GTP; hidrolizan GTP en GDP	
Proteínas G heterotriméricas	**Proteínas G de la superfamilia Ras**
Tres subunidades, α, β, γ	Los monómeros se asemejan a la subunidad α de las proteínas G heterotriméricas
Utilizan receptores acoplados a proteínas G	Utilizan receptores catalíticos
Regulan a segundos mensajeros	

Figura 17-1
Proteínas G heterotriméricas y de la superfamilia Ras.

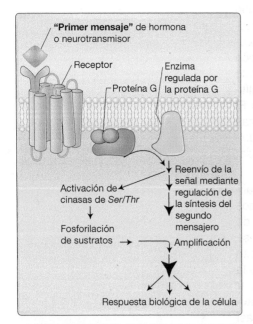

Figura 17-2
Perspectiva general de la señalización mediada por proteínas G.

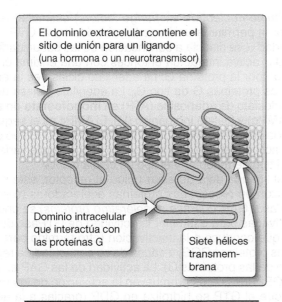

Figura 17-3
Estructura de los receptores acoplados a proteínas G.

A. Receptores acoplados a proteínas G

Los receptores acoplados a proteínas G son proteínas transmembrana con siete dominios alojados en esta estructura (fig. 17-3). A mediados de 2021, se reportaron 826 receptores acoplados a proteínas G codificados por genes humanos. La mayor parte se expresa en múltiples tejidos; cerca de 90% de ellos se expresa en el cerebro. Se ha reportado que más de 500 fármacos aprobados por la Food and Drug Administration de Estados Unidos tienen como sitio de acción a los receptores acoplados a proteínas G.

B. Receptores acoplados a proteínas clase G

De manera tradicional, toda la familia de receptores acoplados a proteínas G se ha catalogado en tres clases principales, A, B y C, con base en una homología de secuencia específica entre los miembros de cada grupo. La clase A, los miembros similares a la rodopsina, es la más numerosa e incluye receptores olfatorios. Un sistema de clasificación más reciente define seis clases, de la A a la F, según su estructura y función, y se conoce como GRAFS (*glutamate, rhodopsin, adhesion, frizzled and secretin*). Sin considerar la categoría en que se les asigna, todos los receptores acoplados a proteínas G heterotriméricas recurren al mismo proceso básico para estimular a estas últimas y regular así la síntesis de segundos mensajeros.

C. Mecanismo de señalización

El mecanismo básico de la señalización vinculada con las proteínas G se ejemplifica con las proteínas G de tipo G_s (fig. 17-4). El proceso inicia con un receptor acoplado a proteína G libre, que no interactúa con la proteína G que se ubica en proximidad a su dominio intracelular, como se observa en la figura. Con la unión del ligando, el receptor ocupado sufre un cambio de conformación y puede interactuar con la proteína G (un ligando es una molécula que se une de manera específica a un receptor particular; las hormonas y los neurotransmisores son ligandos de los receptores acoplados a proteínas G). En respuesta a la unión del receptor al complejo de la proteína G, la subunidad Gα de la proteína G libera el GDP y se enlaza al GTP, lo que activa a la proteína G. Los factores de intercambio de guanina

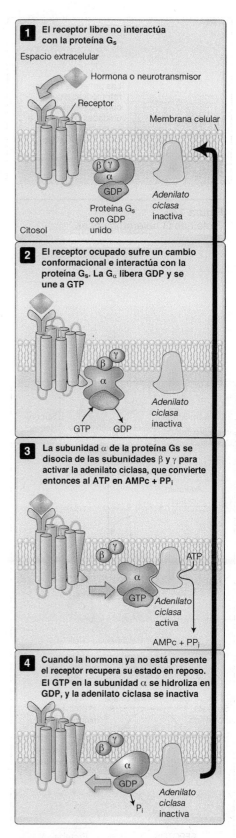

1 El receptor libre no interactúa con la proteína G_s

Espacio extracelular

Hormona o neurotransmisor
Receptor
Membrana celular
β γ α
GDP
Proteína G_s con GDP unido
Adenilato ciclasa inactiva
Citosol

2 El receptor ocupado sufre un cambio conformacional e interactúa con la proteína G_s. La $G_α$ libera GDP y se une a GTP

γ β α
Adenilato ciclasa inactiva
GTP   GDP

3 La subunidad α de la proteína Gs se disocia de las subunidades β y γ para activar la adenilato ciclasa, que convierte entonces al ATP en AMPc + PP$_i$

β γ
ATP
α
GTP
Adenilato ciclasa activa
AMPc + PP$_i$

4 Cuando la hormona ya no está presente el receptor recupera su estado en reposo. El GTP en la subunidad α se hidroliza en GDP, y la adenilato ciclasa se inactiva

β γ
α
GDP
P$_i$
Adenilato ciclasa inactiva

Figura 17-4
Activación de las proteínas G.

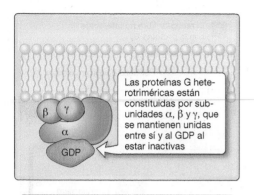

Figura 17-5
Proteínas G heterotriméricas.

(GEF, *guanine nucleotide exchange factors*) estimulan la liberación de GDP para permitir la unión de la subunidad α al GTP.

La subunidad α se disocia a continuación de las subunidades β y γ. La subunidad α activa interactúa entonces con una enzima cuya función es regulada por la proteína G. La adenilato ciclasa es la enzima activada por las proteínas G de tipo G_s. La adenilato ciclasa activa transforma al trifosfato de adenosina (ATP) en **monofosfato de adenosina cíclico** (**AMPc**) y fosfato inorgánico (P_i). El AMPc es el **segundo mensajero** en la señalización mediada por proteínas G_s. El tipo de proteína G que se activa y el segundo mensajero al que regula varían según el ligando, el tipo de receptor y el tipo de célula blanco.

Cuando el ligando deja de estar unido al receptor, éste recupera su configuración en reposo. Las proteínas aceleradoras (o activadoras) de la GTPasa (GAP, *GTPase-accelerating proteins*) se unen a proteínas G activadas para estimular la actividad de GTPasa de la subunidad α, lo que conduce a la inactivación (otro término para referirse a las GAP es proteínas RGS, a causa de su capacidad de regular la señalización de las proteínas G). La actividad de las GAP es contraria a la de los GEF, los cuales promueven la activación de las proteínas G. Una vez que el GTP se hidroliza en GDP (gracias a la actividad de GTPasa de la proteína G), la enzima, como la adenilato ciclasa, se inactiva y la subunidad α vuelve a asociarse con la β y la γ para detener el proceso de señalización.

III. PROTEÍNAS G HETEROTRIMÉRICAS Y LOS SEGUNDOS MENSAJEROS QUE REGULAN

La familia de proteínas G heterotriméricas cuenta con distintos miembros que se forman por medio de la asociación de distintas variantes de las subunidades α, β y γ (fig. 17-5). En los mamíferos se conocen por más de 15 subunidades α distintas, que se agrupan en cuatro categorías principales. Las subunidades α de cualquier tipo se mantienen ligadas al GDP en tanto las tres subunidades estén unidas en su forma inactiva. Ciertas subunidades Gα interactúan con ciertas enzimas. Por ejemplo, la G_s interactúa con la adenilato ciclasa, como se describió antes. Las cuatro categorías de subunidades Gα son S, I, Q y 12/13, las cuales se identifican mediante subíndices: $Gα_s$, $Gα_i$, $Gα_q$ y $Gα_{12}$, $Gα_{13}$. La identidad de la enzima determina el segundo mensajero que se producirá (o inhibirá). La **adenilato ciclasa** y la fosfolipasa C son dos enzimas reguladas por las proteínas G, responsables de la regulación de mensajeros con implicaciones importantes en la señalización.

A. Adenilato ciclasa

Dos proteínas Gα distintas regulan la actividad de la adenilato ciclasa; el sistema de la $Gα_s$ estimula su actividad, en tanto la $Gα_i$ la inhibe. La adrenalina (epinefrina) es una hormona que genera señales mediadas por AMPc como segundo mensajero. En hígado, músculo y células adiposas la respuesta biológica que origina es la degradación de los carbohidratos (glucógeno) y los lípidos almacenados para su uso como energía. El glucagón es una hormona que también estimula la degradación del glucógeno en el hígado (*véase también LIR. Bioquímica*, 8ª ed., pp 168-172). En el corazón, el número de latidos por minuto (frecuencia cardiaca) se incrementa por este proceso de señalización.

1. **$Gα_s$.** La Gα activa estimula a la adenilato ciclasa (fig. 17-4). Esta enzima recurre al ATP como sustrato para producir el segundo mensajero AMPc. La enzima fosfodiesterasa convierte al AMPc en 5'-AMP, y esto asegura que la concentración de AMPc en las células sea baja. El AMPc activa a la proteína cinasa tipo A dependiente de AMPc, conocida como **proteína cinasa A** (PKA, *protein*

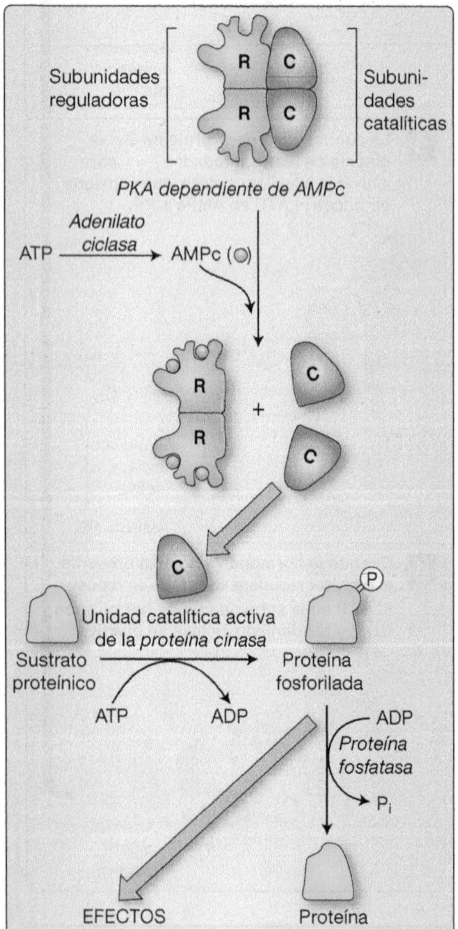

Figura 17-6
Activación de la PKA por el AMPc.

kinase A; fig. 17-6). El proceso de activación implica la unión del AMPc a las subunidades reguladoras, o R, de la PKA, lo que permite la liberación de las subunidades catalíticas, o C. Las subunidades C libres de la PKA son activas. La PKA fosforila los residuos de serina y treonina de sus sustratos proteínicos, muchos de los cuales son enzimas. La fosforilación por la PKA regula la actividad de las proteínas y enzimas, y puede desencadenar efectos intracelulares. Las fosfatasas de las proteínas pueden desfosforilar a las proteínas fosforiladas para regular su actividad. Las **GAP** estimulan la actividad de GTPasa de la $G\alpha_s$, la cual hidroliza al GTP para obtener GDP y poner fin a la activación de la adenilato ciclasa y la síntesis de AMPc.

2. **$G\alpha_i$:** cuando la $G\alpha_i$ se activa, interactúa con la adenilato ciclasa para inhibir su capacidad para producir AMPc. En consecuencia, la PKA no se activa y sus sustratos no se fosforilan.

B. Fosfolipasa C

Se conoce como **fosfolipasa C** a una familia de enzimas que escinden los fosfolípidos de la membrana. La familia se divide con base en su estructura en seis isoformas: β, χ, δ, ε, η y ζ. La activación de cada tipo de fosfolipasa C da origen a la hidrólisis del fosfolípido de membrana fosfatidilinositol-4,5-bisfosfato, con la obtención de inositol-1,4,5-trifosfato y diacilglicerol, que actúan como segundos mensajeros y se describen con más detalle más adelante.

1. **$G\alpha_q$.** Distintos neurotransmisores, hormonas y factores de crecimiento inician la activación de la fosfolipasa C mediante señalización por la vía $G\alpha_q$ (fig. 17-7). Una vez que una hormona se une a su receptor acoplado a G_q, el dominio intracelular del

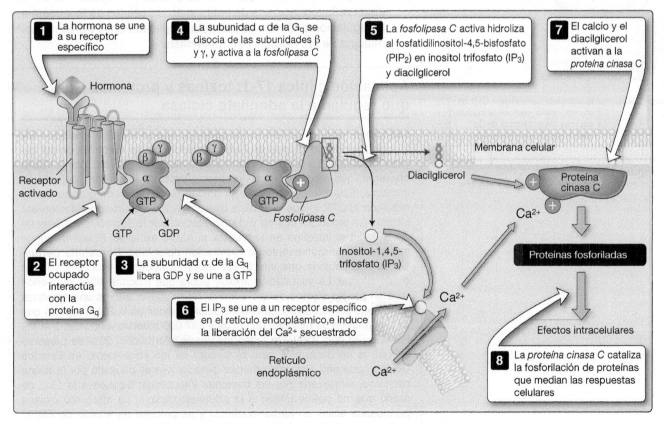

Figura 17-7
Generación de segundos mensajeros en respuesta a la activación de la fosfolipasa C mediada por $G\alpha_q$.

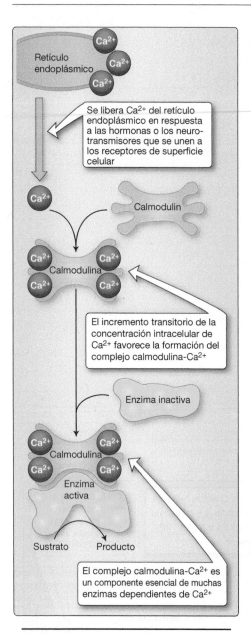

Figura 17-8
La calmodulina media muchos efectos del calcio intracelular.

receptor ocupado interactúa con esa proteína. El GEF actúa sobre la subunidad α de G_q y $G_q\alpha$ libera GDP y se enlaza al GTP. A continuación, la subunidad α se disocia de las subunidades β y γ. La $G_q\alpha$ ahora libre activa a la fosfolipasa C para escindir al lípido de membrana **fosfatidilinositol-4,5-bisfosfato** (**PIP₂**). Los productos de esta escisión son **inositol-1,4,5-trifosfato** (IP₃), que se libera al citosol, y **diacilglicerol** (DAG), que permanece en la membrana plasmática. El IP₃ se une a un receptor específico en el retículo endoplásmico, lo que induce la liberación del calcio secuestrado. El calcio y el DAG juntos activan a la proteína cinasa dependiente del calcio denominada **proteína cinasa C** (PKC, *protein kinase C*). **IP₃**, **DAG** y **calcio** son **segundos mensajeros** en este sistema.

La PKC cataliza la fosforilación de las proteínas celulares que median las respuestas de la célula. Los efectos del calcio intracelular están mediados por la proteína de unión al calcio **calmodulina** (fig. 17-8). Una vez que el calcio se libera del retículo endoplásmico en respuesta a las hormonas de señalización o los neurotransmisores, el incremento transitorio de la concentración intracelular de calcio favorece la formación del complejo calmodulina-calcio. El complejo calmodulina-calcio es un componente esencial de muchas enzimas dependientes del calcio. La unión del complejo a las enzimas inactivas permite su conversión en enzimas activas.

2. **Gα₁₂/₁₃.** Los miembros de la familia Gα₁₂/₁₃ se expresan en casi todos los tipos celulares y pueden activar a la fosfolipasa Cε. Se han informado similitudes entre G$_q\alpha$ y G$_{12/13}\alpha$. Además, G$_{12/13}\alpha$ puede activar a la fosfolipasa D y a los miembros de la familia Ras de GTPasas pequeñas. La señalización mediada por G₁₂/₁₃ es importante para el crecimiento celular y la apoptosis. Se han observado alteraciones de esta vía en las células de la leucemia, y la regulación anómala puede estar implicada en la transformación maligna de las células y su metástasis.

Aplicación clínica 17-1: toxinas y proteínas Gα que regulan a la adenilato ciclasa

Las toxinas tanto del cólera como *pertussis* alteran a las subunidades Gα y originan concentraciones de AMPc superiores a las normales en las células infectadas. La toxina del cólera es sintetizada por la bacteria **Vibrio cholerae**, que produce su toxina cuando infecta a las células del epitelio intestinal. Esta toxina modifica a la unidad Gα$_s$b, de modo que no puede hidrolizar al GTP, lo que determina una activación indefinida de la adenilato ciclasa. Se producen diarrea y deshidratación por la secreción extrema de agua hacia el intestino en respuesta al AMPc excesivo. El cólera puede ser letal sin un tratamiento de hidratación apropiado. **Bordetella pertussis** es una bacteria que infecta las vías respiratorias e induce tos ferina o coqueluche. La vacunación impide ahora que muchos niños pequeños mueran por los efectos de la tos ferina. No obstante, aún es una amenaza importante para la salud. La Organización Mundial de la Salud reporta que se presentaron 39 millones de casos y 297 000 muertes atribuidas a la tos ferina en el año 2000. De todos los casos informados, 90% se presentó en países en desarrollo, pero el número ha ido en aumento en Estados Unidos cada año. Esta enfermedad devastadora es causada por la toxina *pertussis*, sintetizada por las bacterias infectantes; bloquea a la Gα$_i$, de modo que no puede inhibir a la adenilato ciclasa. La adenilato ciclasa permanece activa en forma indefinida y se produce un exceso de AMPc. La tos puede inducir vómito y deshidratación. Para su manejo se recurre a antibióticos y terapia de hidratación.

IV. PROTEÍNAS G DE LA SUPERFAMILIA RAS

Las proteínas G de la superfamilia Ras son homólogas a las subunidades α de las proteínas G heterotriméricas. Tales proteínas no regulan enzimas unidas a la membrana o inducen la síntesis de segundos mensajeros; en vez de esto son activadas por el GTP, lo que les permite iniciar una cascada citoplásmica de fosforilación cuya acción final es activar la transcripción genética. En esta modalidad de señalización las proteínas Ras se consideran un interruptor entre los receptores de la superficie celular y una cascada de cinasas de serina/treonina que regulan a los factores de la transcripción nuclear. Este tipo de señalización es importante para regular la proliferación celular. La función aberrante de las proteínas Ras puede contribuir a las propiedades de crecimiento maligno de las células cancerosas.

A. Mecanismo de señalización

Las proteínas Ras están implicadas en la señalización mediada por ciertas hormonas y factores de crecimiento que son ligandos de receptores catalíticos (*véase también* el capítulo 18). Se ha descrito una vía lineal desde la superficie celular hasta el núcleo, en que las Ras actúan como intermediarias (fig. 17-9). La unión del ligando a los

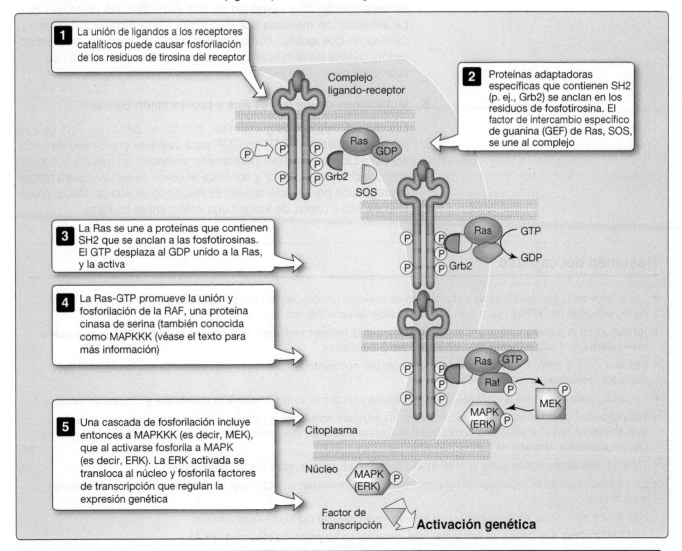

Figura 17-9
Señalización de Ras mediada por la activación de una cascada citoplásmica de serina/treonina.

receptores catalíticos puede inducir la fosforilación de sus residuos de tirosina. Las fosfotirosinas del receptor constituyen un sitio de "anclaje" o unión para proteínas adaptadoras intracelulares como SHC y Grb2, que contiene regiones conocidas como dominios SH2.

El factor de intercambio de guanina (GEF, *guanine exchange factor*) específico de la Ras, denominado SOS, se une al complejo seguido por la Ras. El complejo SHC-SOS-Ras intercambia GTP por GDP en la Ras, de modo que la activa. La Ras unida al GTP promueve el enlace a la Raf, una proteína cinasa de la serina (también conocida como MAPKKK o *mitogen-activated protein kinase kinase kinase*) y su fosforilación. Una cascada de fosforilación incluye entonces a cinasas de proteínas cinasas activadas por mitógenos (como la MEK), que fosforilan y activan a las proteínas cinasas activadas por mitógenos (MAPK, también conocida como *extracellular signal-regulated kinase*, o ERK), lo que le permite translocarse al núcleo, donde fosforila a un factor de transcripción (como el ELK). La cascada termina con la transcripción genética de los genes inmediatos tempranos implicados en la división celular. La hidrólisis de GTP a GDP producida por la Ras detiene el proceso de señalización.

Esta vía lineal se reconoce ahora como sólo una parte de un circuito de señalización muy complejo en que participan las proteínas Ras. La señalización mediada por Ras implica una disposición compleja de vías en que existen comunicación cruzada, asas de retroalimentación, puntos de ramificación y complejos de señalización con multicomponentes.

B. Mutaciones de los genes *Ras* y proliferación celular

Las mutaciones de los genes *Ras* derivan en proteínas Ras que no pueden hidrolizar al GTP en GDP para inactivar el proceso de señalización. La proteína Ras permanece entonces en estado activo sin estimulación del receptor y continúa el envío de señales para inducir la progresión por el ciclo celular. El resultado es una proliferación celular excesiva capaz de inducir una enfermedad maligna.

Resumen del capítulo

- Las **proteínas G** son proteínas de señalización intracelular, nombradas así por su habilidad para unirse al **GTP**, y tienen actividad de GTPasa para hidrolizarlo y finalizar la señalización.

- Se describen dos categorías de proteínas G: **proteínas G heterotriméricas**, que regulan la producción de **segundos mensajeros**, y la **superfamilia Ras de proteínas G pequeñas**.

- Las proteínas G heterotriméricas están compuestas por **subunidades** α, β y γ, y son activadas por la unión de ligandos a los receptores acoplados a ellas.

- Los receptores acoplados a proteínas G activos interactúan con enzimas unidas a la membrana y regulan su función.

- Los productos de las reacciones catalizadas por las enzimas acopladas a proteínas G son **segundos mensajeros** que amplifican la señal enviada a la célula por el ligando. Los segundos mensajeros a menudo regulan la actividad de ciertas **proteínas cinasas de serina/treonina**.

- Tanto la **adenilato ciclasa** como la **fosfolipasa C** son enzimas reguladas por las proteínas G.

- La adenilato ciclasa es regulada por las proteínas G_s, que estimulan su actividad, y por las proteínas G_i, que inhiben su actividad.

   o El **AMPc** es el segundo mensajero cuya síntesis está regulada por la adenilato ciclasa.

   o El AMPc activa a la cinasa de serina/treonina conocida como **proteína cinasa A** (PKA).

   o La enzima fosfodiesterasa convierte al AMPc en 5'-AMP, lo que asegura que la concentración de AMPc en las células sea baja.

Resumen del capítulo (continuación)

- La fosfolipasa C es activada por las proteínas G_q y $G_{12/13}$, que estimulan su actividad y le permiten escindir al lípido de membrana **PIP$_2$**.
  - o El **IP$_3$** y el **DAG** son productos de esta escisión y son segundos mensajeros.
  - o El IP$_3$ induce la liberación de **calcio** a partir del retículo endoplásmico.
  - o El calcio y el DAG activan a la **PKC**.
  - o El calcio se une a la **calmodulina**, que regula la actividad de otras proteínas.
- La proteína **Ras** de unión al GTP es una intermediaria en la señalización mediada por ciertos receptores catalíticos.
- La Ras activada puede estimular la **cascada de la cinasa MAP** de fosforilaciones de serina/treonina, que podría derivar en la estimulación de la transcripción genética.
- La señalización de la Ras está implicada en la estimulación de la proliferación celular. Las **mutaciones del Ras** llegan a causar una división celular no regulada y enfermedad maligna.

Preguntas de estudio

Elija la respuesta CORRECTA.

17.1 Cuando la adenilato ciclasa es activada por una proteína G, ¿cuál de los segundos mensajeros que se menciona a continuación se generará?

A. ATP.
B. AMPc.
C. Calcio.
D. DAG.
E. IP$_3$.

Respuesta correcta: B. El AMPc es el segundo mensajero que se genera por la actividad de la adenilato ciclasa, que utiliza ATP como sustrato para producir AMPc. Calcio, DAG e IP$_3$ se generan en respuesta a la activación de la fosfolipasa C. El PIP$_2$ es escindido por la fosfolipasa C para obtener DAG e IP$_3$.

17.2 La enfermedad maniaco-depresiva puede derivar de la producción excesiva de IP$_3$ y DAG, y de hiperactividad de los procesos de señalización acompañantes en ciertas células del sistema nervioso central. El litio a menudo es útil para tratar este trastorno. Con base en esta información, lo más probable es que el litio actúe para inhibir:

A. La actividad de la adenilato ciclasa.
B. La función de la proteína $G\alpha_s$.
C. La actividad de la fosfolipasa C.
D. La actividad de la PKA.
E. La actividad de la tirosina cinasa.

Respuesta correcta: C. La fosfolipasa C es la enzima regulada por G_q que cataliza la producción de IP$_3$ y DAG. La inhibición que causa el litio sobre la fosfolipasa C impide la formación de IP$_3$ y DAG. La adenilato ciclasa cataliza la síntesis del segundo mensajero AMPc cuando es estimulada por la $G_s\alpha$ activa. La PKA es regulada por el AMPc. La actividad de la tirosina cinasa no participa en la producción de DAG e IP$_3$.

17.3 Se presenta a un niño de 6 meses de edad con febrícula, rinitis y estornudos, así como tos forzada que termina con una inspiración intensa (tos ferina). Se cultiva *Bordetella pertussis* a partir de la nasofaringe. La toxina de este microorganismo impide el funcionamiento normal de la proteína $G\alpha_i$ en las células de las vías respiratorias. ¿Cuál de las siguientes alteraciones de la señalización celular inducirá la respuesta de las vías respiratorias a esta infección?

A. La incapacidad del calcio para unirse a la calmodulina.
B. La liberación anómala de calcio estimulada por IP$_3$ a partir del retículo endoplásmico.
C. El incremento de la actividad de la fosfolipasa C y la escisión del PIP$_2$.
D. El incremento de la estimulación de la actividad de la PKC.
E. La sobreproducción de AMPc mediada por la adenilato ciclasa desinhibida.

Respuesta correcta: E. La sobreproducción de AMPc por la falta de inhibición de la adenilato ciclasa se observa cuando la G_i es inhibida por la toxina *pertussis*. Por lo regular, la G_i inhibe a la adenilato ciclasa. El calcio se libera en respuesta a la activación de la fosfolipasa C. La PKC también se activa como consecuencia de la activación de la fosfolipasa C.

17.4   La proteína cinasa A:

    A.   Activa la Ras para estimular la transcripción genética.

    B.   Induce la liberación de calcio a partir del retículo endoplásmico.

    C.   Se activa por la estimulación de la fosfolipasa C mediada por G_q.

    D.   Fosforila los residuos de serina/treonina en sus sustratos proteínicos.

    E.   Estimula la escisión del PIP_2.

Respuesta correcta: D. La proteína cinasa A (PKA) es una cinasa de serina/treonina que fosforila sus sustratos en residuos de serina/treonina. La PKA es la cinasa que se activa por el AMPc producido en respuesta a la activación de la adenilato ciclasa. La fosfolipasa C no participa en el proceso, el PIP_2 no se escinde y el calcio no se libera del retículo endoplásmico. Ras es una proteína G pequeña análoga a la subunidad α de una proteína G heterotrimérica. Su función no implica a la PKA. La señalización de Ras estimula la cascada de la cinasa MAP que regula la transcripción genética.

17.5   En las células de una muestra de biopsia mamaria se identifica una forma de *Ras* mutada con hiperactividad constitutiva; por ende, el gen *Ras* en estas células:

    A.   Actúa como cinasa de serina/treonina para poner fin a la proliferación celular.

    B.   Se une a la adenilato ciclasa para hiperestimular la síntesis de AMPc.

    C.   Cataliza la degradación del PIP_2.

    D.   Se identifica en el núcleo unida a factores de transcripción.

    E.   Hiperestimula la cascada de la cinasa MAP e induce un crecimiento anómalo.

Respuesta correcta: E. Cuando *Ras* presenta hiperactividad, genera una estimulación excesiva de la cascada de la cinasa MAP y un crecimiento celular anómalo. La Ras no es una proteína cinasa y no se une a la adenilato ciclasa. La Ras no participa en el sistema de señalización del PIP_2. La Ras es un factor citoplásmico y no ingresa al núcleo.

Señalización de receptores catalíticos 18

I. GENERALIDADES

Los factores de crecimiento, citocinas (factores de crecimiento del sistema inmunitario) y algunas hormonas son moléculas de señalización que recurren a receptores catalíticos o enzimáticos para estimular a sus células blanco (*véase también LIR. Inmunología*, capítulo 6). Casi todos los receptores catalíticos son proteínas transmembrana de cadena única que se asocian con otras proteínas transmembrana monocatenarias tras la unión del ligando y generan señales por medio de la fosforilación de los residuos de tirosina (Tyr). La actividad de **tirosina cinasa (Tyr cinasa)**, responsable de la producción de fosfotirosinas, puede derivar del receptor mismo o de una tirosina cinasa que se asocia con el receptor. A causa de la unión del ligando al receptor, los residuos de Tyr de las porciones intracelulares de la proteína receptora sufren fosforilación, y luego, por un mecanismo regulado, las **fosfatasas** de tirosina de las proteínas desfosforilan con rapidez a las fosfotirosinas. La aparición breve de fosfotirosinas es una señal potente para la célula. Los residuos de Tyr fosforilados en el receptor inducen la unión de otras proteínas que fungen como adaptadoras para el reenvío de la señal a un sitio más profundo en la célula. La señal original del ligando puede distribuirse junto con varias vías intracelulares, al tiempo que se le envía a sitios más distantes con el fin de provocar una respuesta biológica al ligando.

II. RECEPTORES CON ACTIVIDAD INTRÍNSECA DE TIROSINA CINASA

Muchos **factores de crecimiento** generan señales por mediación de receptores con actividad intrínseca de tirosina cinasa. Algunos ejemplos son el factor de crecimiento transformador, el factor de crecimiento epidérmico y el factor de crecimiento derivado de plaquetas (FCDP). La **insulina**, una hormona, también envía señales por medio de receptores con capacidad catalítica intrínseca. Los receptores con actividad intrínseca de tirosina cinasa contienen dominios catalíticos o enzimáticos latentes que se activan con la unión del ligando. Si bien existen muchos receptores catalíticos distintos, todos comparten características estructurales comunes.

A. Estructura del receptor

La mayor parte de los receptores catalíticos se conforma por la asociación de dos o más cadenas proteínicas transmembrana únicas. Cada cadena transmembrana única tiene tres dominios: una porción de unión al ligando que incluye al segmento aminoterminal (NH₂) de la proteína; un dominio en hélice α que atraviesa la bicapa lipídica, y una región efectora que se extiende hasta el interior del citoplasma y contiene el dominio catalítico con actividad de tirosina cinasa (fig. 18-1).

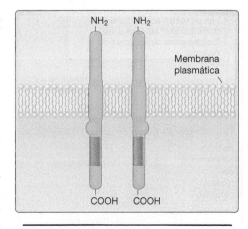

Figura 18-1
Estructura de los receptores catalíticos.

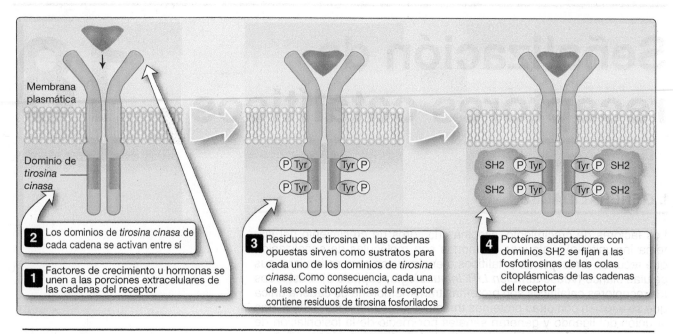

Figura 18-2
Pasos iniciales de la señalización mediada por receptores catalíticos con actividad intrínseca de tirosina cinasa.

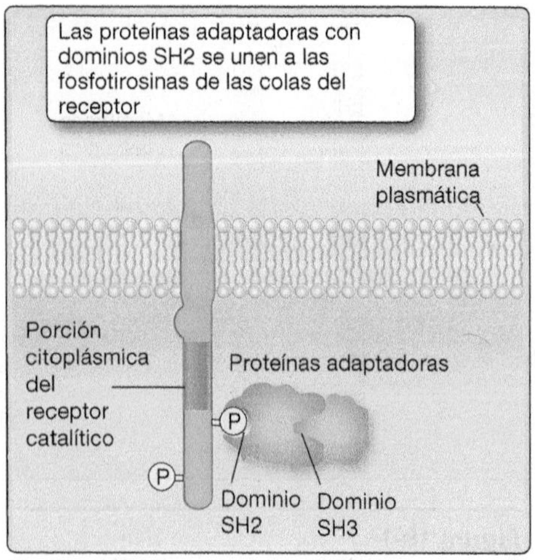

B. Mecanismo de señalización

En respuesta a la unión del ligando las cadenas proteínicas transmembrana independientes se ubican en mayor cercanía entre sí y a menudo forman dímeros (fig. 18-2). Los dominios de tirosina cinasa de cada cadena receptora se activan entre sí, y la correspondiente a la cola de un receptor fosforila los residuos Tyr de las porciones intracelulares de la cadena receptora contraria. Los residuos de Tyr en el receptor mismo fungen como sustratos para la tirosina cinasa del receptor. Este proceso se conoce como **autofosforilación**, toda vez que los residuos de Tyr de la proteína receptora se fosforilan por efecto de la actividad enzimática del receptor mismo. Como consecuencia, en cada una de las colas citoplásmicas del receptor aparecen residuos de fosfotirosina. La fosforilación de la Tyr desencadena la integración de un complejo de señalización intracelular elaborado en sus colas receptoras (dominios citoplásmicos). Proteínas intracelulares, conocidas como **proteínas adaptadoras**, que contienen dominios (regiones) con gran conservación evolutiva denominados SH2 y SH3 (por su homología al Src, *Src homology*; Src es el primer miembro aislado) atracan en las fosfotirosinas de las colas citoplásmicas de las cadenas receptoras (fig. 18-3). Los distintos receptores reclutan diferentes grupos de proteínas adaptadoras con dominios SH2.

C. Moléculas adaptadoras importantes

Las moléculas adaptadoras pueden participar en la señalización que inician distintos factores de crecimiento u hormonas. Se sabe que ciertas moléculas adaptadoras son de gran importancia en procesos de señalización múltiples.

1. **Ras.** La Ras es una proteína pequeña de unión al trifosfato de guanosina (GTP) que funge como interruptor molecular para la señalización clave en el control del crecimiento y la diferenciación (*véase también* el capítulo 17, fig. 17-9). La Ras no cuenta con un dominio SH2 propio, pero se une a proteínas adaptadoras que

Figura 18-3
Unión de las proteínas adaptadoras.

contienen SH2 y se enlazan con los residuos de Tyr fosforilados en las colas de los receptores. La Ras activa una cascada de fosforilación de serina/treonina denominada **cascada de la cinasa MAP**. La fosforilación de los residuos de serina y treonina dura más que la fosforilación de la Tyr. La enzima final en esta cascada, la proteína cinasa activada por mitógenos (*mitogen-activated protein kinase*, MAPK), sufre fosforilación, se transloca al núcleo y fosforila factores de la transcripción. Los factores de la transcripción fosforilados inducen la transcripción de genes que permiten a la célula proliferar o diferenciarse, lo que depende de la naturaleza de la molécula de señalización en la superficie celular.

2. STAT. Los STAT (*signal transducers and activators of transcription*) reciben su nombre por su función como transductores de señales y activadores de la transcripción. Son proteínas citoplásmicas latentes que contienen SH2, capaces de unirse a los residuos de Tyr fosforilados en los dominios citoplásmicos de los receptores con su propia actividad catalítica, y también participan en la señalización mediada por tirosina cinasas independientes de receptores. Una vez que la unión del ligando induce la dimerización del receptor y la fosforilación de las Tyr de sus colas, los STAT atracan en las fosfotirosinas de la cola del receptor (fig. 18-4). Cuando el STAT está unido a una Tyr fosforilada, la tirosina cinasa toma al STAT como sustrato y fosforila sus residuos de Tyr de esta proteína. Los STAT con Tyr fosforiladas forman dímeros y se translocan hacia el núcleo para unirse al ADN e inducir la transcripción de ciertos genes de respuesta.

D. Vía de la cinasa PI3

Otra vía de señalización importante a la que estimulan los receptores catalíticos es la de la cinasa 3′ del fosfatidilinositol, o cinasa PI3, que es relevante para la promoción de la supervivencia y el crecimiento de la célula. Tras la unión del ligando a un receptor catalítico, la di-

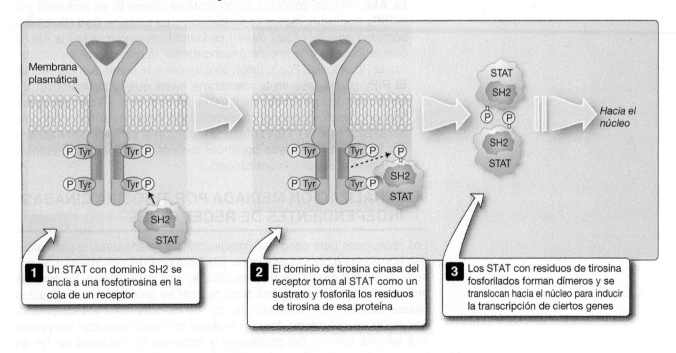

Figura 18-4
Los STAT en la traducción de señales.

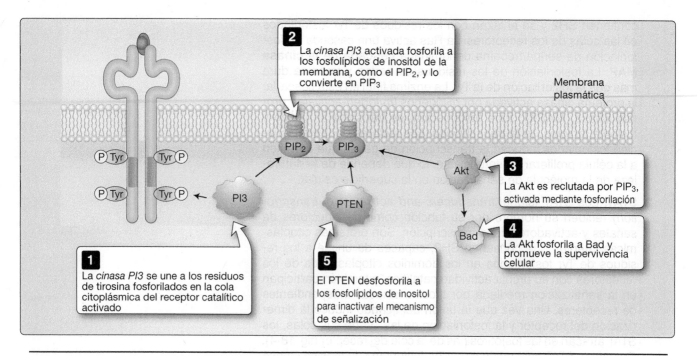

Figura 18-5
Vía de la cinasa PI3.

merización del receptor y la fosforilación de los residuos Tyr en su cola citoplásmica, la cinasa PI3 se une a los residuos de Tyr fosforilados (fig. 18-5). La cinasa PI3 activada fosforila (en su posición 3′) a los fosfolípidos de inositol de la membrana, como al fosfatidilinositol-4,5-bisfosfato (PIP_2). El PIP_2 es convertido en PIP_3 en respuesta a la acción de la cinasa PI3. Los lípidos de inositol fosforilados constituyen sitios de anclaje para las proteínas de señalización intracelular. La **Akt**, también conocida como proteína cinasa B, es reclutada por el PIP_3 y activada mediante fosforilación. La proteína **Bad** (*BCL2-associated agonist of cell death*) es fosforilada entonces por la Akt, lo que la inactiva y le impide desencadenar la muerte celular programada (apoptosis). Por lo tanto, se promueve la supervivencia celular. El PIP_3 permanece en la membrana hasta que lo desfosforilan las fosfatasas de fosfolípidos de inositol, entre ellos el **PTEN** (*phosphatase and tensin homolog*) cuyas acciones detienen el mecanismo de señalización (si el PTEN sufre una mutación la señalización mediada por la cinasa PI3 puede continuar durante periodos prolongados y promover el desarrollo del cáncer).

III. SEÑALIZACIÓN MEDIADA POR TIROSINA CINASAS INDEPENDIENTES DE RECEPTORES

Los receptores para citocinas (interleucinas e interferones) y para algunas hormonas (como la prolactina y la hormona del crecimiento) no poseen actividad propia de tirosina cinasa, sino que activan Tyr cinasas independientes de receptores para realizar su proceso de señalización (*véase también LIR. Inmunología*, pp. 72-75). Los dominios citoplásmicos de estos receptores forman enlaces no covalentes con las proteínas tirosina cinasas del citoplasma y fosforilan los residuos de Tyr en la cola del receptor. Se ha identificado una variedad de tirosina cinasas independientes de receptores, pero las pertenecientes a las familias de cinasas Src y Janus son las mejor descritas.

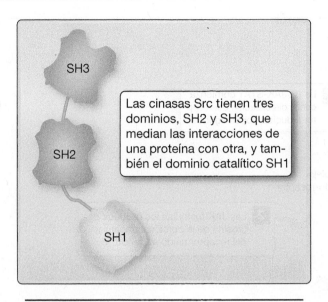

Figura 18-6
Familia Src de tirosina cinasas.

A. Familia de tirosina cinasas Src

La Src fue la primera tirosina cinasa independiente descubierta. Existen por lo menos ocho miembros en esta familia de proteínas tirosina cinasas independientes de receptores, entre ellos Blk, Fgr, Fyn, Hck, Lck, Lyn, Src y Yes. Todos poseen dominios SH2 y SH3 que median sus interacciones con proteínas, a la vez que un dominio catalítico SH1 (fig. 18-6). Distintos miembros de la familia se identifican en diferentes tipos de células. Por ejemplo, Fyn, Lck y Lyn participan en la traducción de señales en los linfocitos. Varios miembros de la familia Src pueden fosforilar los residuos de Tyr de muchas de las mismas proteínas blanco. Los miembros de la familia Src son regulados mediante la fosforilación de sus residuos de Tyr y con interacciones entre proteínas. Las proteínas Src suelen encontrarse inactivas y solo se activan en momentos cruciales. Si una Src permanece activa la consecuencia puede ser el crecimiento descontrolado y la enfermedad maligna. En muchos cánceres se identifican mutaciones de la Src.

B. Cinasas Janus

Las cinasas Janus, conocidas como **JAK** (*Janus kinases*), son tirosina cinasas citosólicas latentes activadas por ciertos receptores de citocinas y hormonas. Las JAK fosforilan los residuos de Tyr en la porción intracelular de las cadenas del receptor. Los STAT se unen a estas fosfotirosinas y son fosforilados por la JAK en sus propios residuos de Tyr (fig. 18-7). Este proceso de señalización a menudo se denomina vía JAK-STAT. Los STAT con Tyr fosforilados forman dímeros y se translocan al núcleo, como se describió.

IV. SEÑALIZACIÓN DE LA INSULINA

La insulina genera señales mediante receptores catalíticos con actividad intrínseca de tirosina cinasa. El receptor de la insulina está preformado en la membrana, con todas sus cadenas unidas antes de la unión de la hormona. Una vez que la insulina se une al dominio extracelular de

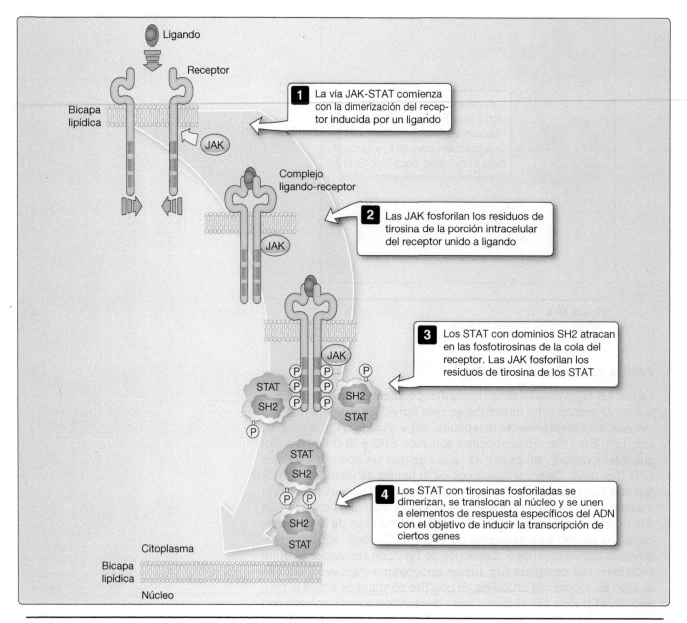

Figura 18-7
Señalización de la cinasa de Janus.

unión al ligando de su receptor, su actividad de tirosina cinasa se ve estimulada e induce la fosforilación de residuos de Tyr en varios sustratos del receptor de la insulina (IRS, *insulin receptor substrates*; fig. 18-8). Se conocen por lo menos cuatro proteínas IRS. IRS-1 e IRS-2 tienen expresión amplia; IRS-3 se identifica en el tejido adiposo, las células beta del páncreas y el hígado; IRS-4, por su parte, se identifica en timo, cerebro y riñón. Según el tipo de tejido y las proteínas IRS que expresa, la insulina induce respuestas biológicas diversas con su señalización.

Investigación reciente demostró que las proteínas IRS con Tyr fosforiladas activan distintas proteínas de señalización intracelulares, incluidos Ras, los STAT y la cinasa PI3. Esta **diversificación de la señal** ocurre al tiempo que el mensaje que la insulina envía a las células se transmite por varias vías para evocar la respuesta biológica celular. La activación

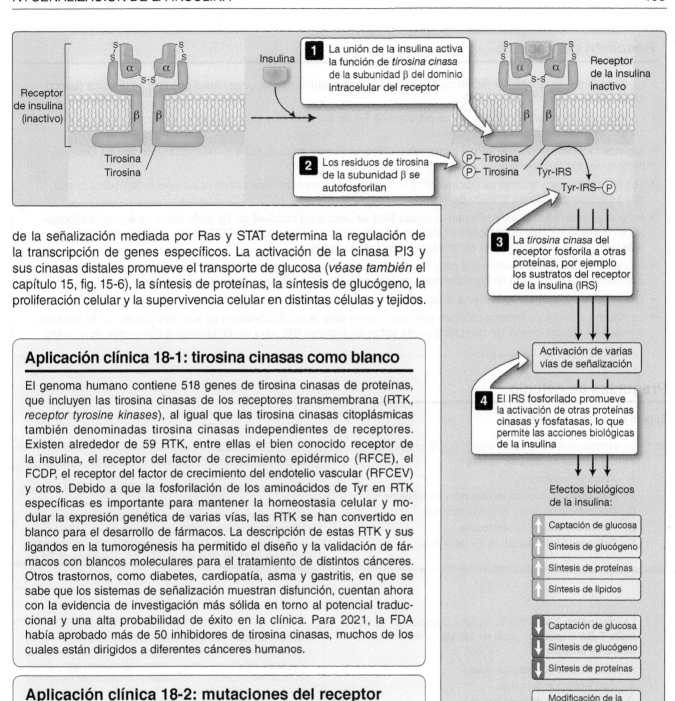

de la señalización mediada por Ras y STAT determina la regulación de la transcripción de genes específicos. La activación de la cinasa PI3 y sus cinasas distales promueve el transporte de glucosa (*véase también* el capítulo 15, fig. 15-6), la síntesis de proteínas, la síntesis de glucógeno, la proliferación celular y la supervivencia celular en distintas células y tejidos.

Aplicación clínica 18-1: tirosina cinasas como blanco

El genoma humano contiene 518 genes de tirosina cinasas de proteínas, que incluyen las tirosina cinasas de los receptores transmembrana (RTK, *receptor tyrosine kinases*), al igual que las tirosina cinasas citoplásmicas también denominadas tirosina cinasas independientes de receptores. Existen alrededor de 59 RTK, entre ellas el bien conocido receptor de la insulina, el receptor del factor de crecimiento epidérmico (RFCE), el FCDP, el receptor del factor de crecimiento del endotelio vascular (RFCEV) y otros. Debido a que la fosforilación de los aminoácidos de Tyr en RTK específicas es importante para mantener la homeostasia celular y modular la expresión genética de varias vías, las RTK se han convertido en blanco para el desarrollo de fármacos. La descripción de estas RTK y sus ligandos en la tumorogénesis ha permitido el diseño y la validación de fármacos con blancos moleculares para el tratamiento de distintos cánceres. Otros trastornos, como diabetes, cardiopatía, asma y gastritis, en que se sabe que los sistemas de señalización muestran disfunción, cuentan ahora con la evidencia de investigación más sólida en torno al potencial traduccional y una alta probabilidad de éxito en la clínica. Para 2021, la FDA había aprobado más de 50 inhibidores de tirosina cinasas, muchos de los cuales están dirigidos a diferentes cánceres humanos.

Aplicación clínica 18-2: mutaciones del receptor de insulina, resistencia a la insulina y acantosis *nigricans*

Se conocen varias mutaciones del receptor de insulina que están asociadas con la resistencia a la insulina. De acuerdo con la localización de la mutación en la estructura del receptor de insulina, las consecuencias funcionales difieren. La síntesis del receptor, el transporte a la membrana plasmática, la unión de la insulina, la señalización transmembrana y la degradación del receptor pueden verse afectados.

Acantosis *nigricans* es una enfermedad que se caracteriza por la resistencia a la insulina, provocada por defectos en el receptor de insulina o por muchos otros defectos que contribuyen a la resistencia. La acantosis *nigricans* se caracteriza por placas hiperpigmentadas en la piel, el cuello y las axilas. Con frecuencia se la relaciona con trastornos como obesidad y diabetes mellitus.

Figura 18-8
Autofosforilación del receptor de la insulina y función de los IRS.

Resumen del capítulo

- La mayoría de los receptores catalíticos son proteínas transmembrana monocatenarias que forman dímeros cuando se les une a su ligando.

- La estimulación de la fosforilación de los residuos de Tyr de sus sustratos es una característica clave de la señalización mediada por los receptores catalíticos.

- Algunos receptores tienen actividad intrínseca de tirosina cinasa, en tanto otros se relacionan con tirosina cinasas independientes de receptores.

- Los receptores para factores de crecimiento y la hormona insulina contienen actividad intrínseca de tirosina cinasa, que se estimula mediante la unión del ligando.

- Moléculas adaptadoras que contienen dominios SH2 se unen a los residuos de Tyr fosforilados en las colas citoplásmicas del receptor cuando el receptor catalítico es activado por su ligando. Los STAT son proteínas adaptadoras de este tipo que son activadas para estimular la transcripción genética.

- La vía de la cinasa PI3 promueve el crecimiento y la supervivencia celulares, y es estimulada por muchos receptores catalíticos. La fosforilación de los fosfolípidos de inositol estimula reacciones de señalización adicionales.

- Las cinasas Src y Janus son tirosina cinasas intracelulares independientes de receptores.

- La insulina activa a su receptor catalítico para que lleve a cabo la autofosforilación de sus residuos de Tyr. El dominio activado de tirosina cinasa del receptor fosforila entonces distintas IRS para enviar la señal a otros sitios de la célula.

Preguntas de estudio

Elija la respuesta CORRECTA.

18.1 La estimulación de la célula blanco por la prolactina comienza cuando su receptor catalítico:

    A. Activa a proteínas G.
    B. Cataliza la producción de segundos mensajeros.
    C. Desfosforila residuos de serina/treonina.
    D. Forma dímeros en la membrana.
    E. Estimula la fosforilación de Tyr de la Ras.

Respuesta correcta: D. La dimerización de las cadenas del receptor contenidas en la membrana es un paso inicial de la señalización de los receptores catalíticos tras la unión de su ligando. Los receptores catalíticos no activan a las proteínas G ni catalizan la síntesis de segundos mensajeros. La desfosforilación de los residuos de serina/treonina no es consecuencia de la señalización de los receptores catalíticos. La Ras actúa como una proteína de unión al GTP, y sus residuos de Tyr no sufren fosforilación.

18.2 La interleucina 2 se une a su receptor catalítico en un linfocito T. En respuesta, ¿cuál de los siguientes cambiará dentro de la célula?

    A. Actividad de la adenilato ciclasa.
    B. Concentración del calcio.
    C. Concentración de fosfotirosina.
    D. Movimiento del Ras hacia el núcleo.
    E. Segundos mensajeros.

Respuesta correcta: C. La concentración de fosfotirosina en una célula se modifica en respuesta a la señalización de los receptores catalíticos. Los segundos mensajeros, como el calcio, no se modifican en la señalización mediada por receptores catalíticos. La adenilato ciclasa es una enzima ligada a ciertas proteínas G. Su actividad no se modifica con la señalización de los receptores catalíticos.

18.3 Los STAT participan en la traducción de señales al:

    A. Activar la unión del GTP a las subunidades α de las proteínas G.
    B. Unirse a los receptores fosforilados en sus residuos de serina/treonina.
    C. Unirse a los receptores transmembrana acoplados a proteínas G.
    D. Fosforilar los residuos Tyr de sus sustratos.
    E. Estimular la transcripción de genes de respuesta.

Respuesta correcta: E. Los STAT participan en la traducción de señales al estimular la transcripción de genes de respuesta. Los STAT son activados primero por la fosforilación de sus residuos de Tyr, ya sea por tirosina cinasas unidas a receptores o cinasas JAK. Los STAT con Tyr fosforiladas forman dímeros, se translocan al núcleo y se unen al ADN, con lo que estimulan la transcripción. Los STAT actúan de manera independiente a las proteínas G. No las activan ni se unen a ellas. Los STAT no se unen a los residuos fosforilados de serina/treonina de los receptores. Los STAT no poseen actividad de cinasa, por lo que no fosforilan sustratos.

18.4 La insulina se une a un receptor de insulina en un adipocito (célula del tejido adiposo). ¿Cuál de los siguientes es un proceso de señalización que ocurrirá como respuesta?

  A. Activación de la proteína cinasa C para fosforilar sustratos.

  B. Estimulación de la adenilato ciclasa para la producción de AMPc.

  C. Activación de la síntesis de segundos mensajeros por las proteínas G.

  D. Translocación del receptor de insulina hacia el núcleo celular.

  E. Fosforilación de las Tyr de los IRS.

Respuesta correcta: E. La señalización de la insulina implica la fosforilación de los residuos Tyr de los IRS. La señalización de la insulina no activa a la cinasa de serina/treonina, la proteína cinasa C, que se activa por mediación de segundos mensajeros. Los segundos mensajeros, como el AMPc, no participan en la señalización de la insulina. El receptor de la insulina permanece integrado a la membrana plasmática y no se transloca al núcleo celular.

18.5 Una célula tiene un PTEN mutante. Como consecuencia, ¿cuál de las siguientes moléculas de señalización permanecerá activa durante un periodo superior al normal?

  A. Proteína G.

  B. Cinasa JAK.

  C. Cinasa PI3.

  D. Proteína cinasa C.

  E. STAT.

Respuesta correcta: C. La cinasa PI3 permanecerá activa si el PTEN mutante no es capaz de desfosforilar los fosfolípidos de inositol. La señalización de las proteínas G no implica al PTEN. La actividad de la proteína cinasa C es estimulada por los segundos mensajeros estimulados por las proteínas G y no depende del PTEN. Tanto la cinasa JAK como los STAT actúan de manera independiente al PTEN.

19 Señalización de receptores de esteroides

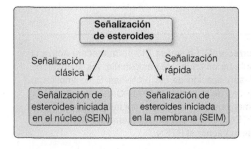

Figura 19-1
Mecanismos de la señalización mediada por esteroides.

Receptores tipo 1

Receptores de hormonas sexuales (receptores de andrógenos, estrógenos y progestágenos)

Receptor de glucocorticoides

Receptor de mineralocorticoides

Receptores tipo 2

Receptor de la vitamina A

Receptor de la vitamina D

Receptor de retinoides

Receptor de hormonas tiroideas

Figura 19-2
Tipos de receptores de esteroides.

I. GENERALIDADES

El uso de receptores intracelulares diferencia a la señalización clásica de las hormonas esteroideas de los procesos que desencadenan los factores de señalización hidrofílicos, como las hormonas peptídicas y los factores de crecimiento, que utilizan receptores extracelulares unidos a la membrana. Los receptores intracelulares para los esteroides se localizan en el citoplasma o en el núcleo de las células blanco. Los receptores de las hormonas esteroideas actúan como **factores de transcripción activados por ligandos**, toda vez que su ligando (hormona) se une a ellos y los activa, de modo que pueden unirse al ácido desoxirribonucleico (ADN) y regular la transcripción (producción de ARN mensajero [ARNm]) de un gen específico que permite la síntesis de una proteína. Esta forma clásica de señalización de los esteroides se conoce como **señalización por esteroides iniciada en el núcleo** (SEIN; fig. 19-1). De este modo, el esteroide influye en el genoma de la célula. Pueden requerirse minutos, horas o días para que los efectos de la señalización clásica de las hormonas esteroideas induzcan una respuesta biológica en la célula blanco, que se expresa con la síntesis de una nueva proteína.

Segundos o minutos después de la adición de ciertas hormonas esteroideas es posible observar otros efectos de señalización en las células blanco. Entre ellos se incluyen cambios de la concentración intracelular de calcio, activación de las proteínas G y estimulación de la actividad de las proteínas cinasas, que no están mediadas por los receptores intracelulares clásicos de los esteroides, sino por receptores de esteroides ubicados en la membrana plasmática. Además de la señalización clásica mediada por esteroides, en la actualidad se describe la **señalización por esteroides iniciada en la membrana** (SEIM). Ésta es una variedad de señalización por esteroides más rápida iniciada en la membrana, a la que también se conoce como **acciones no genómicas de las hormonas esteroideas**. En este momento se tiene información menos detallada sobre la SEIM que de la SEIN. Se piensa que ambos tipos de señalización son importantes para la actividad normal de las hormonas esteroideas.

Las moléculas que inducen señales en las células blanco y recurren a la SEIN y la SEIM incluyen las hormonas sexuales esteroideas, los glucocorticoides y los mineralocorticoides, y también las vitaminas A y D, los retinoides y las hormonas tiroideas. Los receptores intracelulares clásicos se han agrupado en dos categorías, los de tipo 1 y tipo 2, con base en los detalles de sus mecanismos de señalización (fig. 19-2). Los receptores de hormonas sexuales, glucocorticoides y mineralocorticoides son receptores de tipo 1, en tanto los receptores para vitamina A, vitamina D, retinoides y hormonas tiroideas son de tipo 2. Para unirse a sus receptores intracelulares y activarlos, las hormonas esteroideas y las vitaminas deben primero salir de la circulación y atravesar las membranas plasmáticas. Las hormonas esteroideas se sintetizan a partir de un precursor común y tienen estructuras que les permiten ingresar a sus células blanco.

II. HORMONAS ESTEROIDEAS

El **colesterol** es el precursor de todos los tipos de hormonas esteroideas: glucocorticoides (p. ej., cortisol), mineralocorticoides (p. ej., aldosterona) y hormonas sexuales (andrógenos, estrógenos y progestágenos; fig. 19-3. *Nota*: en conjunto, los glucocorticoides y los mineralocorticoides se denominan corticoesteroides). El colesterol se convierte primero en pregnenolona y luego en progesterona, que es un precursor común de todas las hormonas esteroideas. Los corticoesteroides, como el cortisol y la aldosterona, se sintetizan a partir de la progesterona. Mientras la testosterona (un andrógeno) también se produce a partir de la progesterona, el estradiol (un estrógeno) se obtiene a partir de la testosterona (*véase* más información relativa al colesterol en *LIR. Bioquímica*, capítulo 18).

La síntesis y secreción de las hormonas esteroideas ocurren en la corteza suprarrenal (cortisol, aldosterona y andrógenos), los ovarios, la placenta (estrógenos y progestágenos) y los testículos (testosterona; fig. 19-4). Las hormonas ejercen sus efectos a nivel celular, como lo evidencia la estimulación que induce la aldosterona para la reabsorción renal del sodio y la excreción del potasio. Otros efectos biológicos de las hormonas esteroideas son la estimulación del cortisol sobre la gluconeogénesis, la regulación del ciclo menstrual por los estrógenos y la promoción del anabolismo por la testosterona.

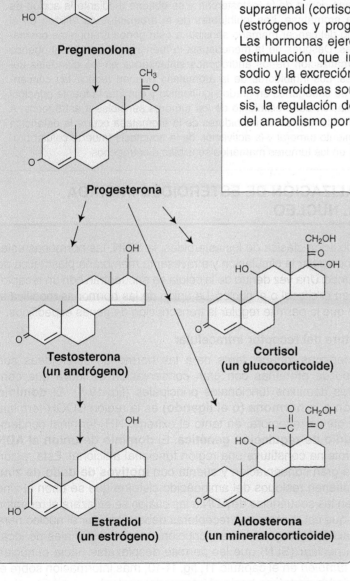

Figura 19-3
Hormonas esteroideas clave sintetizadas a partir del colesterol.

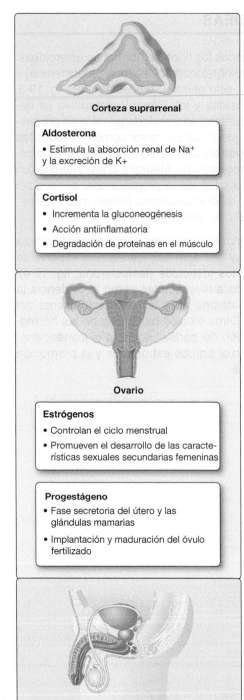

Corteza suprarrenal

Aldosterona
• Estimula la absorción renal de Na+ y la excreción de K+

Cortisol
• Incrementa la gluconeogénesis
• Acción antiinflamatoria
• Degradación de proteínas en el músculo

Ovario

Estrógenos
• Controlan el ciclo menstrual
• Promueven el desarrollo de las características sexuales secundarias femeninas

Progestágeno
• Fase secretoria del útero y las glándulas mamarias
• Implantación y maduración del óvulo fertilizado

Testículo

Testosterona
• Estimula la espermatogénesis
• Promueve el desarrollo de las características sexuales secundarias masculinas
• Promueve el anabolismo
• Masculinización del feto

Figura 19-4
Acciones de las hormonas esteroideas.

A fin de conseguir esas respuestas biológicas, las hormonas esteroideas se transportan en la sangre desde su sitio de síntesis hasta los órganos blanco. Por efecto de su naturaleza lipídica y cualidad hidrofóbica deben formar complejos con una proteína plasmática en el ambiente acuoso del plasma sanguíneo. La albúmina del plasma puede actuar como portador proteínico inespecífico y transporta a la aldosterona. Sin embargo, proteínas transportadoras específicas para los esteroides se unen a estas hormonas en forma más estable que la albúmina; por ejemplo, la globulina de unión a los corticoesteroides (transcortina) es responsable del transporte del cortisol, en tanto la proteína de unión a hormonas sexuales moviliza a los esteroides sexuales.

Aplicación clínica 19-1: inhibidores de la síntesis de hormonas esteroideas como terapia contra el cáncer

El estrógeno deriva de la testosterona y se obtiene mediante la acción de la enzima aromatasa. Los inhibidores de la aromatasa se utilizan en el tratamiento del cáncer mamario sensible a estrógenos en mujeres posmenopáusicas. Después de la menopausia la fuente principal de estrógenos es la aromatización de los andrógenos sintetizados en las glándulas suprarrenales. Los inhibidores de la aromatasa pueden reducir las concentraciones de estrógenos en grado significativo y eliminar la fuente principal de estimulación del crecimiento de los tumores sensibles a estrógenos. A causa del tratamiento con inhibidores de la aromatasa ocurre la detención del crecimiento tumoral y la activación de la apoptosis (muerte celular programada) en los tumores mamarios sensibles a estrógenos.

III. SEÑALIZACIÓN DE ESTEROIDES INICIADA EN EL NÚCLEO

En la señalización clásica de los esteroides, la SEIN, las hormonas esteroideas deben dejar la circulación y atravesar la membrana plasmática de la célula blanco. Una vez dentro de la célula se encuentran con un receptor específico en el citosol o el núcleo. La unión de las hormonas modifica al receptor, lo que le permite regular la transcripción de genes específicos.

A. Estructura del receptor intracelular

Los receptores intracelulares para las hormonas esteroideas son un grupo de proteínas con gran conservación evolutiva que contiene tres dominios funcionales principales (fig. 19-5). El **dominio de unión a la hormona (o el ligando)** es la región COOH-terminal de la proteína receptora, en tanto el extremo NH_2-terminal contiene el **dominio de regulación genética**. El **dominio de unión al ADN** de la proteína constituye una región funcional adicional. Esta región muestra gran conservación y cuenta con **motivos de dedo de zinc** que contienen residuos del aminoácido cisteína que se unen al zinc y definen las secuencias de ADN a las cuales se enlazará el receptor. Puesto que estas proteínas receptoras deben ingresar al núcleo para unirse al ADN y regular la transcripción, contienen señales de localización nuclear (SLN) que les permite desplazarse hacia el núcleo (*véase también* en el capítulo 11, fig. 11-10, más información sobre el tráfico de las proteínas hacia el interior del núcleo).

B. Mecanismo de señalización de esteroides iniciada en el núcleo

En ausencia de hormonas, los receptores de estrógenos y progestágenos se ubican ante todo en el núcleo de la célula blanco, en tanto los receptores de glucocorticoides y andrógenos se localizan en el citoplasma. Los receptores para las vitaminas A y D, los retinoides y las hormonas tiroideas (receptores de esteroides tipo 2) se encuentran en el núcleo (fig. 19-2). De manera independiente a la ubicación intracelular del receptor, la unión de la hormona esteroidea a su receptor intracelular lo activa y le permite translocarse hacia el núcleo (fig. 19-6). El complejo hormona esteroidea-receptor se une al elemento de respuesta a hormonas (ERH) de la región potenciadora y activa al promotor del gen, lo que permite su transcripción.

1. **Receptores de esteroides sexuales, receptores de glucocorticoides y receptores de mineralocorticoides.** El complejo receptor-ligando activado se asocia con proteínas correguladoras o coactivadoras que promueven la transcripción. El complejo receptor-ligando-corregulador se une a secuencias reguladoras de ADN denominadas ERH por medio de sus motivos de dedo de zinc. Los complejos de receptores tipo 1 unidos a ligandos se unen al ADN como homodímeros (dos complejos idénticos de ligando-receptor que se unen juntos). La unión de los complejos hormona-receptor activados a un ERH coloca al receptor activado en posición, de modo que su dominio de regulación genética interactúa con las proteínas del complejo transcripcional unido a un promotor.

2. **Receptores de vitaminas A y D, retinoides y hormonas tiroideas.** En estos casos los receptores de esteroides tipo 2 libres forman dentro del núcleo un complejo con proteínas correpresoras, que les impiden inducir la transcripción. La unión del ligando al receptor induce la liberación de las proteínas correpresoras y permite la unión a las proteínas coactivadoras. Otros receptores de tipo 2 forman heterodímeros con el receptor X de los retinoides cuando se unen al ADN para regular la transcripción de los genes de respuesta a vitaminas u hormonas.

C. Especificidad hormonal de la transcripción genética

En el promotor (o elemento potenciador) de los genes que responden a una hormona esteroidea específica existe un ERH que asegura la regulación coordinada de esos genes. Por ejemplo, un elemento de respuesta a glucocorticoides (ERG) permite una respuesta de transcripción a un glucocorticoide, como el cortisol. Cada uno de los genes de respuesta al cortisol está bajo el control de su propio ERG. La unión del complejo receptor-hormona al receptor de glucocorticoides (RG) induce un cambio en la conformación de este último, que deja al descubierto su dominio de dedo de zinc para unión al ADN (fig. 19-7). El complejo esteroide-receptor interactúa entonces con secuencias reguladoras específicas del ADN, y asociado con las proteínas coactivadoras controla la transcripción de los genes blanco. En general, este proceso permite la expresión coordinada de un grupo de genes blanco, incluso si éstos se ubican en distintos cromosomas. El ERG puede situarse en un sitio proximal o distal respecto de los genes que regula y actuar a gran distancia de éstos. Por lo tanto, el ERG puede actuar como un verdadero promotor.

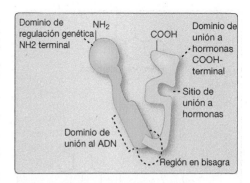

Figura 19-5
Estructura de los receptores de las hormonas esteroideas.

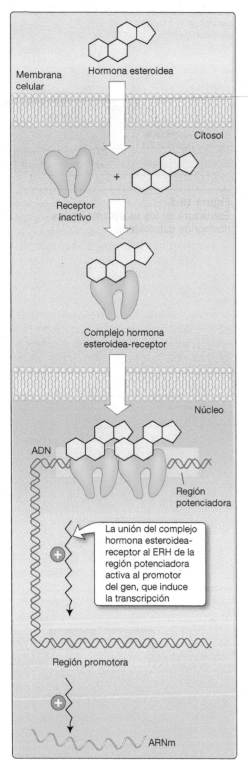

Figura 19-6
El mecanismo de señalización de
esteroides iniciado en el núcleo (SEIN)
implica la activación de la transcripción
mediante la interacción del complejo
hormona esteroidea-receptor con el
elemento de respuesta a hormonas
(ERH).

Aplicación clínica 19-2: antagonistas de los receptores de hormonas como tratamiento para el cáncer

Los antagonistas de los receptores se unen al receptor de hormonas e impiden que la hormona natural se enlace con él. Los moduladores selectivos de receptores de estrógenos (MSRE) son alternativas importantes para el tratamiento y la prevención del cáncer mamario. Gracias a su selectividad, los MSRE tienen efectos distintos en cada tejido. Uno de ellos, el tamoxifeno, bloquea los receptores de estrógenos en la glándula mamaria, con lo que inhibe el crecimiento tumoral dependiente de estrógenos; dicho fármaco se utiliza en mujeres premenopáusicas con cáncer mamario positivo a receptores estrogénicos. El tamoxifeno tiene otros efectos en otros tejidos; por ejemplo, puede incrementar la señalización mediada por estrógenos en el endometrio, lo que tiene el potencial de inducir una neoplasia endometrial.

IV. SEÑALIZACIÓN DE ESTEROIDES INICIADA EN LA MEMBRANA

En la actualidad se piensa que los efectos rápidos de las hormonas esteroideas, que se verifican en el transcurso de segundos a minutos tras la exposición de las células blanco a estas hormonas, derivan de acciones de receptores de esteroides ubicados en la membrana plasmática. La SEIM induce efectos biológicos con mayor rapidez que la SEIN clásica, ya que promueve modificaciones a proteínas existentes (p. ej., fosforilación) y no requiere la síntesis de proteínas nuevas. Los detalles de muchos aspectos de la SEIM siguen por definirse; sin embargo, se conocen algunos pormenores de este proceso de señalización, en particular para los receptores de membrana de los estrógenos.

También se han identificado variantes de membrana para andrógenos, glucocorticoides, progestágenos, mineralocorticoides y hormonas tiroideas, que desencadenan procesos de señalización similares a los receptores de membrana estrogénicos. Asimismo, existe evidencia de la presencia de receptores unidos a membrana para la vitamina D. Se piensa que existe intercomunicación entre las reservas intracelulares de receptores y las unidas a la membrana, y puede recurrirse a mecanismos tanto de la SEIN como de la SEIM para evocar respuestas biológicas. La convergencia de las señales en la membrana, el citoplasma y el núcleo da origen a los efectos biológicos generales de las hormonas esteroideas. Por ejemplo, las cinasas activadas por la SEIM pueden fosforilar coactivadores que se requieren para activar la transcripción por la vía SEIN. Además, la señalización de los receptores esteroideos de la membrana puede contribuir a la transcripción de genes de manera independiente a los receptores nucleares de esteroides.

A. Receptores de la membrana

Se piensa que los receptores de membrana para los esteroides tienen la misma estructura proteínica que los receptores intracelulares de esteroides, aunque se localizan en las caveolas de la membrana, regiones invaginadas que tienen configuración en matraz (fig. 19-8; *véase también* el capítulo 3, fig. 3-13). En su forma unida a la membrana, el receptor de hormonas esteroideas puede estar asociado ya sea con la superficie externa de la membrana plasmática en la región en matraz de una caveola específica, o estar sostenido mediante una proteína de soporte a la membrana plasmática. Una vez que la hormona esteroidea específica se une a su receptor, éste se activa y puede formar homodímeros o heterodímeros con otros receptores esteroideos de membrana.

B. Mecanismo de la señalización de esteroides iniciada en la membrana

Los receptores activados por su hormona esteroidea específica se asocian entonces con un complejo de proteínas de señalización, que

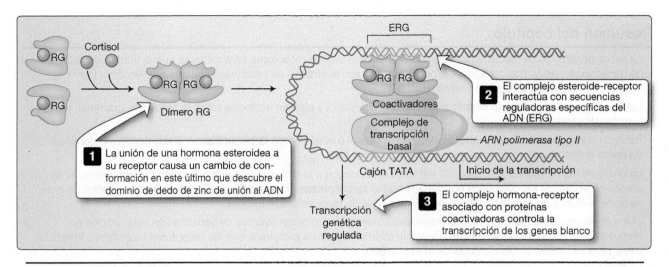

Figura 19-7
La barrera hematoencefálica restringe el ingreso de los fármacos al sistema nervioso central.

puede incluir a proteínas G, receptores de factores de crecimiento, la tirosina cinasa Src y la proteína Ras de unión al trifosfato de guanosina (GTP). El receptor del factor de crecimiento epidérmico (RFCE) a menudo está implicado en la SEIM, y su activación puede inducir una señalización sostenida mediada por la cinasa MAP en la célula que responde a los esteroides por la vía SEIM. Pueden inducirse segundos mensajeros y regularse canales de iones. Las proteínas cinasas que a menudo participan en la respuesta a la activación de las proteínas G, entre ellas las cinasas de serina/treonina PKA y PKC, pueden activarse, al igual que la cinasa PI3, que participa en la señalización de receptores catalíticos (*véanse también* los capítulos 17 y 18). La fosforilación de las proteínas blanco por la acción de las cinasas activadas induce un cambio rápido de su actividad y una respuesta biológica acelerada de la célula. Si bien hay evidencia de la existencia de receptores integrales de membrana auténticos para varias hormonas esteroideas, aún queda mucho por aprender acerca de su estructura y función.

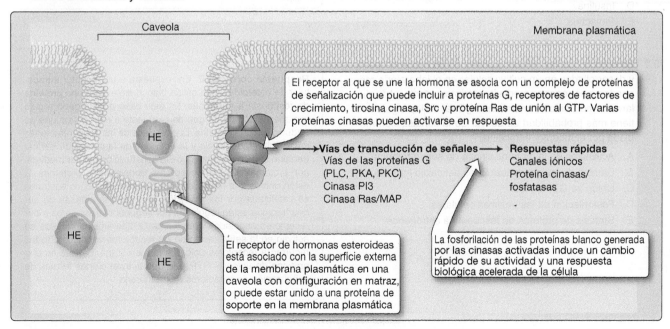

Figura 19-8
Señalización esteroidea iniciada en la membrana (SEIM). HE, hormona esteroidea.

Resumen del capítulo

- La señalización clásica mediada por esteroides implica el uso de receptores intracelulares que actúan como factores de transcripción activados por ligandos, por lo que regulan la síntesis de proteínas celulares nuevas. Esta forma de señalización de esteroides se denomina SEIN.

- Las hormonas esteroideas se sintetizan a partir del colesterol y ejercen acciones sobre la corteza suprarrenal, los ovarios y los testículos.

- Existen receptores esteroideos intracelulares en el citosol o el núcleo de la célula blanco. Éstos contienen dominios de unión al ligando, de regulación genética y de unión al ADN.

- La unión de las hormonas a su receptor intracelular da origen a la dimerización y la activación de este último. Si se ubican en el citosol, los complejos hormona-receptor se desplazan en primer lugar al núcleo. Una vez dentro de éste se unen al ADN y activan la transcripción de los genes de respuesta a hormonas.

- Los receptores de membrana para las hormonas esteroideas permiten eventos de señalización más rápidos en respuesta a la unión de las hormonas. Tienen la misma estructura proteínica que los receptores esteroideos intracelulares, pero se ubican en las caveolas de la membrana.

- La SEIM implica modificaciones a las proteínas celulares ya sintetizadas, a menudo mediante fosforilación.

- La convergencia de las vías de señalización mediadas por esteroides en la membrana, el citoplasma y el núcleo permite una respuesta biológica general a la hormona esteroidea.

Preguntas de estudio

Elija la respuesta CORRECTA.

19.1 Se sabe que un tipo específico de célula en estudio es el blanco para la acción de una hormona. La hormona tiene un receptor intracelular que suele residir en el núcleo de la célula. La identidad más probable de la hormona es:

A. Hormona adrenocorticotrópica.
B. Estrógeno.
C. Hormona del crecimiento.
D. Insulina.
E. Prolactina.

Respuesta correcta: B. El estrógeno es una hormona esteroidea que tiene un receptor intracelular que suele residir en el núcleo celular. La hormona adrenocorticotrópica (ACTH), la hormona del crecimiento, la insulina y la prolactina son hormonas peptídicas hidrofílicas que utilizan de manera exclusiva receptores unidos a membrana para estimular a sus células blanco.

19.2 Se detecta que las células aisladas de un tumor mamario y desarrolladas en un cultivo celular en el laboratorio responden a estrógenos mediante receptores tanto intracelulares como unidos a membrana. ¿Cuál de los siguientes tiene más probabilidad de derivar de la señalización mediada por el receptor intracelular?

A. Activación de la proteína cinasa de serina/treonina.
B. Cambio de las concentraciones del calcio intracelular.
C. Unión de GTP a Ras.
D. Fosforilación de las enzimas celulares.
E. Síntesis de proteína de respuesta a estrógenos.

Respuesta correcta: E. En respuesta a un receptor intracelular de esteroides, una célula blanco sintetizará una proteína de respuesta a hormonas. En este caso el estrógeno regula la transcripción de un gen de respuesta a estrógenos que se traducirá en una proteína. Los cambios de las concentraciones intracelulares del calcio y la actividad de la cinasa de serina/treonina son consecuencia de la señalización celular mediada por proteínas G. Los receptores acoplados a proteínas G están unidos a la membrana. La fosforilación de los sustratos es catalizada por las proteínas cinasas. Las cinasas de serina/treonina están reguladas por segundos mensajeros y por receptores acoplados a proteínas G. Las tirosina cinasas se activan en la señalización de los receptores catalíticos. Todas recurren a receptores unidos a la membrana. La Ras es una proteína de unión al GTP, a la que activan ciertas formas de señalización de receptores de membrana.

19.3 Una paciente de 43 años de edad tiene un tumor mamario positivo a receptores de estrógenos. Se utiliza un modulador selectivo de receptores de estrógenos (MSRE) como tratamiento. Las acciones benéficas de este fármaco para la paciente serán consecuencia de que el fármaco:

A. Activa la transcripción de los genes de respuesta a estrógenos.

B. Aumenta la señalización de los estrógenos en las células tumorales remanentes.

C. Bloquea la unión de los estrógenos a los receptores de estrógenos.

D. Induce la señalización mediada por receptores estrogénicos de membrana.

E. Estimula la traducción de proteínas regulada por estrógenos.

Respuesta correcta: C. Los moduladores selectivos de receptores de estrógenos son antagonistas de los receptores hormonales que bloquean la unión de la hormona natural a su receptor. El bloqueo de la unión impide que la hormona induzca una señalización mediada por su receptor. En el caso de un tumor mamario sensible a estrógenos, el bloqueo de la unión del estrógeno impedirá que las células cancerosas reciban la estimulación necesaria para continuar su crecimiento y sobrevivir. La activación de la transcripción de los genes de respuesta a estrógenos, la intensificación de la señalización mediada por estrógenos y la estimulación de la traducción de proteínas reguladas por estrógenos resultarían benéficas para las células cancerosas y su supervivencia, pero no para la paciente. Aunque aún queda mucho por aprender sobre la señalización de membrana de las hormonas esteroideas, es poco probable que un MSRE estimule la señalización. En ocasiones inhibe a la SEIM.

19.4 ¿Cuál de las siguientes regiones en una proteína receptora de andrógenos contiene motivos de dedo de zinc?

A. Dominio citosólico.

B. Dominio de unión al ADN.

C. Dominio regulador de genes.

D. Dominio de unión al ligando.

E. Dominio transmembrana.

Respuesta correcta: B. El dominio de unión al ADN de la proteína intracelular receptora de esteroides contiene motivos de dedo de zinc que se unen al zinc y definen las secuencias de ADN a las cuales se enlaza el receptor. El dominio de unión al ligando se une a la hormona y se ubica en su región COOH-terminal. El dominio de regulación genética es importante para la activación de la transcripción, pero no contiene dedos de zinc, que facilitan la unión al ADN. Los receptores de esteroides unidos a la membrana, entre ellos los de andrógenos, pueden contar con regiones citosólicas (extracelulares) y transmembrana; sin embargo, ninguna de ellas tendría dedos de zinc para facilitar su unión al ADN.

19.5 Una célula tumoral sensible a esteroides tiene una actividad anormalmente elevada de señalización mediada por cinasa MAP en respuesta a un esteroide. ¿Cuál de los siguientes aspectos de la señalización de esteroides puede estar implicado en esta señalización sostenida anómala?

A. Unión del complejo hormona-receptor activado al ADN.

B. Formación del complejo hormona-receptor.

C. Señalización de esteroides iniciada en la membrana.

D. Estimulación del dominio de regulación genética del receptor.

E. Translocación del receptor al núcleo celular.

Respuesta correcta: C. La SEIM anómala puede traer consigo una activación sostenida de los sistemas de cinasas celulares, entre ellas la cinasa MAP. El RFCE está implicado en esta vía de señalización anómala. Todas las otras alternativas se relacionan con la SEIN. Las cinasas como la MAP no reciben estimulación (directa) durante la SEIN.

Regulación del crecimiento y la muerte de las células

> La vida es agradable. La muerte es pacífica.
> Es la transición la que resulta problemática.
>
> **—Isaac Asimov (escritor de ciencia ficción y bioquímico estadounidense, 1920-1992)**

Cabe argumentar que los eventos más importantes en la vida de una célula son su generación a partir de una progenitora y, luego, al final de su periodo de vida, su muerte por un proceso natural o patológico. La regulación tanto de la generación como de la muerte de la célula resulta crítica para asegurar que exista el número apropiado de células funcionales en el organismo. También se requieren salvaguardas para proteger del crecimiento descontrolado, que pudiera generar enfermedad maligna y la muerte de todo el organismo.

Esta unidad comienza con una descripción del ciclo celular, la secuencia ordenada de eventos bioquímicos que culmina con la generación de dos células nuevas a partir de una célula progenitora. Las células que entran en las fases activas del ciclo celular a menudo lo hacen tras descansar en la interfase durante periodos variables, lo que depende del tipo de célula. Una vez que una célula se compromete para dividirse y transmitir su información genética, ingresa a un periodo de transición crítico que, de no tener éxito, implicará que la célula es incapaz de reproducirse y es muy probable que muera. Es curioso que, si el resultado del ciclo celular es exitoso, la célula progenitora deja de existir y quedan dos réplicas exactas que la sustituyen.

El segundo capítulo de esta unidad concierne a la regulación del ciclo celular, y el tercero se concentra en el crecimiento anómalo de las células. Se requieren verificaciones y balances durante el ciclo celular para permitir el proceso ordenado de duplicación celular. Al tiempo que avanza el conocimiento en torno al crecimiento anómalo de las células, será posible desarrollar mejores tratamientos para detener el crecimiento carente de regulación. El cuarto capítulo de esta unidad se concentra en la muerte celular, en particular el proceso fisiológico de apoptosis, en el que se minimiza el daño colateral. Esta unidad concluye con un capítulo final, una exploración del envejecimiento y la senescencia de la célula y el organismo.

20 Ciclo celular

I. GENERALIDADES

Los organismos multicelulares están integrados por distintas células especializadas que se organizan en una comunidad celular. Cuando un organismo necesita células adicionales, ya sea para crecer o sustituir las dañadas o envejecidas, deben producirse células nuevas mediante **división** –o **proliferación**– **celular**. Las células somáticas se forman por la división de las células existentes en una secuencia ordenada de eventos, duplican su contenido y luego se dividen para dar origen a dos **células hijas** idénticas. Tal secuencia de duplicación se conoce como **ciclo celular**, y es el mecanismo esencial de la reproducción eucariota.

La división celular ocurre a lo largo de la vida del organismo, si bien distintos tipos de células se dividen con más o menos frecuencia que otros. Las células muestran una variación notoria en cuanto a su capacidad de proliferación, que depende del tipo celular y la edad del individuo. Por ejemplo, si bien los fibroblastos obtenidos de neonatos pueden completar cerca de 50 rondas de división, los aislados de los adultos tan sólo completan cerca de la mitad de ese número de ciclos celulares.

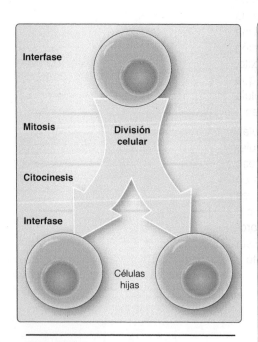

Figura 20-1
Fases de la división celular y el ciclo celular.

Aplicación clínica 20-1: renovación celular

La homeostasia, o el mantenimiento del equilibrio del sistema, tiene como requisito que al tiempo que las células mueren o se pierden (p. ej., mediante abrasión o esfacelación) sean sustituidas por células específicas de ese tejido. El recambio celular es una función normal. El recambio para algunas células en el organismo adulto requiere periodos prolongados o no ocurre, como en los sistemas endocrino y nervioso central, en tanto en otras células es muy rápido. Cada humano adulto tiene alrededor de 2×10^{13} eritrocitos. Puesto que la vida media de un eritrocito se aproxima a 115 días, ¡el organismo humano debe sustituir alrededor de 10^{11} eritrocitos de la sangre cada día! Los leucocitos más abundantes, los neutrófilos, tienen una vida media aproximada de 10.5 horas, lo que implica que el organismo necesita sustituir cerca de 6×10^{10} neutrófilos por día. Las células de los epitelios también muestran un recambio rápido. El periodo de vida de las células que recubren el estómago es de entre 3 y 5 días, y para los enterocitos que cubren el intestino delgado, de 5 a 6 días.

Para que una célula dé origen a dos células hijas deben hacerse copias completas de todos los constituyentes celulares. La información genética que contienen los distintos cromosomas debe duplicarse; los organelos citoplásmicos y los filamentos del citoesqueleto deben copiarse y compartirse entre las dos células hijas recién formadas.

Aplicación clínica 20-1: renovación celular *(continuación)*

En general, el ciclo celular puede dividirse en tres fases distintas: interfase, mitosis y citocinesis (fig. 20-1). La **interfase** es el periodo entre rondas sucesivas de división nuclear y se caracteriza por el crecimiento celular y la síntesis de ácido desoxirribonucleico (ADN) nuevo. Esta fase puede subdividirse en tres fases denominadas **fase G_1, fase S** y **fase G_2** (fig. 20-2). La división de la información genética ocurre durante la fase conocida como **mitosis**, que puede dividirse en cinco fases distintas denominadas **profase, prometafase, metafase, anafase y telofase**. La mitosis asegura que cada célula hija tenga copias funcionales idénticas y completas del material genético de la célula progenitora. La tercera fase, la división citoplásmica o **citocinesis**, culmina con la separación en dos células hijas independientes que ingresan a la interfase.

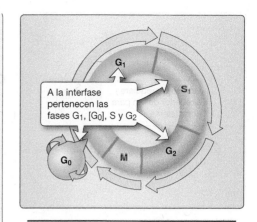

Figura 20-2
Interfase.

II. INTERFASE

Todas las células, ya sea que estén o no en ciclado activo, pasan la mayor parte de su vida en interfase. La **interfase** es un periodo intenso e importante del ciclo celular y está compuesta por las fases G_1, S y G_2 (fig. 20-2). El crecimiento celular y la síntesis del ADN ocurren durante la interfase, lo que da origen a la duplicación del contenido celular de modo que exista material suficiente para dos células hijas nuevas completas.

A. Fases G_1 y G_0

La **fase G_1**, cuya inicial deriva del vocablo inglés *gap* (brecha), que hace referencia al periodo que transcurre entre la mitosis y la ronda siguiente de síntesis de ADN, es tanto una fase de crecimiento como un periodo de preparación para la síntesis del ADN en la fase S (fig. 20-3). Durante la fase G_1 también ocurre la síntesis de ácido ribonucleico (ARN) y proteínas. Además, durante esta fase se duplican los organelos y las estructuras intracelulares, y la célula crece. La duración de la fase G_1 es la que más varía entre los distintos tipos celulares. Las células con división rápida, como las células embrionarias en crecimiento, pasan muy poco tiempo en fase G_1. Por otra parte, las células maduras que ya no muestran ciclado activo permanecen en esta fase. Las células que se encuentran en fase G_1 y no se dedican a la síntesis de ADN se hallan en un estado de reposo especializado denominado **G_0**. Algunas células inactivas o silentes en fase G_0 pueden reingresar a las fases activas del ciclo celular con una estimulación apropiada. El **punto de restricción** se encuentra en la fase G_1 y, si se rebasa, obliga a la célula a avanzar hacia la síntesis del ADN en la fase S. El punto de restricción es crítico para la regulación del ciclo celular y se detalla en el capítulo 21.

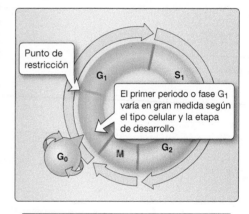

Figura 20-3
Fases G_1 y G_0.

B. Fase S

La síntesis del ADN nuclear, también conocida como **replicación** del ADN, ocurre durante la fase S (fig. 20-4). Cada uno de los 46 cromosomas de la célula humana se copia para formar una **cromátida** hermana. El desenrollamiento de la cromatina dependiente de ATP mediado por la **ADN helicasa** deja expuestos los sitios de unión para la ADN polimerasa, que cataliza la síntesis del ADN nuevo en dirección 5′ a 3′. Se activan múltiples horquillas de replicación en cada cromosoma para asegurar que todo el genoma se duplique en la fase S. Una vez que la síntesis del ADN se completa, las cadenas cromosómicas se condensan en una heterocromatina enrollada con firmeza. El tiempo que se requiere para terminar este proceso es

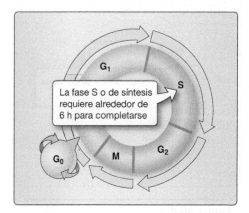

Figura 20-4
Fase S.

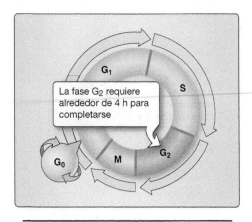

Figura 20-5
Fase G₂.

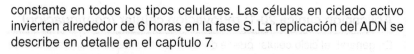

constante en todos los tipos celulares. Las células en ciclado activo invierten alrededor de 6 horas en la fase S. La replicación del ADN se describe en detalle en el capítulo 7.

C. Fase G$_2$

El periodo que transcurre entre la conclusión de la fase S y el inicio de la mitosis, conocido como **G$_2$**, es una etapa de preparación para la división nuclear de la mitosis (fig. 20-5). Este periodo de seguridad permite a la célula confirmar que la síntesis del ADN está terminada y fue correcta, antes de proceder a la división nuclear en la mitosis. La fase G$_2$ también cuenta con un punto de revisión en que las moléculas reguladoras intracelulares verifican la integridad del núcleo (*véase* el capítulo 21, sección III). De manera característica, esta fase dura alrededor de 4 horas.

III. MITOSIS

La mitosis, la división del núcleo, es un proceso continuo que puede separarse en cinco fases descriptivas con base en el progreso que se hace en la división nuclear en general. Las células en división invierten alrededor de 1 hora en la mitosis (fig. 20-6). Una vez que la división nuclear en la mitosis se completa ocurre la citocinesis, la división del citoplasma. Al terminar la citocinesis se han formado dos células hijas independientes.

A. Profase

En la profase, la cubierta nuclear permanece intacta, en tanto la cromatina que se duplicó durante la fase S se condensa en estructuras cromosómicas definidas llamadas **cromátidas** (fig. 20-7A). Los cromosomas de las células mitóticas contienen dos cromátidas conectadas entre sí en un **centrómero**. Complejos proteínicos especializados, llamados **cinetocoros**, se forman y asocian con cada cromátida. Los microtúbulos del huso mitótico se unen a cada cinetocoro al tiempo que los cromosomas se desplazan para separarse más tarde en la mitosis. Los microtúbulos del citoplasma se desensamblan y luego se reorganizan en la superficie del núcleo para formar el **huso mitótico**. Dos pares de centriolos son alejados uno de otro mediante la elongación de los haces de microtúbulos que forman el huso mitótico. El **nucleolo**, el organelo ubicado en el núcleo en que se forman los ribosomas, se desintegra en la profase.

B. Prometafase

La desintegración de la cubierta nuclear marca el inicio de la prometafase (fig. 20-7B). Los microtúbulos del huso se unen a los cinetocoros, y los cromosomas son arrastrados por los primeros.

C. Metafase

La metafase se caracteriza por la alineación de las cromátidas en el ecuador del huso mitótico, en un punto equidistante respecto de ambos polos (fig. 20-7C). Las cromátidas alineadas forman la placa de la metafase. Las células pueden detenerse en la metafase cuando se utilizan inhibidores de los microtúbulos (*véase también* el capítulo 21). Los análisis del cariotipo que se realizan para determinar la composición general y la estructura de los cromosomas suelen requerir células en metafase.

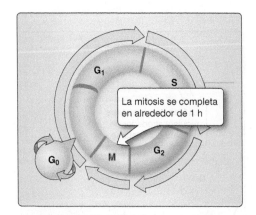

Figura 20-6
Fase M.

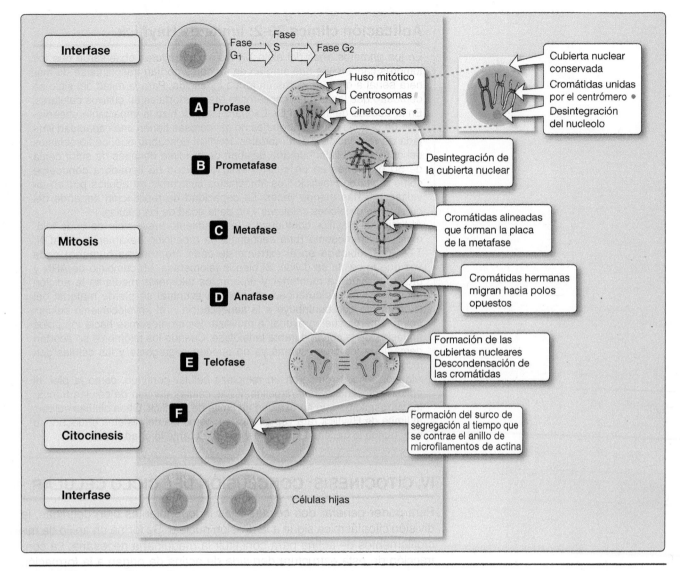

Figura 20-7
Mitosis. Con fines ilustrativos se muestran tres cromosomas.

D. Anafase

En la anafase, los polos mitóticos son impulsados para separarse aún más, debido a la elongación de los microtúbulos polares (fig. 20-7D). Cada centrómero se divide en dos y los cinetocoros pareados también se separan. Las cromátidas hermanas migran hacia polos opuestos del huso.

E. Telofase

La última fase de la división nuclear, la telofase, se caracteriza por el desensamblaje de los microtúbulos del cinetocoro y la disociación del huso mitótico (fig. 20-7E). Se forman cubiertas nucleares en torno a cada uno de los dos núcleos que alojan las cromátidas. Las cromátidas pierden condensación y se dispersan a manera de cromatina, y los nucleolos vuelven a formarse en los núcleos de las células hijas.

Aplicación clínica 20-2: límite de Hayflick

En los primeros años del siglo XX los investigadores observaron que los tumores cancerosos que surgían en roedores podían trasplantarse de manera serial a otros roedores en forma indefinida. Para la mitad del siglo se demostró que las células cancerosas eran inmortales en cultivos celulares. En la década de 1960, el Dr. Leonard Hayflick hizo la impactante observación de que las células normales no cancerosas tienen una capacidad limitada de replicación y son mortales. Hayflick descubrió que los fibroblastos del cordón umbilical humano dejaban de dividirse después de sufrir cerca de 50 divisiones en un cultivo; este fenómeno ha llegado a conocerse como límite de Hayflick. Los fibroblastos cultivados de adultos podían dividirse muchas menos veces. La capacidad de replicación depende del número de divisiones celulares y no de la edad de las células.

Al límite de Hayflick contribuye el acortamiento irreversible de cada telómero del cromosoma (una secuencia de repetición hexamérica de ADN, TTAGGG, ubicada en el extremo de cada cromosoma humano) cada vez que la célula se divide. Si bien la telomerasa, un complejo de ARN y proteína, ayuda a mantener y reparar los telómeros mediante la adición de repeticiones teloméricas, de manera eventual se pierde material del telómero, lo que contribuye a la senescencia o el envejecimiento celular. Los telómeros suelen ayudar a movilizar los cromosomas hacia los polos opuestos de la célula durante la telofase. Cuando los telómeros se acortan demasiado los cromosomas ya no pueden segregarse y las células son incapaces de dividirse.

Algunos tejidos requieren un remplazo celular continuo, como la piel, el epitelio intestinal y los eritrocitos. Estas células derivan de células troncales progenitoras que no exhiben un límite de Hayflick. Otras células sujetas al límite de Hayflick rara vez se dividen, como las del sistema endocrino, o bien nunca lo hacen, como las neuronas, durante la edad adulta.

IV. CITOCINESIS: CONCLUSIÓN DEL CICLO CELULAR

Para poder generar dos células hijas independientes bien definidas, la división citoplásmica sigue a la división nuclear. Se forma un anillo de microfilamentos de actina para constituir la maquinaria necesaria. La contracción de esta estructura derivada de actina da origen a la formación de un **surco de segmentación**, que se identifica al inicio de la anafase (fig. 20-7F). El surco se profundiza hasta que sus extremos opuestos se encuentran. Las membranas plasmáticas se fusionan a cada lado del profundo surco de segmentación, y el resultado es la formación de dos células hijas independientes, cada una idéntica a la otra y a la célula progenitora original.

Aplicación clínica 20-3: cinasas aurora

Descubiertas por vez primera en los huevos del sapo con garras africano *Xenopus laevis*, las cinasas aurora son una familia de cinasas de serina/treonina con implicaciones importantes durante la mitosis, de manera específica al controlar la segregación de las cromátidas. En las células del mamífero se han descubierto tres miembros de la familia de las cinasas aurora. La aurora A participa en la profase y resulta crítica para la formación apropiada del huso mitótico y el reclutamiento de proteínas para la estabilización de los microtúbulos del centrosoma. Sin la aurora A, el centrosoma no acumula una cantidad suficiente de tubulina γ para la anafase y nunca madura del todo. La aurora A también es necesaria para la separación apropiada de los centrosomas una vez que se forma el huso mitótico. La aurora B participa en la fijación del huso mitótico al centrosoma y en la citocinesis para la formación del surco de segmentación. La aurora C

> ## Aplicación clínica 20-3: cinasas aurora (continuación)
>
> es un componente de un complejo regulador clave de la mitosis, denominado complejo de pasajero cromosómico. Este complejo asegura que los cromosomas se alineen y segreguen en forma apropiada, y se requiere el huso de microtúbulos para el ensamblaje. En muchos tumores humanos se ha observado una expresión intensa de los tres miembros de la familia de cinasas aurora. Se ha valorado a los inhibidores de las cinasas aurora como fármacos contra el cáncer; sin embargo, han tenido una eficacia limitada en estudios clínicos con tumores sólidos. Una explicación para la falta de detención del crecimiento con estos inhibidores es que la velocidad de proliferación celular en los tumores sólidos es a menudo bastante baja. Las neoplasias hematopoyéticas son más susceptibles a la inhibición del crecimiento inducido por estos agentes terapéuticos potenciales, toda vez que su velocidad de crecimiento tiende a ser mucho mayor que la de los tumores sólidos. El uso de inhibidores de las cinasas aurora junto con otros fármacos anticancerosos pudiera resultar benéfico.

V. VALORACIÓN DEL CICLO CELULAR

Las valoraciones de la proliferación celular y el ciclo celular tienen relevancia clínica para la evaluación del avance tumoral. Igual importancia tanto para la biología celular como para la investigación para el descubrimiento de fármacos tienen los métodos utilizados para evaluar la proliferación celular y el papel de los agentes que promueven o disminuyen la velocidad del ciclo celular. Si bien existen diversas herramientas y métodos para estimar la proliferación, pueden dividirse en aquellos que se utilizan para analizar la proliferación celular y los que se usan para valorar el ciclo celular.

A. Valoración de la proliferación celular

La proliferación de las células puede valorarse ya sea al cuantificar la síntesis de ADN nuevo (naciente) o mediante la dilución seriada de proteínas citoplásmicas marcadas al tiempo que las células se dividen.

1. **Síntesis del ADN.** La replicación del ADN puede valorarse al utilizar análogos modificados de timidina, uno de los nucleósidos que permiten la construcción del ADN. En una estrategia experimental se agrega timidina etiquetada o marcada, o un análogo de ésta (p. ej., BrdU) al medio del cultivo tisular en el que se desarrollan las células. Debido a que la timidina se utiliza de forma exclusiva para la síntesis del ADN, las células que lo sintetizan de manera activa incorporan la timidina marcada o su análogo, lo que puede cuantificarse (fig. 20-8).

2. **Dilución de una sonda citoplásmica.** También es posible utilizar sondas citoplásmicas para valorar la proliferación celular. En esta estrategia las células se incuban con el éster succinimidilo del diacetato de carboxifluoresceína (CFSE) que atraviesa con facilidad las membranas plasmáticas e ingresa al citoplasma. En ese sitio las esterasas intracelulares hidrolizan los grupos acetato, lo que vuelve al compuesto fluorescente y a la membrana impermeable, por lo que el CFSE queda atrapado dentro de la célula. Los grupos éster succinimidilo del CFSE se unen con avidez y de manera irreversible a las aminas disponibles (por lo general, en la lisina) de las proteínas intracelulares citoplásmicas y de la membrana. Al tiempo que las células se dividen, sus proteínas citoplásmicas con marcado fluorescente se dividen por igual entre las dos células hijas. Cada célula hija cuenta con la mitad de la fluorescencia de la generación previa, lo que puede cuantificarse mediante citometría de flujo (fig. 20-9).

B. Análisis del ciclo celular

La cantidad de ADN que contiene una célula depende de la fase del ciclo celular y varía entre $1n$ en la fase G_1 y $2n$ en las fases G_2

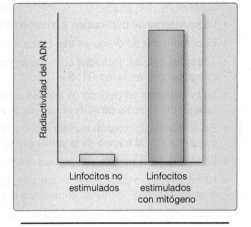

Figura 20-8
Proliferación celular valorada mediante la incorporación de ^{3}H-timidina por los linfocitos estimulados.

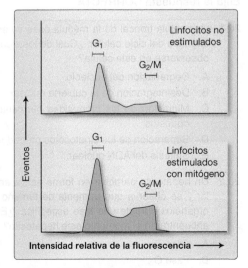

Figura 20-9
Proliferación celular de linfocitos estimulados valorada mediante uso de CFSE.

y M. La distribución de las células en una población en las distintas fases del ciclo celular puede valorarse mediante citometría de flujo, para evaluar los tratamientos en los linfomas y las leucemias, y como instrumento de investigación para el análisis de los mecanismos de los oncogenes y los genes supresores tumorales. Puede utilizarse cualquiera de una gran variedad de tinciones fluorescentes que se unen al ácido nucleico para marcar el ADN. La fluorescencia es proporcional al contenido de ADN en la célula. El análisis de un histograma de citometría de flujo muestra las proporciones de células de la población que se encuentran en las fases G_1, S y G_2 del ciclo celular (fig. 20-9).

Resumen del capítulo

- Mediante división celular, a partir de las células somáticas, se forman células nuevas para mantener el crecimiento o sustituir las que se pierden por lesión o enfermedad.
- La secuencia de duplicación y división se conoce como ciclo celular.
- El ciclo celular se divide en tres fases: interfase, mitosis y citocinesis.
- Todas las células, incluidas aquéllas en ciclado activo, pasan la mayor parte de su tiempo en la interfase, que está integrada por las fases G1, S y G2.
- La interfase es un periodo de intensa actividad que incluye el crecimiento celular, la síntesis de proteínas y ARN en la fase G1, la síntesis de ADN en la fase S, así como la preparación para la mitosis en la fase G2.
- En la mitosis, la división nuclear sigue a la interfase y culmina con la formación de dos núcleos independientes idénticos entre sí y al núcleo de la célula progenitora que fue copiada.
- Las fases de la mitosis son profase, prometafase, metafase, anafase y telofase.
- La citocinesis, o división del citoplasma, ocurre después de la mitosis y da origen a dos células hijas independientes bien delimitadas, idénticas entre sí y a la célula progenitora.

Preguntas de estudio

Elija la respuesta CORRECTA.

20.1 Una célula troncal de la médula ósea se encuentra en la interfase del ciclo celular. ¿Cuál de los siguientes pudiera observarse en esta célula?

A. Degradación del nucleolo.
B. Desintegración de la cubierta nuclear.
C. Migración de las cromátidas hermanas hacia polos opuestos.
D. Separación de los cinetocoros pareados.
E. Síntesis del ADN nuclear.

Respuesta correcta: E. La síntesis del ADN ocurre durante la fase S, una de las tres fases que constituye la interfase. G_1 y G_2 son las otras fases de la interfase. La degradación del nucleolo ocurre en la profase de la mitosis. La desintegración de la cubierta nuclear ocurre en la prometafase de la mitosis. Tanto la migración de las cromátidas hermanas hacia los polos opuestos como la separación de los cinetocoros pareados ocurren en la anafase de la mitosis.

20.2 Un hepatocito participa en forma activa en el ciclo celular y se observa que aumenta de tamaño y duplica sus organelos durante una fase específica. ¿En qué fase se encuentra en el momento este hepatocito?

A. Fase G_1.
B. Fase G_2.
C. Profase.
D. Fase S.
E. Telofase.

Respuesta correcta: A. La fase G_1 se caracteriza por el incremento del tamaño celular y la duplicación de los organelos, antes de la replicación del ADN nuclear en la fase S. La fase G_2 es un periodo de seguridad previo a la división nuclear de la mitosis. La profase y la telofase son fases de la mitosis.

20.3 Se indica que una célula en mitosis se encuentra en telofase. ¿Cuál de los siguientes pudiera observarse en estas células?

A. Alineación de los cromosomas en el ecuador de la célula.

B. Formación del surco de segregación.

C. Disociación del huso mitótico.

D. Síntesis de ARN y proteínas.

E. Desenrollamiento de la cromatina.

Respuesta correcta: C. La disociación del huso mitótico y el desensamblaje de los microtúbulos del cinetocoro caracterizan a la telofase. La alineación de los cromosomas en el ecuador sucede en la metafase de la mitosis. La formación del surco de segregación ocurre durante la citocinesis, que tiene lugar una vez que se completa la mitosis. La síntesis de ARN y proteínas se observa en las células en fase G_1 de la interfase, en tanto el desenrollamiento de la cromatina ocurre en la fase S de la interfase.

20.4 Se observa que un linfocito en ciclado activo presenta separación de sus cinetocoros pareados y migración de las cromátidas hermanas hacia los polos opuestos del huso mitótico. Este linfocito mitótico se encuentra en este momento en...

A. Anafase.

B. Metafase.

C. Prometafase.

D. Profase.

E. Telofase.

Respuesta correcta: A. La anafase se caracteriza por la división de los dos centrómeros y la separación de los cinetocoros pareados, junto con la migración de las cromátidas hermanas hacia los polos opuestos del huso mitótico.

20.5 Una célula a la que se estimula para dividirse carece de aurora A. Esta célula no podrá completar la:

A. Anafase.

B. Fase G_1.

C. Metafase.

D. Prometafase.

E. Fase S.

Respuesta correcta: A. Sin aurora A, el centrosoma no acumula tubulina γ suficiente para la anafase y nunca madura del todo. Las fases de la mitosis que suceden antes de la anafase (profase, prometafase y metafase), así como las de la interfase (G_1, S y G_2) pueden ocurrir con normalidad sin aurora A.

21 Regulación del ciclo celular

I. GENERALIDADES

Verificaciones y balances numerosos aseguran que el ciclo celular tiene una regulación estricta, lo que establece un estado de equilibrio u **homeostasis** entre la proliferación celular, la diferenciación celular y la muerte celular. Ciertos tipos de células conservan la capacidad de dividirse durante toda su vida. Otros abandonan de manera permanente las fases activas del ciclo celular ($G_1 \rightarrow S \rightarrow G_2$) una vez que se diferencian. Otras células más salen y vuelven a ingresar a la fase activa del ciclo celular. Según su variedad y función, las células reciben indicios del desarrollo y el ambiente, y responden en consecuencia.

Se considera que las células que dejan de dividirse de manera temporal o reversible se encuentran en un estado **silente** en la **fase G_0** (*véase* el capítulo 20; fig. 21-1).

A diferencia de las células silentes en reposo temporal, las células **senescentes** dejaron de dividirse de manera permanente, ya sea por su edad o por el daño acumulado en el ADN. Por ejemplo, las neuronas se consideran senescentes y no reingresan a las fases activas del ciclo celular (*véase* en el capítulo 24 un análisis más detallado sobre la senescencia). Por el contrario, las células del epitelio intestinal y las células hematopoyéticas de la médula ósea sufren recambio continuo y rápido durante su función normal y requieren sustitución constante. Los hepatocitos no ingresan de forma continua a la fase activa del ciclo celular, pero conservan la capacidad para hacerlo de ser necesario. Esta habilidad de los hepatocitos para reingresar al ciclo celular activo explica la capacidad del hígado de volver a crecer tras una lesión o enfermedad, propiedad que se ha explotado con éxito en el trasplante hepático de donador vivo, en que algunos segmentos del hígado de un donador se implantan en un paciente que requiere un trasplante hepático. Después de varias semanas de la cirugía el tejido hepático duplica su tamaño, tanto en el donador como en el receptor.

II. REGULADORES DEL CICLO CELULAR

Los reguladores del ciclo celular controlan el avance por las distintas fases del ciclo celular. Los mediadores del ciclo celular se catalogan como **ciclinas** o como **cinasas dependientes de ciclinas** (**CDK,** *cyclin-dependent kinases*). Los patrones de expresión de estas proteínas y enzimas dependen de la fase del ciclo celular. Complejos formados entre ciertas ciclinas y CDK específicas (**ciclina-CDK**) poseen actividad enzimática (de cinasa). Cada vez que es necesario pueden reclutarse **inhibidores de las cinasas dependientes de ciclinas** (**CKI,** *cyclin-dependent kinase inhibitors*) para inhibir los complejos ciclina-CDK (fig. 21-2).

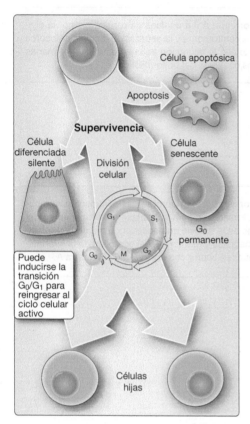

Figura 21-1
Para la homeostasis tisular se requiere un equilibrio entre diferenciación, crecimiento celular y muerte celular.

Tabla 21-1 Función de las ciclinas y las CDK en el ciclo celular

Ciclina	Cinasa	Función
D	CDK4	Progresión más allá del punto de restricción en la transición G_1/S
	CDK6	
E, A	CDK2	Inicio de la síntesis del ADN en la fase S temprana
B	CDK1	Transición de la fase G_2 a la M

A. Ciclinas

Las ciclinas son una familia de proteínas reguladoras del ciclo celular que se clasifican como ciclinas D, E, A o B, y se expresan para regular fases específicas del ciclo celular. Las concentraciones de ciclinas se elevan y caen a lo largo del ciclo celular como consecuencia de su síntesis y degradación (por la vía del proteasoma; *véase* el capítulo 12; Fig. 21-3).

Las ciclinas tipo D (ciclinas D1, D2 y D3) son reguladoras de la fase G_1, críticas para avanzar más allá del **punto de restricción**, tras el cual una célula continúa de manera irrevocable hacia el resto del ciclo celular. Las ciclinas de la fase S incluyen las de tipo E y A (tabla 21-1). Entre las ciclinas de la mitosis están las ciclinas B y A.

B. Cinasas dependientes de ciclinas

Las CDK son cinasas de serina/treonina que se mantienen en cantidades constantes durante el ciclo celular. Sin embargo, sus actividades enzimáticas fluctúan según las concentraciones disponibles de ciclinas requeridas para activarlas (fig. 21-3). La ciclina específica se une en primer lugar a la CDK, y luego la **cinasa activadora de la CDK** (CAK, *CDK activating kinase*) fosforila a la CDK en un residuo de treonina, lo que completa la activación. A continuación, el **complejo ciclina-CDK** activo cataliza la fosforilación de las proteínas sustrato en sus residuos de aminoácidos de serina y treonina. La fosforilación cambia el estado de activación de los sustratos proteínicos. Este tipo de modificación de las proteínas reguladoras permite el inicio de la siguiente fase del ciclo celular.

La CDK2 activa es responsable de estimular las proteínas blanco implicadas en el paso de la fase G_1 a la S (transición a la fase S) y del inicio de la síntesis del ADN. La CDK1 tiene como blanco proteínas activadas que son cruciales para el inicio de la mitosis.

III. REGULACIÓN DEL PUNTO DE CONTROL

Puntos de control ubicados en periodos críticos del ciclo celular vigilan la concreción de eventos críticos y, de ser necesario, postergan el avance a la siguiente fase del ciclo celular (fig. 21-4). Un punto de control de este tipo es el **punto de restricción** en la fase G_1. Antes de alcanzar el punto de restricción, una célula requiere la estimulación de un factor de crecimiento externo para avanzar por la fase G_1. Después de eso, la célula continúa su avance en el ciclo celular sin necesidad de estimulación adicional. También existe un **punto de control G_2**, que se describe más adelante. El **punto de control de la fase S** incluye la vigilancia de la progresión del ciclo celular, de tal modo que si el ADN de una célula

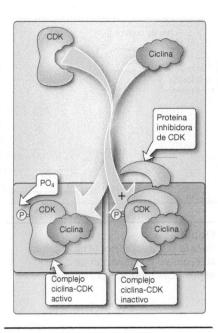

Figura 21-2
Mediadores del ciclo celular y su formación de complejos.

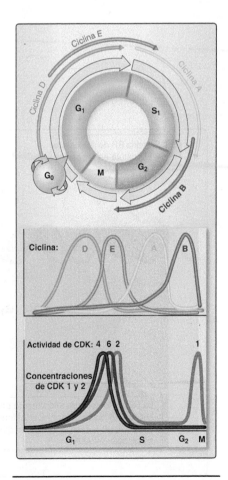

Figura 21-3
Expresión de ciclinas específicas del ciclo celular y activación de CDK.

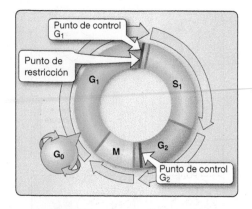

Figura 21-4
Para la progresión por el ciclo celular
se requiere la activación de CDK
específicas mediada por ciclinas.

en la fase S sufre daño, la velocidad de síntesis de este ácido disminuye
para tratar de dar tiempo a su reparación.

A. Punto de control G_1

Resulta importante que la síntesis del ADN nuclear no comience sino
hasta que se ha alcanzado todo el crecimiento celular apropiado durante la fase G_1. Así, existen reguladores clave que aseguran que
la fase G_1 se completa antes de que inicie la fase S, entre ellos supresores tumorales e inhibidores de las CDK. Las proteínas supresoras tumorales suelen actuar para detener el avance del ciclo celular
en la fase G_1 cuando el crecimiento constante no es necesario o
deseable, o existe daño en el ADN. Las versiones mutadas de los
genes de los supresores tumorales codifican proteínas que permiten
el avance del ciclo celular en momentos inapropiados. Las células
cancerosas a menudo muestran mutaciones de los genes de los supresores tumorales.

1. **Proteína del retinoblastoma (RB).** Por lo regular el supresor
   tumoral **RB** detiene a las células en la fase G_1 del ciclo celular.
   Cuando la proteína RB muta, como en el caso de la neoplasia
   oftálmica hereditaria conocida como RB hereditario, la célula no
   es detenida en la fase G_1 y continúa su avance sin regulación por
   todo el resto del ciclo celular.

   En las **células en reposo** normales la proteína RB está desfosforilada. En este estado la RB impide el ingreso de la célula a la
   fase S al unirse al factor de transcripción E2F y a su compañero
   de unión DP1/2, que resultan críticos para la transición G_1/S (fig.
   21-5). Por ende, la RB suele impedir la progresión de la fase G_1
   temprana a la fase S en una célula en reposo.

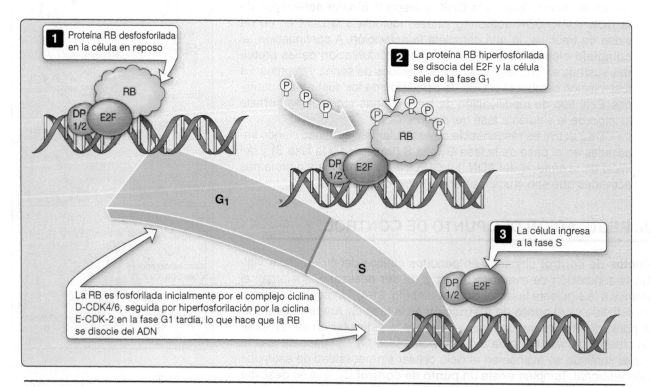

Figura 21-5
Activación de la transcripción de los genes de la fase S mediada por la proteína RB.

En las **células en ciclado activo** la proteína RB está inactiva como resultado de la estimulación por factores de crecimiento y la señalización por la vía de la cascada de la cinasa MAP (*véase* el capítulo 17), lo cual incrementa la concentración de ciclina D. De modo subsecuente se activan los complejos de ciclina D-CDK4/6 y fosforilan a la RB. La fosforilación adicional de la RB generada por el complejo ciclina E-CDK2 permite a la célula salir de la fase G_1. La proteína RB hiperfosforilada ya no puede inhibir la unión del factor de transcripción E2F al ADN. Por lo tanto, el E2F puede unirse al ADN y activa genes cuyos productos son importantes para la fase S. Algunos ejemplos de genes regulados por el E2F son la timidina cinasa y la ADN polimerasa, las cuales están implicadas en la síntesis del ADN.

2. **p53.** La proteína supresora tumoral p53 desempeña una función importante de regulación en la fase G_1. Cuando el ADN se daña la p53 sufre fosforilación, se estabiliza y se activa. La p53 activada estimula la transcripción de CKI (fig. 21-2) para dar origen a una proteína denominada p21, que detiene el avance del ciclo celular para permitir la reparación del ADN. Si el daño del ADN es irreparable la p53 desencadena en vez de esto la apoptosis (*véase* el capítulo 23).

Si la p53 muta y no puede detener el ciclo celular, ocurre un avance desregulado de dicho ciclo. Más de 50% de todos los cánceres en el humano muestra mutaciones de la p53 (fig. 21-6).

3. **Inhibidores de las cinasas dependientes de ciclinas.** Se reconocen dos clases de estos inhibidores de cinasas dependientes de ciclinas. Los miembros de la familia **INK4A** impiden que las ciclinas tipo D se asocien con la CDK4 y la CDK6, y las activen. Los miembros de la familia **CIP/KIP** son inhibidores potentes de las cinasas CDK2. La p21 (p21^{CIP1}), que ya se describió, es un miembro de la familia CIP/KIP.

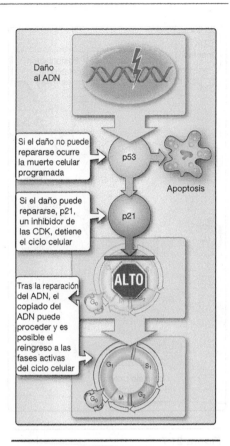

Figura 21-6
Control de p53 sobre el destino de la célula tras el daño al ADN.

> ## Aplicación clínica 21-1: virus del papiloma humano, cáncer cervicouterino y supresores tumorales
>
> Las cepas 16 y 18 del virus del papiloma humano son agentes etiológicos confirmados del cáncer cervicouterino. En las células del cuello uterino infectadas por estas cepas virales la proteína viral E6 se une a la p53, en tanto la proteína viral E7 se une a la RB. Como consecuencia de la unión de las proteínas virales, tanto RB como p53 se inactivan y el resultado puede ser el avance desregulado por el ciclo celular y el desarrollo de enfermedad maligna.

B. Punto de control G_2

Para la integridad del genoma es importante que la división nuclear (mitosis) no inicie antes de que el ADN se haya duplicado por completo durante la fase S. Así, el punto de control G_2, que se ubica después de la fase S y antes del inicio de la mitosis, es también un punto de regulación crítico en el ciclo celular. En el punto de control G_2 participan inhibidores y fosfatasas de las CKD.

1. **Inhibidor de la cinasa tipo 1 dependiente de ciclina (CDK1).** El inhibidor de la cinasa tipo 1 dependiente de ciclina controla el ingreso a la mitosis. Durante las fases G_1, S y G_2 los residuos de tirosina de la CDK1 sufren fosforilación, lo que inhibe su actividad. Para que la célula avance de la fase G_2 a la M esas fosforilaciones inhibitorias deben eliminarse de la CDK1.

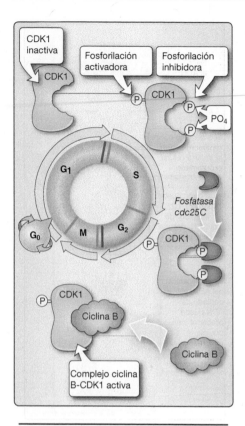

Figura 21-7
La progresión de la fase G$_2$ a la M está controlada por la fosfatasa cdc25C y la CDK1.

2. **Fosfatasa cdc25C.** La fosfatasa cdc25C es la enzima que cataliza la eliminación de las fosforilaciones inhibitorias de la CDK1 (fig. 21-7). Tras su desfosforilación la CDK1 puede unirse a la ciclina B, y el complejo CDK1-ciclina B se desplaza hacia el núcleo, donde activa la mitosis mediante la fosforilación de componentes clave de las estructuras subcelulares (p. ej., microtúbulos). Si el ciclo celular necesita suspenderse antes de la segregación de los cromosomas en la mitosis, la cdc25C puede inactivarse por la acción de los supresores tumorales **ATM** y **ATR** (**relacionados con ATM y Rad3**; *véase más adelante*).

IV. DAÑO AL ADN Y PUNTOS DE CONTROL EN EL CICLO CELULAR

El daño al ADN de las células puede ocurrir por mecanismos muy diversos, entre ellos errores de copiado, exposición química, daño oxidativo y metabolismo celular. La respuesta habitual ante el daño al ADN es detener el ciclo celular en la fase G$_1$ hasta que sea posible reparar la molécula (*véase* el capítulo 7). Como se describió, el supresor tumoral p53 responde al daño en el ADN al detener a la célula en la fase G$_1$. Sin embargo, según el tipo de daño que sufre el ADN puede recurrirse a diferentes sistemas reguladores del ciclo celular y éste puede detenerse en otras fases. Algunas proteínas supresoras tumorales adicionales pueden participar en la regulación de los puntos de control en caso que el ADN sufra daño.

A. Respuesta de ATM y ATR ante el daño al ADN

Los supresores tumorales **ATM** (*ataxia telangiectasia, mutated*) y **ATR** (*ATM and Rad3 related*) son proteínas cinasas de serina/treonina importantes en la respuesta celular ante el daño al ADN (fig. 21-8).

La ATM se activa por la radiación ionizante y constituye el mediador principal de la respuesta ante las roturas del ADN de doble cadena. Puede inducir una detención del ciclo celular en la transición G$_1$/S, la fase S y la transición G$_2$/M. ATR participa en la detención del ciclo celular en respuesta al daño al ADN inducido por la radiación UV, y desempeña un papel secundario en la respuesta ante las roturas del ADN bicatenario.

1. **BRCA1.** El producto proteínico del gen tipo 1 de susceptibilidad al cáncer mamario (**BRCA1**, *breast cancer susceptibility gene 1*) está involucrado en la reparación de las roturas del ADN bicatenario. Participa en todas las fases del ciclo celular. Los detalles de su mecanismo de acción y sobre otras proteínas implicadas aún deben dilucidarse.

V. FÁRMACOS ANTINEOPLÁSICOS Y EL CICLO CELULAR

Tanto las células normales como las tumorales recurren al mismo ciclo celular. Sin embargo, el tejido normal y el **neoplásico** (canceroso) pueden diferir en cuanto al número de células totales que se encuentran en las fases activas del ciclo celular. Algunos agentes quimioterapéuticos son efectivos sólo en las células que se hallan en ciclado activo (fig. 21-9). Estos fármacos son agentes específicos del ciclo celular, y se utilizan en tumores con un porcentaje elevado de células en división. Las células normales en ciclado activo también sufren daño con este tipo de fármacos. Cuando los tumores tienen un porcentaje bajo de células en división es posible utilizar medicamentos que no son específicos del ciclo celular con fines terapéuticos.

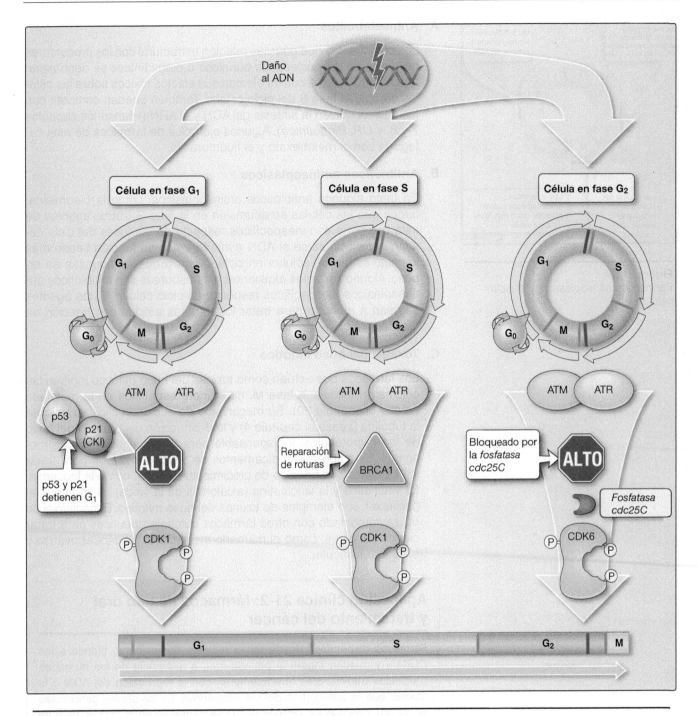

Figura 21-8
ATM y ATR en la regulación de los puntos de control G_1 y G_2.

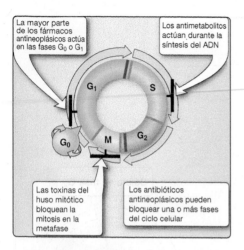

Figura 21-9
Fármacos antineoplásicos y el ciclo
celular.

A. Antimetabolitos

Los compuestos que guardan relación estructural con los precursores normales de los nucleótidos puríncos o pirimidínicos se denominan antimetabolitos, los cuales ejercen sus efectos tóxicos sobre las células durante la fase S del ciclo celular. También pueden competir con los nucleótidos en la síntesis del ADN y el ARN (*véanse* los capítulos 7 y 8, y *LIR. Bioquímica*). Algunos ejemplos de fármacos de esta categoría son el metotrexato y el fluorouracilo.

B. Antibióticos antineoplásicos

En tanto algunos antibióticos antineoplásicos, como la bleomicina, hacen que las células se acumulen en la fase G_2, otros agentes de esta categoría son inespecíficos respecto de las fases del ciclo celular, si bien al unirse al ADN e interferir con su función tienen más impacto sobre las células en ciclado activo que en aquéllas en reposo. Algunos agentes alquilantes y nitrosoureas son antibióticos antineoplásicos inespecíficos respecto del ciclo celular. Estos agentes se usan a menudo para tratar los tumores sólidos con fracción de crecimiento baja.

C. Toxinas del huso mitótico

Los fármacos que actúan como toxinas del huso mitótico inhiben las células en mitosis, o fase M, de manera específica en la metafase (*véase* el capítulo 20). Su mecanismo de acción implica su unión a la tubulina (*véase* el capítulo 4) y la destrucción del aparato del huso de los microtúbulos, indispensable para la segregación de cromosomas. Este tipo de medicamentos se utiliza a menudo para tratar los cánceres con fracción de crecimiento elevada, como la leucemia. La vincristina y la vinblastina (alcaloides de la vinca), al igual que el paclitaxel, son ejemplos de toxinas del huso mitótico. El paclitaxel se utiliza combinado con otros fármacos quimioterapéuticos para tratar ciertos cánceres, como el mamario metastásico, el cáncer ovárico y el cáncer testicular.

Aplicación clínica 21-2: fármacos de uso oral y tratamiento del cáncer

Fármacos disponibles desde fecha reciente tienen como blanco a las CDK4/6 y pueden ingerirse por vía oral, a diferencia de los fármacos citotóxicos tradicionales que interfieren con la replicación del ADN o la mitosis, que se administran por vía intravenosa. En las células cancerosas en ciclado continuo las ciclinas tipo D se degradan en la fase S, pero se acumulan de nuevo en la fase G_2, para recombinarse con las CDK4/6 en fases G_1 subsecuentes y así permitir ciclos celulares ininterrumpidos. Los inhibidores de las CDK4/6 evitan la recombinación de la ciclina D con las CDK4/6. Debido a que la estabilidad y el ensamblaje de las ciclinas con las CDK4/6 dependen de las vías de señalización activadas por mitógenos, el uso de fármacos que inhiben a la vía de la cinasa MAP junto con inhibidores farmacológicos de las interacciones ciclina-CDK4/6 produce efectos sinérgicos. Esta combinación de fármacos permite que la célula se detenga en la fase G_1 y pase del ciclo celular activo a un estado silente (G_0). Aún no se comprueba si la monoterapia con inhibidores de CDK4/6 es efectiva para controlar el cáncer, pero su uso combinado con estos inhibidores de la cinasa MAP parece promisorio.

Resumen del capítulo

- La ciclinas y las CDK controlan el avance por el ciclo celular.
- Se sintetizan y degradan ciclinas específicas en puntos del ciclo celular.
- Las CDK tienen actividad enzimática durante un breve periodo de ventana del ciclo celular y son importantes para hacer que el ciclo avance.
- Las células reciben estimulación para ingresar a la fase activa del ciclo celular mediante la acción de factores de crecimiento, que causan la activación directa de una ciclina específica que pertenece a la familia de las ciclinas D de la fase G_1.
- Las proteínas supresoras tumorales inhiben el ciclo celular. Las supresoras tumorales mutadas permiten el avance del ciclo celular sin regulación, lo que tal vez da origen a la enfermedad maligna.
- La regulación en puntos de control es una medida de seguridad para prevenir la acumulación de daño en el ADN.
- La proteína RB controla el avance a la fase S al inhibir a factores de transcripción específicos de esa fase. La RB tiene actividad en su forma desfosforilada, y es inactiva en su forma hiperfosforilada.
- La p53 protege al genoma del daño. En caso de daño al ADN, la p53 puede inducir la síntesis de una CKI.
- La CDK1 controla la transición G_2/M y se activa por medio de la actividad de fosfatasa de la cdc25C.
- La ATM y la ATR son cinasas que detectan y responden a tipos específicos de daño en el ADN.
- Factores externos e internos contribuyen a distintos tipos de daño al ADN.
- Los fármacos antineoplásicos pueden tener actividad específica o inespecífica respecto de la fase del ciclo celular.
- Los antimetabolitos inhiben a las células en fase S, en tanto los antibióticos antineoplásicos pueden generar la acumulación de células en la fase G_2 o actuar de manera independiente a la fase del ciclo celular. Las toxinas del huso mitótico interrumpen su formación y afectan a las células en mitosis.

Preguntas de estudio

Elija la respuesta correcta.

21.1 ¿Cuál de los siguientes tipos de células es senescente y permanece en G_0?
- A. Células troncales embrionarias.
- B. Células hematopoyéticas.
- C. Hepatocitos.
- D. Células del epitelio intestinal.
- E. Neuronas.

Respuesta correcta: E. Las neuronas que terminaron la mitosis no vuelven a ingresar a la fase activa del ciclo celular. Las células troncales embrionarias (véase el capítulo 1) tienen una capacidad enorme de división y diferenciación. Las células hematopoyéticas, que se forman en la médula ósea, siguen su división para sustituir a las células perdidas de la sangre, generar las necesarias para la respuesta inmunitaria o ambas situaciones. Los hepatocitos, las células funcionales del hígado, conservan la habilidad para dividirse, lo que permite a este órgano tener una gran capacidad de regeneración. Las células del epitelio intestinal se dividen con rapidez debido a que deben ser capaces de sustituir aquellas que se pierden tras la lesión que ocurre como consecuencia normal de su función y localización.

21.2 En una célula que sólo cuenta con versiones mutadas de la proteína RB, ¿cuál de las siguientes actividades se encontrará inhibida?
- A. Activación de la síntesis del ADN.
- B. Detención del ciclo celular en G_1.
- C. Unión de las ciclinas a las CDK.
- D. Terminación de la división nuclear durante la mitosis.
- E. Eliminación de las fosforilaciones inhibitorias de las CDK.

Respuesta correcta: B. Detención del ciclo celular en G_1. La RB mutada no detiene el ciclo celular en G_1. En vez de esto, permite el avance desregulado para salir de la fase G_1. La activación de la síntesis del ADN es la consecuencia. La ciclinas se unen a las CDK durante el progreso por el ciclo celular y las fosforilaciones inhibitorias son eliminadas de la CDK1 (por la fosfatasa cdc25C), como se requiere para el avance por la fase G_2. La RB no participa en la mitosis.

21.3 Si el ADN de una célula normal en ciclado activo sufre daño mientras ésta se encuentra en la fase G_1, ¿cuál de las siguientes participará para detener el ciclo celular?

A. Fosfatasa cdc25C.

B. Ciclina D.

C. CDK2.

D. E2F.

E. p21^{CIP1}.

Respuesta correcta: E. La p21^{CIP1} es una CKI a la que activa p53. Su función es detener el avance del ciclo celular para permitir que ocurra la reparación del ADN. La fosfatasa cdc25C desfosforila a la CDK1, que controla el ingreso a la mitosis. La ciclina D activa a la CDK4 o la CDK6, para permitir el avance de la fase G_1 a la S. La CDK2 es activada por la ciclina E o A para iniciar la síntesis del ADN en la fase S temprana. El E2F es un factor de transcripción crítico para la transición G_1/S.

21.4 En una célula normal en ciclado activo en fase S, ¿cuál de las siguientes proteínas se encontrará activa?

A. BRCA1.

B. CDK2.

C. p21.

D. p53.

E. RB.

Respuesta correcta: B. De las opciones que se mencionan sólo CDK2 se encuentra activa durante la fase S. BRCA1, el producto de un gen de susceptibilidad al cáncer mamario, participa en la reparación de las roturas del ADN de doble cadena pero no en el ciclado celular normal. La p21 es una inhibidora de las CDK, a la que induce p53 en respuesta al daño en el ADN. La RB normal detiene a las células en la fase G_1, cuando no resulta apropiado que continúen su avance por el resto del ciclo celular.

21.5 Se detectan errores de copiado en una célula normal que acaba de terminar la fase S. La respuesta celular usual a este daño en el ADN incluirá:

A. Unión de la ciclina D a CDK2.

B. Detención del ciclo celular en el punto de restricción.

C. Inactivación de la fosfatasa cdc25C.

D. Inhibición de la biosíntesis de nucleótidos purínicos.

E. Unión de la RB al factor de transcripción E2F.

Respuesta correcta: C. Con la inactivación de la fosfatasa cdc25C, la célula descrita debe detener el ciclo celular en G_2. La regulación en el punto de control G_2 implica la inactivación de la fosfatasa cdc25C, lo que impide la desfosforilación de CDK1 y detiene el ciclo celular, para permitir la reparación del ADN. La unión de la ciclina D a CDK2 posibilita el avance en la fase G_1. El punto de restricción se ubica en la fase G_1, y esta célula se encuentra en G_2. La inhibición de la biosíntesis de nucleótidos purínicos es la acción de ciertos fármacos quimioterapéuticos antineoplásicos específicos del ciclo celular. La unión de la RB al E2F impide el ingreso a la fase S. Esta célula ya terminó la fase S.

21.6 El análisis de la biopsia de una masa hepática identificada en una mujer de 79 años de edad revela células malignas que contienen una proteína supresora tumoral mutada. ¿Cuál de las proteínas siguientes tiene más probabilidad de encontrarse en forma mutada en este tumor hepático?

A. CDK4

B. Ciclina B

C. Ciclina D1

D. p21^{CIP1}

E. p53

Respuesta correcta: E. Más de 50% de las células cancerosas tiene mutación de los genes del supresor tumoral p53. La p21^{CIP1} es la CKI inducida por la p53 funcional para detener el ciclo celular en G_1. Las otras proteínas, ciclinas y CKD, participan en la activación del ciclo celular.

21.7 Un hombre de 72 años de edad con diagnóstico reciente de cáncer vesical se somete a quimioterapia con metotrexato. Dos semanas después de su primer tratamiento el paciente desarrolla debilidad, pérdida del cabello y úlceras orales. ¿Cuál de las siguientes explica de mejor manera el mecanismo que subyace a estos signos y síntomas?

A. Las células normales en ciclado activo son destruidas por el fármaco.

B. Efectos del fármaco, inespecíficos para el ciclo celular, dañan las células normales.

C. El crecimiento tumoral persistente genera daño a las células normales del organismo.

D. Los signos y síntomas existentes resultan de una patología no diagnosticada.

E. La lisis de las células tumorales daña las células normales del organismo.

Respuesta correcta: A. Las células normales en ciclado activo son destruidas por el metotrexato, un antimetabolito específico del ciclo celular que ejerce sus efectos sobre células en la fase S. Este fármaco puede dañar cualquier célula del organismo que llegue a la fase S. La debilidad del paciente resulta de la anemia secundaria a la inhibición de la producción de células rojas de la sangre (eritrocitos). El metotrexato no es un fármaco inespecífico del ciclo celular. No sería probable que este tipo de fármacos dañara a las células en ciclado activo al grado que se observa en este paciente. El crecimiento tumoral persistente y la lisis de las células tumorales pueden dañar a otras células del organismo, pero las que se encuentran en cercanía serían las más afectadas. En el caso de este paciente, las células afectadas que desencadenan los signos y los síntomas son todas aquéllas en ciclado activo. Si bien pudiera existir una patología no diagnosticada, la explicación de estas manifestaciones es que las células normales en ciclado activo sufrieron daño por las acciones específicas de fase S del metotrexato.

Crecimiento celular anormal

22

I. GENERALIDADES

A menudo, las células se pierden al morir mediante apoptosis o necrosis, por esfacelación, descamación o lesión. Por lo regular nuevas células sustituyen a la misma velocidad a las que se pierden, en un estado con regulación estricta de equilibrio que se conoce como **homeostasis**. Si los mecanismos celulares normales de regulación no funcionan puede ocurrir una división celular carente de regulación y control, lo que da origen al **cáncer**.

Los **protooncogenes** regulan o producen proteínas que coordinan el crecimiento y el desarrollo normales de las células. Las mutaciones que alteran a los protooncogenes pueden convertir a estos genes reguladores en **oncogenes** inductores de cáncer. Además, las mutaciones que producen pérdida de la función de los genes supresores tumorales también pueden inducir cáncer.

La mayor parte de los cambios que ocurren durante la transformación de las células normales en células cancerosas (carcinogénesis) corresponde a mutaciones somáticas. Cada vez que una célula se divide puede ocurrir una mutación somática; por lo tanto, el riesgo de referencia para el cáncer siempre es bajo. Una causa mucho más frecuente del cáncer es la exposición ambiental.

II. GENES Y CÁNCER

La división celular está controlada por varias proteínas celulares. Debido a que estas proteínas son los productos de los genes, una mutación genética puede desencadenar proliferación celular desregulada. Los protooncogenes suelen promover la progresión por el ciclo celular, y en condiciones normales los genes supresores tumorales actúan para controlar el avance por el ciclo celular. Las mutaciones de los protooncogenes y los genes supresores tumorales pueden conducir al cáncer.

A. Protooncogenes y oncogenes

Los **protooncogenes** son genes cuyos productos proteínicos controlan el crecimiento y la diferenciación de la célula. Estos genes pueden sufrir mutaciones y convertirse en **oncogenes**, que causan cambios cualitativos y cuantitativos de sus productos proteínicos. El conocimiento sobre los protooncogenes deriva de estudios de genética molecular sobre el producto genético defectuoso. Se han identificado protooncogenes en las distintas cascadas de transducción de señales que controlan el crecimiento, la proliferación y la diferenciación de la célula. Como elementos reguladores normales, los protooncogenes participan en una gran variedad de vías celulares (fig. 22-1).

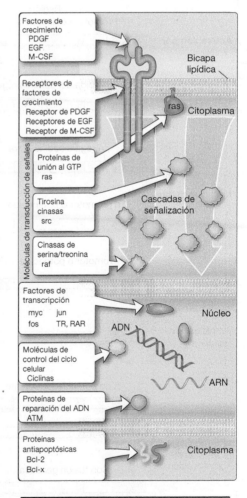

Figura 22-1
Protooncogenes y sus implicaciones en la regulación del crecimiento.

Pueden presentarse mutaciones en los protooncogenes implicados en cualquiera de los pasos que regulan el crecimiento y la diferenciación de la célula. Cuando este tipo de mutaciones se acumula en un tipo celular específico, de manera eventual la pérdida progresiva de la regulación del crecimiento produce una célula cuya progenie forma un tumor. Las mutaciones puntuales, aquéllas por inserción, la amplificación genética, la translocación cromosómica o los cambios de la expresión de la oncoproteína pueden dar origen a una actividad desregulada de estos genes (fig. 22-2).

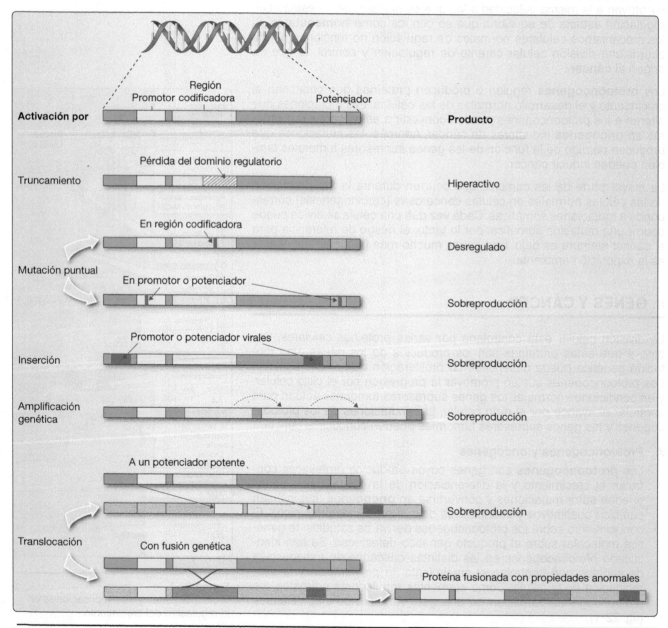

Figura 22-2
Mecanismo de transformación de los protooncogenes en oncogenes.

B. Genes supresores tumorales

Los genes supresores tumorales son importantes para mantener el control del crecimiento normal de la célula al evitar un avance descontrolado por el ciclo celular. Las situaciones que limitan la función de los genes supresores tumorales pueden derivar en cambios neoplásicos.

Las mutaciones de los genes supresores tumorales predisponen a las células al cáncer. Por lo general, los productos proteínicos de los genes supresores tumorales reprimen el crecimiento y la división de la célula. Así, la **pérdida de la función**, por mutaciones u otras alteraciones, puede conducir a la transformación maligna al eliminar las restricciones que suelen regular el crecimiento celular.

1. **Retinoblastoma:** el gen del retinoblastoma, *RB*, se clonó en 1987 y fue el primer gen supresor tumoral clonado. El *RB* actúa para impedir el desarrollo celular excesivo al inhibir a las células en la fase G$_1$ (*véase* el capítulo 21). El *RB* mutado codifica una proteína disfuncional que permite el avance desregulado para salir de la fase G$_1$.

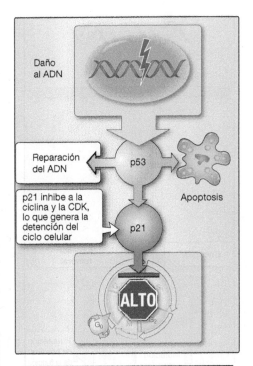

Figura 22-3
La p53 vigila el genoma.

Aplicación clínica 22-1: retinoblastoma

El retinoblastoma es una neoplasia embrionaria maligna que se desarrolla en la retina del ojo. El locus genético responsable de la predisposición al retinoblastoma se ubica en la banda q14 del cromosoma 13. Se calcula que 40% de los casos de retinoblastoma es hereditario y que 60% es esporádico (no hereditario). La forma hereditaria se debe a mutaciones transmitidas en la línea germinal de uno de los progenitores, por lo que las personas afectadas inician su vida con una copia mutada del *RB* en cada célula de su organismo. Es probable que ocurran mutaciones en la segunda copia de tipo natural o normal del *RB*, lo que induce enfermedad maligna que inicia en la retina. Los pacientes con retinoblastoma del tipo de la línea germinal tienen mucho mayor frecuencia de segundos tumores malignos (los más comunes son los osteosarcomas). Los individuos con la forma esporádica de retinoblastoma adquieren las mutaciones del *RB* en una fase temprana de la vida, pero no por herencia.

---

2. **p53: el guardián del genoma.** El gen supresor tumoral que se inactiva con más frecuencia es el **gen *p53***, que codifica una proteína con una masa molecular de 53 kDa, o **p53**, que a menudo está implicada en el desarrollo del cáncer. Más de la mitad de los cánceres humanos muestra mutaciones del *p53* (*véase* el capítulo 21). La pérdida de la función de la proteína p53 puede contribuir a la inestabilidad genómica en las células (fig. 22-3). La p53 funcional es importante para prevenir el cáncer por efecto de sus capacidades funcionales únicas.

   • Regula la expresión genética y controla varios genes clave implicados en la regulación del crecimiento.

   • Facilita la reparación del ADN. Cuando se identifica daño en el ADN, la p53 lo percibe e induce la detención de las células en la fase G$_1$ hasta que el daño se repara.

   • Activa la apoptosis en las células dañadas. Cuando el ADN de las células ya no tiene reparación la p53 actúa para desencadenar la apoptosis en esas células.

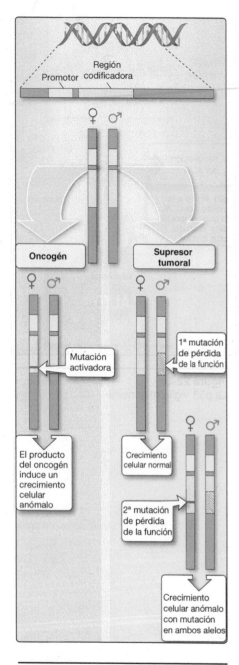

Figura 22-4
Los oncogenes actúan como rasgos
dominantes en el nivel celular, en tanto
los genes supresores tumorales son
recesivos.

3. **Naturaleza de los oncogenes y los genes supresores tumorales.** Algunas mutaciones genéticas confieren una ventaja de crecimiento a la célula que las contiene, lo que permite el desarrollo selectivo de esas células. Por tanto, cuando los protooncogenes sufren mutaciones se "activan" como oncogenes (fig. 22-4). Puesto que estos genes suelen regular el crecimiento, sus mutaciones a menudo favorecen el crecimiento descontrolado del cáncer.

Los genes supresores tumorales son "inactivados" por mutaciones y deleciones, lo que deriva en la pérdida de la función de la proteína y el crecimiento carente de regulación de la célula. Es necesario que las dos copias de los genes supresores tumorales hayan mutado o se pierdan para que el control del crecimiento se anule; así, estos genes tienen un comportamiento recesivo en el nivel celular. Por otra parte, los oncogenes se comportan como un rasgo dominante, y para actuar requieren la mutación de sólo una copia del protooncogén (fig. 22-4).

Aplicación clínica 22-2: microARN como oncogenes y supresores tumorales

Como clase, los **microARN** (**miARN**) regulan la expresión genética al controlar las concentraciones del ARN blanco tras la transcripción. Los miARN están codificados en regiones no codificadoras e intrones de distintos genes y se transcriben en ARN, pero no se traducen en proteínas. Estas moléculas de ARN monocatenario tienen 21 a 23 nucleótidos de longitud y se procesan a partir de transcritos primarios conocidos como *pri-miARN* para obtener estructuras cortas con tallo y asa, *pre-miARN*, y por último miARN funcionales. Las moléculas maduras de miARN muestran complementariedad parcial para una o más moléculas de ARN mensajero (ARNm) y actúan para generar regulación negativa de la expresión genética. El conocimiento actual sugiere la presencia de cerca de 1 000 genes de microARN, que parecen tener como blanco más de 60% de los genes del genoma del mamífero.

Los miARN afectan la expresión de proteínas críticas en la célula, como citocinas, factores de crecimiento y factores de transcripción, entre otros. Los perfiles de expresión de los miARN se ven con frecuencia alterados en los tumores. Cuando los blancos de los miARN son oncogenes, la pérdida de su función da origen a un incremento de la expresión del gen blanco. Por el contrario, la expresión excesiva de ciertos miARN puede disminuir las concentraciones de los productos proteínicos de los genes supresores tumorales blanco. Así, los miARN se comportan como oncogenes y como genes supresores tumorales. Los descubrimientos recientes en torno a la función de los miARN también pueden generar avances en el diagnóstico y el tratamiento del cáncer.

III. BASE MOLECULAR DEL CÁNCER

Las células normales responden a una serie compleja de señales biológicas, que les permite desarrollarse, crecer, diferenciarse o morir. El cáncer se produce cuando cualquier célula es liberada de estos tipos de restricciones y la progenie anormal de células que resulta puede proliferar.

El desarrollo del cáncer es un proceso escalonado. A menudo deben ocurrir varias alteraciones genéticas en sitios específicos antes de que se identifique alguna transformación maligna en los cánceres del adulto. Los cánceres infantiles requieren menos mutaciones antes de manifestarse como cáncer franco. Mutaciones hereditarias raras existentes en todas las células somáticas del organismo pueden predisponer a los individuos a cáncer en uno o más sitios.

A. Génesis del cáncer: un proceso secuencia

Es necesario que se acumulen mutaciones de genes clave en el transcurso del tiempo para que se cree una progenie de células con pérdida del control del crecimiento. Cada mutación contribuye de algún modo para producir de manera eventual el estado maligno. La acumulación de estas mutaciones ocurre a lo largo de varios años y explica la razón por la cual los cánceres requieren mucho tiempo para desarrollarse en los humanos (fig. 22-5). Procesos tanto exógenos (daño ambiental) como endógenos (productos carcinógenos generados por reacciones celulares) pueden dañar el ADN. El daño al ADN que no se repara puede inducir mutaciones durante la mitosis. El número creciente de errores durante el copiado del ADN o la disminución de la eficiencia para la reparación de este ácido pueden favorecer el aumento de la frecuencia de las mutaciones genéticas. Las células también se vuelven cancerosas cuando ocurren mutaciones en los protooncogenes y los genes supresores tumorales.

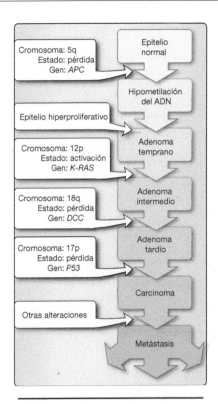

Figura 22-5
Progresión del cáncer colónico.

Aplicación clínica 22-3: mutaciones de conductor y pasajero

Debido a que en la actualidad puede determinarse con facilidad la secuencia de todos los genes de varios cánceres, ha sido posible descubrir mutaciones específicas en ellos. Este tipo de estudios ha ayudado a determinar que no todas las mutaciones son responsables de dar origen al tumor. De hecho, un número bajo de genes, al mutar, confiere una ventaja de crecimiento a las células cancerosas, lo que sugiere la existencia de "genes conductores". El resto de los genes que sufren mutaciones en los cánceres se consideran "pasajeros", toda vez que es posible que sus mutaciones ocurrieran de manera incidental durante la progresión de las lesiones cancerosas tempranas. Estos hallazgos han conducido a sugerir que la serie de genes conductores identificados en cánceres específicos puede explotarse en las terapias dirigidas contra el cáncer. Para obtener respuestas con utilidad clínica estas mutaciones de genes conductores deben convertirse en objetivo, puesto que están presentes tanto en las lesiones primarias como en las metastásicas.

B. Teorías sobre el cáncer

Desde hace mucho tiempo se sabe que las células cancerosas tienen inestabilidad genética. Tan solo en las últimas dos décadas se ha reconocido que genes específicos son responsables de esta inestabilidad. Se han identificado cerca de 200 oncogenes y 170 genes supresores tumorales. También se reconoce la importancia en la oncogénesis de genes adicionales que ayudan a degradar las membranas basales de las células y permiten su desplazamiento. A pesar del número considerable de permutaciones genéticas potenciales, ciertas combinaciones de estos genes mutantes se identificaron en cánceres distintos y en diversos tipos de cáncer de un mismo tejido. A partir de los patrones observados derivan varias teorías sobre el desarrollo del cáncer.

1. **Modelo de la evolución clonal.** Este modelo fue propuesto en la década de 1970 para explicar la forma como los cánceres evolucionan. Según este modelo, en una sola célula ocurre un daño inicial (una mutación genética), lo que le confiere una ventaja de crecimiento selectiva y tiempo para rebasar en número a las células vecinas. Al interior de esta población clonal una sola célula puede adquirir una segunda mutación, lo que le determina una ventaja de crecimiento adicional, y le permite expandirse y convertirse en el tipo de célula predominante. De manera eventual los ciclos repetidos seguidos por la expansión clonal dan lugar a un tumor maligno por completo desarrollado. Con el tiempo las mutaciones acumuladas en genes clave hacen que una sola célula transformada cambie a un tumor maligno (fig. 22-6).

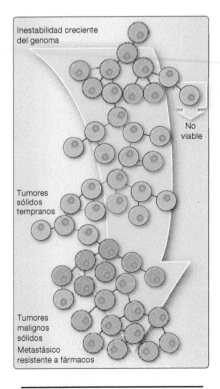

Figura 22-6
Teoría de la evolución clonal.

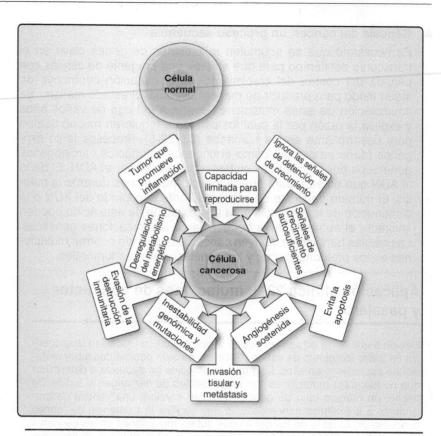

Figura 22-7
Características arquetípicas del cáncer.

2. **Modelo de las características arquetípicas del cáncer.** El número de genes identificados en los cánceres está en expansión constante, y la complejidad de estas observaciones se simplificó en fecha reciente en una serie de principios genéticos y celulares que pueden regular la formación de casi todos, si no todos, los tipos de cánceres del humano (fig. 22-7). Según este modelo, para la oncogénesis se requiere que las células:

- Adquieran autosuficiencia respecto de las señales de crecimiento.

- Se vuelvan insensibles a las señales de inhibición del crecimiento.

- Evadan la apoptosis.

- Adquieran un potencial de multiplicación ilimitado.

- Sostengan la angiogénesis.

- Adquieran capacidades para invadir los tejidos y formar metástasis.

- Generen inestabilidad genómica.

- Promuevan la inflamación.

- Eviten la destrucción inmunitaria.

- Reprogramen el metabolismo energético.

En el modelo de las características arquetípicas el tipo de daño genético puede variar en los distintos cánceres. No obstante, todos los cánceres deben adquirir daño en estas distintas clases de genes hasta que la célula pierde un número crítico de mecanismos de control de crecimiento y da origen a un tumor.

3. **Teoría de la célula troncal del cáncer.** Esta teoría toma en consideración las observaciones de que los tumores contienen células troncales cancerosas con potencial proliferativo indefinido similar al de las células troncales del adulto. Puesto que los linajes de las células troncales hematopoyéticas están bien descritos, casi toda la evidencia en torno a las células troncales del cáncer deriva de la leucemia. Se piensa que las células troncales cancerosas se autorrenuevan y dan origen a todos los componentes de un tumor heterogéneo. Estas células generadoras de tumores tienden a ser resistentes a fármacos y expresar marcadores típicos de las células troncales. El modelo de la célula troncal del cáncer también es congruente con algunas observaciones clínicas, en relación con que la quimioterapia estándar no ha tenido éxito para destruir todas las células tumorales y algunas conservan viabilidad. A pesar del número bajo de células troncales del cáncer, según esta teoría pueden ser responsables de la recurrencia tumoral años después de un tratamiento "exitoso" (fig. 22-8). Se han identificado varios genes que pueden conferir propiedades de autorrenovación a las células progenitoras comprometidas y mediar su transformación neoplásica.

C. Progresión tumoral

Las células del cáncer adquieren capacidades metastásicas al tiempo que evolucionan. En estas células se identifican genes cuyos productos permiten la degradación de la estructura tisular y la invasión de la membrana basal, lo que permite a las células migrar hacia otros sitios. Además, al tiempo que los tumores acumulan masa celular resulta crítico que induzcan el crecimiento de vasos sanguíneos, o **angiogénesis**, para proveer nutrición y oxígeno suficientes al tumor en desarrollo, con el fin de que continúe su crecimiento y sobreviva.

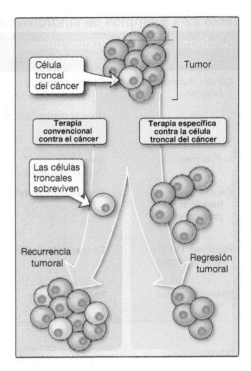

Figura 22-8
Teoría de las células troncales del cáncer.

Aplicación clínica 22-4: angiogénesis y progresión tumoral

Al tiempo que los cánceres avanzan acumulan masa. Para obtener nutrientes y oxígeno suficientes para mantener su crecimiento y sobrevivir, resulta crítico que los tumores tengan una irrigación sanguínea adecuada. Las células cancerosas dan origen a una irrigación sanguínea nueva para sostener su crecimiento mediante varios mecanismos. La angiogénesis, o **neovascularización**, puede tanto activarse como inhibirse. En condiciones fisiológicas ordinarias predominan los inhibidores de la angiogénesis, que bloquean el crecimiento de vasos sanguíneos nuevos. Cuando se necesita vasculatura nueva los activadores incrementan en número y disminuyen los inhibidores. Los tumores liberan dos factores proangiógenos importantes para sostener el crecimiento tumoral: el **factor de crecimiento del endotelio vascular (FCEV)** y el **factor básico de crecimiento de fibroblastos (FbCF)**. En la actualidad varios inhibidores de la angiogénesis y anticuerpos contra factores de crecimiento proangiógenos se prueban en estudios clínicos para inhibir la progresión tumoral. Un mecanismo para la neovascularización tumoral implica la mutación del gen *p53*. De manera característica la proteína p53 de tipo natural regula la expresión de un inhibidor de la angiogénesis, la **tromboespondina**. Las mutaciones del gen *p53* facilitan la neovascularización debido a la falta de síntesis de tromboespondina.

IV. MUTACIONES HEREDITARIAS Y CÁNCER

El número de individuos con predisposición hereditaria al cáncer es bajo cuando se compara con el número total de cánceres humanos. Sin embargo, para el individuo que porta una mutación en un gen que causa cáncer el riesgo de desarrollarlo es varias veces más alto. Debido a que

Tabla 22-1 Ejemplos de síndromes de cáncer familiar

Síndrome	Tumor primario	Condiciones asociadas	Gen	Función del producto del gen
Cáncer mamario familiar	Cáncer mamario	Cáncer ovárico	BRCA1	Reparación de las roturas del ADN de doble cadena
	Cáncer mamario	Cáncer ovárico Cáncer pancreático Melanoma	BRCA2	Reparación de las roturas del ADN de doble cadena
Li-Fraumeni	Sarcomas Cáncer mamario	Leucemias Tumores cerebrales	p53	Factor de transcripción Apoptosis, detención del ciclo celular
Cáncer colónico hereditario sin poliposis	Cáncer colorrectal	Endometrial Ovárico Vesical Glioblastoma	MSH2 MLH1	Reparación de errores de correspondencia del ADN Mantiene la estabilidad del ADN
Poliposis familiar adenomatosa	Cáncer colorrectal	Duodenal Tumores gástricos	APC	Regulación de las concentraciones de catenina β Adhesión celular
Retinoblastoma familiar	Retinoblastoma	Osteosarcoma	RB	Regulador del ciclo celular Factor de transcripción

estas mutaciones se heredan en la línea germinal, están presentes en cada célula del organismo.

Un porcentaje significativo de genes con mutaciones en los cánceres familiares son genes supresores tumorales. Algunos ejemplos se muestran en la tabla 22-1. La mutación de los protooncogenes durante el desarrollo puede no ser compatible con la vida. Esto pone en relieve la importancia del crecimiento ordenado durante la embriogénesis para obtener un feto viable, lo que se facilita en mayor medida con la pérdida de una copia de un gen supresor tumoral que en presencia de un oncogén.

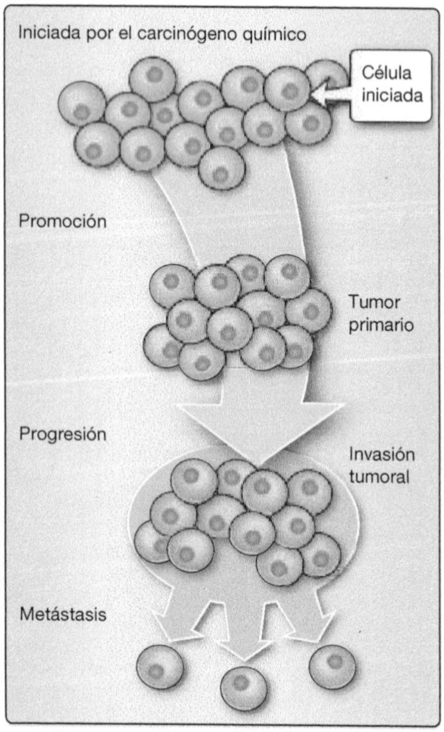

V. MUTACIONES DE LAS ENZIMAS DEL METABOLISMO DE FÁRMACOS Y SUSCEPTIBILIDAD AL CÁNCER

Si bien la herencia de genes que causan cáncer incrementa el riesgo de padecerlo, su incidencia en la población es baja. Por otra parte, las variantes de enzimas que metabolizan carcinógenos son muy frecuentes en la población, y aumentan el riesgo de cáncer en algunos individuos que portan una forma que permite la activación de ciertos carcinógenos.

Los químicos ambientales pueden clasificarse como químicos **genotóxicos**, que interactúan con el ADN y causan mutación de genes críticos, o **no genotóxicos**, cuyos mecanismos difieren con base en la naturaleza del compuesto químico. La carcinogénesis química es un proceso escalonado (fig. 22-9). Químicos que carecen de potencial carcinógeno apreciable por sí mismos, pero fomentan el desarrollo tumoral al exponerse a ellos durante periodos prolongados, median la promoción tumoral. Desde la perspectiva del estilo de vida se sabe que hormonas exógenas, una dieta rica en grasas y el alcohol, entre otros, promueven el cáncer, por lo que pueden ser un determinante importante del riesgo de cáncer.

Aunque la predisposición genética, el origen étnico, la edad, el género y el compromiso de la salud y la nutrición son factores de susceptibilidad para el cáncer, estudios recientes han demostrado que los polimorfismos de ciertas enzimas metabolizadoras de fármacos pueden vincularse con esta variación entre individuos (fig. 22-10). Las variaciones de la expre-

Figura 22-9
Carcinogénesis química.

sión o la forma de los genes metabolizadores de fármacos, como los genes de la **citocromo P450**, la **glutatión transferasa** y la **N-acetil-transferasa**, influyen en gran medida sobre la respuesta biológica individual ante los carcinógenos.

VI. LAS MUTACIONES EN PROTOONCOGENES Y GENES SUPRESORES TUMORALES FAVORECEN LA DESREGULACIÓN DEL METABOLISMO ENERGÉTICO EN LOS TUMORES

El conocimiento de que las células cancerosas metabolizan la glucosa de forma distinta a las células normales se remonta a 1924, cuando Otto Warburg reconoció el fenómeno en que las células cancerosas utilizan la glucólisis, de manera preferencial, para oxidar la glucosa, incluso en la presencia de oxígeno, y lo llamó **glucólisis aeróbica**. Mientras que la glucólisis se lleva a cabo en los tejidos normales en respuesta a la hipoxia, las células tumorales absorben glucosa de forma constitutiva y producen lactato independentemente de la disponibilidad de oxígeno. Hoy se le reconoce como un mecanismo para satisfacer las necesidades de las células en proliferación, ya que la glucólisis ayuda a generar intermediarios que se utilizan como precursores para la síntesis macromolecular. Además de los bloques de construcción para el crecimiento, las células proliferantes necesitan una energía adecuada y la capacidad de mantener el potencial redox. Dado que las vías metabólicas activas en las células en proliferación están controladas por vías de señalización en las que intervienen protooncogenes y genes supresores de tumores, las mutaciones en estos genes clave también proporcionan cambios favorables en el metabolismo tumoral (fig. 22-11). Por ejemplo, la estimulación del factor de crecimiento a través de la vía PI3K/AKT (*véase* el capítulo 18) permite un aumento de la expresión de los **transportadores GLUT** que ayuda a incrementar la captación de glucosa en las células. Gracias al aumento de la captación de nutrientes se alcanzan relaciones ATP/ADP notoriamente elevadas. La activación del oncogén *c-myc* en los cánceres permite una mayor captación de glutamina, un aminoácido con múltiples funciones en el metabolismo. Además de ser un donante

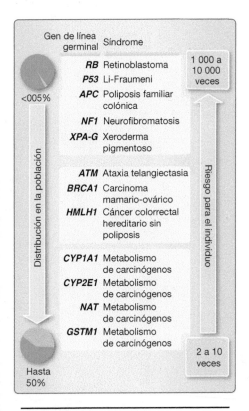

Figura 22-10
Enzimas metabolizadoras de fármacos y riesgo de cáncer.

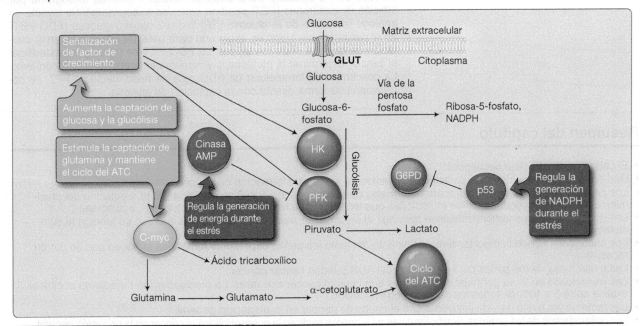

Figura 22-11
El metabolismo es controlado por vías de señalización que involucran oncogenes y genes supresores tumorales.

primario de nitrógeno para la síntesis de macromoléculas, también sirve como sustrato para la generación de NADPH. La proteína supresora tumoral p53 regula las reacciones anabólicas durante los periodos de estrés celular. Un mecanismo utilizado por p53 implica la supresión de la generación de NADPH a través de la vía de las pentosas fosfato (*véase LIR Bioquímica*, capítulo 13). Las mutaciones en p53 permiten a las células tumorales mantener el potencial redox mediante la síntesis no regulada de NADPH.

Aplicación clínica 22-5: las mutaciones de *p53* son un reflejo del agente etiológico en la carcinogénesis en el humano

El gen supresor tumoral p53 sufre mutación en más de 50% de los tumores de pulmón, mama, colon y otros frecuentes; el espectro de mutación varía según el tipo de cáncer y la exposición ambiental, lo que aporta claves en cuanto a los factores de riesgo específicos implicados.

Las mutaciones en un codón específico del gen *p53* se observan en los cánceres de pulmón, cabeza y cuello cuando al ADN se enlazan aductos de benzopireno (humo del tabaco, carcinógenos ambientales). En regiones geográficas en las que las aflatoxinas y la hepatitis B son factores de riesgo para los tumores hepáticos, en dichas lesiones se determina la presencia de mutaciones específicas del *p53* (codón 249, AGG a AGT).

Las alteraciones que se identifican en el gen *p53* en los carcinomas de células escamosas y basales de la piel son elementos de referencia de la exposición a la luz ultravioleta. Los tumores cervicouterinos derivan de la infección por el virus del papiloma humano (VPH). En los tumores positivos al VPH, *p53* conserva su tipo natural, pero la unión al VPH determina su degradación rápida. El caso del p53 ejemplifica el modo como el cáncer desarrolla varias de sus capacidades ante su pérdida, y enfatiza su importancia en la prevención de esta enfermedad.

Aplicación clínica 22-6: fenómeno de Warburg y detección clínica de tumores

La diferencia entre la utilización de la glucosa en tejidos normales y cancerosos se ha aplicado para detectar cáncer mediante tomografía por emisión de positrones (PET, *positron emission tomography*). Se inyecta un análogo radiactivo de la glucosa [^{18}F] fluoro-2-deoxi-D-glucosa (FDG-PET) en el paciente, que luego es explorado para detectar diferencias en la captación de glucosa entre los tejidos. La FDG-PET se utiliza para estadificar el cáncer, determinar la metástasis y monitorizar la eficacia del tratamiento. La concentración intracelular de FDG, que se mide mediante PET, se correlaciona de forma directa con la captación de glucosa.

Resumen del capítulo

- El cáncer es un proceso secuencial.
- Una célula debe adquirir varias características antes de sufrir transformación neoplásica.
- Los protooncogenes son las contrapartes normales de los oncogenes, y suelen participar en la regulación del crecimiento. Los protooncogenes sufren mutaciones que les llevan a la hiperactividad o a actuar sin regulación.
- Los genes supresores tumorales suelen restringir el crecimiento. Asimismo, estos genes pierden su función al sufrir mutación.
- Los oncogenes tienen comportamiento dominante, en tanto los genes supresores tumorales lo hacen con un patrón recesivo.
- Las mutaciones de los genes para reparación del ADN pueden causar cáncer.
- Las mutaciones en línea germinal de los genes que causan cáncer son raras. La predisposición hereditaria al cáncer explica entre 5 y 10% de todos los cánceres en el humano.
- Los factores del estilo de vida influyen sobre el riesgo de cáncer en la población general.
- Los polimorfismos de las enzimas metabolizadoras de fármacos explican la susceptibilidad al cáncer en la población general.
- Las mutaciones del gen *p53* son las que se asocian con el cáncer con más frecuencia, y su función pone en relieve su importancia en la prevención del cáncer.

Preguntas de estudio

Elija la respuesta CORRECTA.

22.1 Una mutación de p53 que causa la pérdida de su función puede tener como consecuencia:

A. La capacidad de las células para detenerse en la fase G_1 tras el daño al ADN.

B. El incremento de la producción de un inhibidor de la angiogénesis.

C. Una menor inducción de la apoptosis en las células dañadas.

D. Incremento de la reparación del ADN.

E. Disminución del daño al ADN en las células.

Respuesta correcta: C. Una pérdida de la función de p53 incrementa la supervivencia de las células dañadas, toda vez que aquélla ya no puede detectar la presencia del daño al ADN en ellas. La p53 funcional puede detener el ciclo celular en la fase G_1, activar por medio de transcripción la síntesis de un inhibidor de la angiogénesis y permitir la reparación del ADN dañado. La presencia de p53 mutada incrementará el daño del ADN en las células.

22.2 ¿Cuál de los siguientes mecanismos no puede activar a un protooncogén en oncogén?

A. Una mutación puntual en el gen.

B. La translocación del gen a un sitio en un cromosoma distinto.

C. La amplificación del gen.

D. La deleción de todo el gen.

E. La expresión excesiva del gen.

Respuesta correcta: D. La deleción del gen da origen a una pérdida completa de su expresión. Todas las otras modificaciones tienen potencial para producir una proteína aberrante oncógena.

22.3 ¿Cuál de los siguientes incrementará el riesgo de transformación neoplásica?

A. Incremento de la actividad de las enzimas de reparación del ADN.

B. Disminución de la tasa de mutaciones de los protooncogenes.

C. Disminución de la actividad de los genes supresores tumorales.

D. Incremento de la actividad de las enzimas metabolizadoras de carcinógenos.

E. Disminución de la actividad del ciclo celular.

Respuesta correcta: C. La disminución de la actividad de los genes supresores tumorales permite que el daño en el ADN se acumule y el ciclo celular pierda regulación, todo lo cual incrementará el riesgo de transformación neoplásica. Un incremento de la reparación del ADN resulta benéfico para la salud general de la célula. Las mutaciones de los protooncogenes incrementan la incidencia de cáncer, de modo que una disminución impedirá la transformación neoplásica. El incremento de la actividad metabolizadora de carcinógenos ayudará a eliminar carcinógenos potenciales del organismo. Una disminución del ciclo celular prevendrá el crecimiento anómalo.

22.4 ¿En cuál de los siguiente individuos de 24 años de edad será más alto el riesgo de cáncer con base en el conocimiento en torno a sus antecedentes de salud?

A. Hombre diabético.

B. Hombre obeso con antecedente familiar de enfermedad cardiovascular.

C. Mujer premenopáusica que utiliza hormonas exógenas.

D. Mujer con peso bajo con una dieta perpetua.

E. Mujer con antecedente familiar de cáncer mamario.

Respuesta correcta: E. Una mujer con antecedente familiar de cáncer mamario tiene probabilidad de portar mutaciones en el gen predisponente. El gen mutante está ahora presente en cada célula de su organismo. Tener un gen mutante hace a la célula susceptible a mutaciones adicionales. Dado el conocimiento actual, su riesgo es el más alto para la incidencia de cáncer, pero eso no implica que ella lo desarrollará. La presencia de diabetes o enfermedad cardiovascular no eleva el riesgo de cáncer. El peso bajo no incrementa el riesgo de cáncer. Se sabe que el uso de estrógenos exógenos incrementa en forma discreta el riesgo de cáncer.

22.5 ¿Cuál de las siguientes proteínas tiene potencial para inhibir la angiogénesis?

A. Poliposis adenomatosa colónica (PAC).

B. Telomerasa.

C. Tromboespondina.

D. Retinoblastoma (RB).

E. *N*-acetiltransferasa.

Respuesta correcta: C. La tromboespondina es un inhibidor de la angiogénesis. Las mutaciones de la PAC predisponen a los individuos a la formación de pólipos en el colon. La activación de la telomerasa es necesaria para la "inmortalización" del tumor. La proteína RB deriva de un gen supresor tumoral y controla la transición a la fase G_1. La *N*-acetiltransferasa es la enzima metabolizadora de fármacos cuyas variantes polimórficas pueden influir sobre el riesgo de cáncer en la población.

23 Muerte celular

I. GENERALIDADES

Tarde o temprano, todas las células mueren, ya sea por necrosis o apoptosis. La necrosis es un proceso patológico pasivo inducido por una lesión celular significativa o un medio accidental, e implica la muerte simultánea de grupos de células (fig. 23-1). Las membranas plasmáticas de las células necróticas se rompen, lo que permite que el citoplasma y los organelos se derramen en los fluidos tisulares circundantes, y ello induce una respuesta inflamatoria. En contraste, la apoptosis es un proceso fisiológico normal y activo durante el desarrollo y la homeostasis tisular, que elimina a células específicas sin dañar a las vecinas o inducir inflamación. La apoptosis también puede desencadenarse por procesos patológicos como las infecciones virales. Las células que sufren apoptosis adquieren un aspecto "buloso" característico en su membrana y forman cuerpos apoptósicos que son engullidos por fagocitos. La apoptosis es tan fundamental para la fisiología celular y tisular como lo son la división y la diferenciación celulares. El compromiso de las vías que regulan la apoptosis puede derivar en cáncer, enfermedades autoinmunitarias y trastornos neurodegenerativos.

II. NECROSIS

La necrosis es un proceso patológico pasivo inducido por una lesión aguda o enfermedad. Suele ocurrir que tras ser dañado, un grupo de células ubicadas en una región específica de un tejido sufre a un tiempo necrosis. Las células que mueren por necrosis aumentan de volumen y se lisan (estallan), con lo que liberan su contenido intracelular y, a menudo, esto desencadena una **respuesta inflamatoria** con potencial lesivo. El proceso necrótico se completa en el transcurso de algunos días.

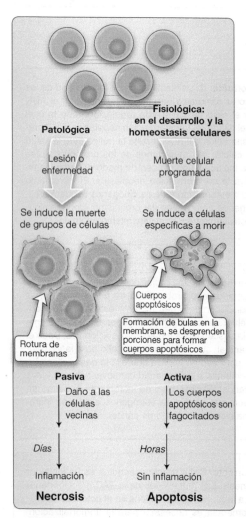

Figura 23-1
Muerte celular por necrosis y por apoptosis.

Aplicación clínica 23-1: necrosis y enzimas séricas

Debido a que las células necróticas liberan su contenido intracelular, lo que incluye a las enzimas, a menudo se recurre a la cuantificación de estas últimas en muestras de suero obtenido de la sangre del paciente para facilitar el diagnóstico y ayudar a determinar un pronóstico. Por ejemplo, casi todas las células contienen lactato deshidrogenasa (LDH), una enzima que todas las células utilizan para generar ATP a partir de la glucosa. Cuando las células de cualquier tejido mueren por necrosis la LDH aparece en la sangre. De hecho, la LDH se utiliza a menudo como marcador general de muerte celular por necrosis.

III. APOPTOSIS

Las células privadas de factores de supervivencia activan un programa intracelular de autodestrucción y mueren mediante un proceso de muerte celular programada denominado **apoptosis**. El hecho de que una célula necesite recibir señales para sobrevivir ayuda a asegurar que las células viven sólo en tanto y donde se les necesita.

Las células que sufren apoptosis pierden tamaño, pero no se lisan. Su membrana plasmática permanece íntegra, pero ciertas partes de ella de manera eventual geman, o forman **bulas**, y pierden su asimetría y capacidad para adherirse a las células vecinas en un tejido. El fosfolípido de membrana **fosfatidilserina**, que suele ubicarse en la lámina interna de la membrana orientada hacia el citosol, se invierte en respuesta a la acción de la enzima **escramblasa** y queda expuesto en la superficie celular. En un proceso activo que requiere ATP las mitocondrias de las células apoptósicas liberan **citocromo c**, pero permanecen dentro de las bulas de la membrana (fig. 23-2). Las bulas comienzan como ampollas pequeñas en la superficie de la célula, y luego crecen y se profundizan hasta convertirse en protuberancias en la membrana, en un proceso que depende de una proteína cinasa citoesquelética reguladora de serina/treonina conocida como ROCK1 (*Rho-associated protein kinase 1*). Dentro del núcleo, también la cromatina de las células apoptósicas se segmenta y condensa.

Los cuerpos apoptósicos se forman por la fragmentación de células apoptósicas en vesículas individuales que son luego **engullidas por células fagocíticas**, como macrófagos y células dendríticas. Los cuerpos apoptósicos que serán engullidos se reconocen por la presencia de fosfatidilserina en la superficie de su membrana (fig. 23-3). Mediante la acción de la enzima escramblasa, el fosfolípido de membrana fosfatidilserina se desplaza desde la lámina interna de la membrana, donde se encuentra en las células sanas, hacia la lámina externa de las células apoptósicas.

Los fagocitos internalizan y degradan a los cuerpos apoptósicos, lo que reduce el riesgo de inflamación secundaria a la muerte celular. Las células fagocíticas también liberan citocinas, entre ellas interleucina 10 (IL-10) y factor de crecimiento transformador beta (TGF-β), que inhiben la inflamación. Por tanto, no se genera daño extenso a las células vecinas en un tejido cuando una célula residente cercana sufre apoptosis. La apoptosis se concreta en cuestión de horas.

A. Relevancia biológica

En tanto la necrosis es un proceso traumático que deriva en muerte celular diseminada, daño tisular e inflamación, la apoptosis tiene la ventaja de eliminar células específicas cuya supervivencia sería dañina para el organismo, o cuya eliminación resulta crítica para el desarrollo o el funcionamiento normales.

1. **Eliminación de las células dañadas.** La eliminación de células dañadas es una función importante de la apoptosis. Cuando una célula se daña más allá de la posibilidad de reparación, al ser infectada por un virus o experimentar inanición o los efectos de la radiación ionizante o de toxinas, las acciones de la proteína supresora tumoral **p53** (un producto del gen *p53*; *véase también* el capítulo 21) detienen el ciclo celular y estimulan la apoptosis (fig. 23-4). La p53 normal (de tipo natural) se une al elemento de respuesta a p53 en el promotor del gen de la proteína proapoptósica **Bax**, con lo que desencadena la muerte celular programada. La eliminación de células independientes mediante apoptosis ahorra los nutrientes que otras células requieren y también detiene la diseminación de la infección viral a otras células. Sin embargo, las formas mutadas de p53 no pueden detener el ciclo celular ni desencadenar la apoptosis. Por lo tanto, las células anómalas que expresan p53 mutada pueden seguir su división y no sufren apoptosis, pese a que su supervivencia dañe al organismo.

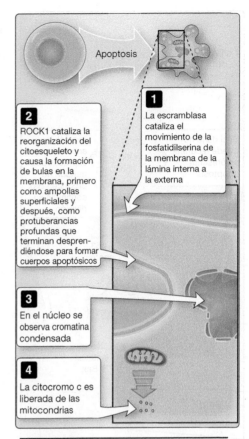

Figura 23-2
Cambios celulares durante la apoptosis.

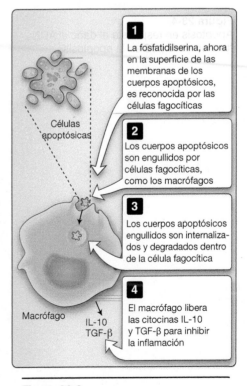

Figura 23-3
Eliminación de las células apoptósicas mediante fagocitosis.

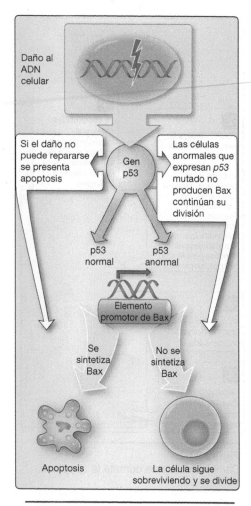

Figura 23-4
Apoptosis en respuesta al daño al ADN;
función de la p53 en la apoptosis.

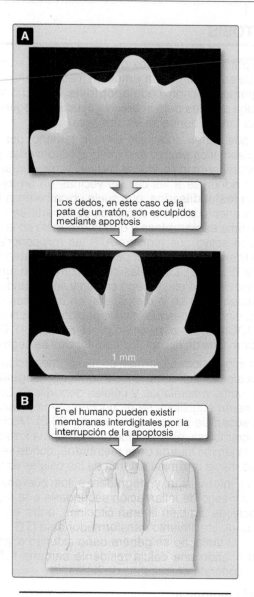

Figura 23-5
Esculpido mediante apoptosis.

2. **Durante el desarrollo.** Se recurre a la apoptosis durante el desarrollo del embrión. En este periodo la división extensa y la diferenciación de las células a menudo dan origen a un número excesivo
de células que debe eliminarse para que el desarrollo ordinario
proceda y sea posible un funcionamiento normal. En el sistema
nervioso en desarrollo del vertebrado, más de la mitad de las células nerviosas que se generan sufre muerte celular programada
poco después de formarse.

La apoptosis selectiva "esculpe" a los tejidos en desarrollo. Por
ejemplo, la muerte por apoptosis de las células ubicadas entre
los dedos en desarrollo es necesaria para la formación de dedos
independientes en manos y pies (fig. 23-5A). La apoptosis incom-
pleta puede dar origen a estructuras anormales (fig. 23-5B). El
desarrollo de un sistema inmunitario adaptativo saludable y maduro también requiere la apoptosis. La selección negativa en el
timo, el proceso por el que las células T autorreactivas se eliminan del repertorio celular, ocurre de igual modo mediante apoptosis (*véase también LIR. Inmunología*, 3ª edición, capítulo 9).

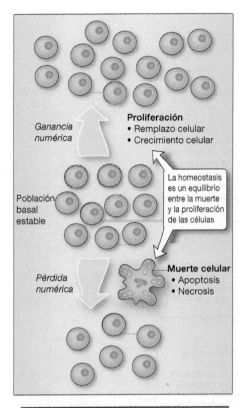

> **Sonic hedgehog y la apoptosis**
> Durante el desarrollo embrionario de los vertebrados se libera un gradiente de la molécula de señalización Sonic hedgehog (Shh) a partir de la notocorda, para indicar a las células que formen patrones en el tubo neural. Las células del tubo neural expresan Patched 1 (Ptc1), el receptor para Shh. Cuando la Shh se une a este receptor la célula blanco sobrevive. En ausencia de Shh las células que expresan Ptc1 sufren apoptosis.

3. **En la homeostasis tisular.** En adultos normales saludables el número de células se mantiene relativamente constante por efecto de un equilibrio entre la división celular y la muerte celular (fig. 23-6). Miles de millones de células mueren cada hora en la médula ósea y los epitelios de los individuos sanos. Cuando las células se dañan o no son funcionales deben sustituirse, pero la generación de células nuevas debe ser compensada por la muerte celular con el fin de mantener una población basal estable. Una homeostasis de este tipo es necesaria para conservar el número de células y el funcionamiento normales. Si el equilibrio se trastoca, el resultado puede ser un crecimiento anómalo y la generación de tumores, o una pérdida celular anómala. Un sistema complejo de controles regula en forma estricta la homeostasis. Un mecanismo de señalización que opera en este sentido es la vía de señalización Sonic (Shh), que suele enviar una señal antiapoptósica para permitir la supervivencia de la célula. La falta de recepción de la señal permite la apoptosis. Sin embargo, cuando el sistema Sonic *hedgehog* se compromete, la señal antiapoptósica puede ser enviada de manera inapropiada, lo que permite que células dañadas escapen a la muerte, acción con potencial de permitir el desarrollo de cáncer.

Figura 23-6
El equilibrio homeostático se mantiene mediante un balance entre el crecimiento celular y la pérdida de células.

B. Inicio de la apoptosis

Los detalles específicos de los mecanismos apoptósicos varían según el tipo de célula y dependen de estímulos; sin embargo, la investigación sugiere que hay pasos comunes en este proceso. Existen programas de muerte tanto internos como externos, y ambos recurren a los mismos mediadores distales para completar el proceso de la apoptosis.

1. **Apoptosoma.** El **programa de muerte celular interno** se activa si los componentes celulares o el ADN sufren daño irreparable (fig. 23-7). La proteína proapoptósica **Bax**, miembro de la familia Bcl-2, sufre inducción y se inserta en la membrana mitocondrial para formar un canal que permite a la citocromo *c* salir de la mitocondria.

La citocromo *c* en el citoplasma desencadena la formación del **apoptosoma**, un complejo proteínico grande cuya formación también requiere ATP. El apoptosoma es característico de la apoptosis desencadenada por señales internas. Para que este complejo se forme, la citocromo *c* citoplásmica activa a la proteína adaptadora del **factor apoptósico activador de proteasas** (Apaf-1, *apoptotic protease activating factor*), que a su vez activa a la caspasa 9. La caspasa 9 activa inicia la cascada proteolítica de las **caspasas**, que escinde y destruye a las proteínas celulares y al ADN para provocar la muerte celular por apoptosis (fig. 23-8).

2. **Receptores de muerte.** El **programa externo** que estimula la apoptosis actúa por medio de **receptores de muerte** que son miembros de la superfamilia del gen del receptor del **factor de**

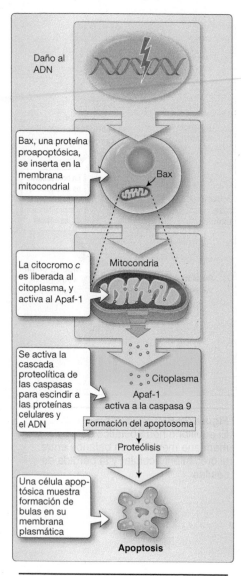

Figura 23-7
Activación del Apaf-1 por la citocromo *c*
y formación del apoptosoma.

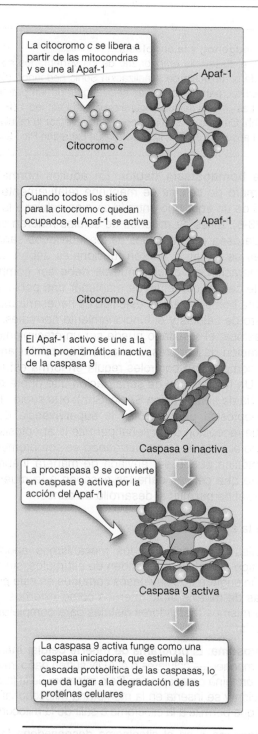

Figura 23-8
La progresión de la fase G_2 a la M está
controlada por la fosfatasa cdc25C y la
CDK1.

necrosis tumoral (*TNFR, tumor necrosis factor receptor*). Miembros específicos de esta familia reconocen ligandos específicos, pero no todos los miembros de la familia del *TNF* desencadenan la muerte celular. Los que lo hacen poseen una secuencia citoplásmica homóloga denominada "**dominio de muerte**" (DD, *death domain*). Moléculas adaptadoras como FADD (*Fas-associated death domain*) y TRADD (*TNFR-associated protein*) contienen este tipo de DD, e interactúan con los receptores de muerte para transmitir la señal apoptósica a la maquinaria de muerte mediante la activación de la caspasa 8 o 10 (fig. 23-9). El complejo de señalización de inducción de muerte (**DISC**, *death-inducing signaling complex*) está compuesto por un DD y la caspasa que se activa (fig. 23-1, panel 4).

El **receptor de muerte Fas** es un miembro de la superfamilia del *TNFR* que desencadena la muerte celular por apoptosis cuando se le une el **ligando de Fas** (FasL, también conocido como CD178). Las células T citotóxicas expresan FasL, que interactúa con el receptor de muerte Fas en las células del hospedero infectadas por virus, con el objetivo de estimular su muerte por apoptosis. El TNFR1 también está implicado en la señalización de la muerte, pero su capacidad para inducirla es débil en comparación con la del Fas (CD95).

Apoptosis inducida por el ligando de Fas

Un trímero de FasL anclado a la membrana en la superficie de una célula adyacente induce la trimerización del receptor Fas (se muestra en la fig. 23-10). Esto incita la conjunción de receptores DD, que reclutan entonces a la proteína adaptadora citosólica FADD al unirse a sus dominios de muerte. La FADD no sólo contiene un DD, sino también un dominio efector de muerte (DED, *death effector domain*) que se une a un dominio análogo repetido en tándem ubicado al interior de la procaspasa 8, la forma inactiva o zimógeno de la caspasa 8. El complejo formado por el receptor Fas (trímero), la FADD y la caspasa 8 se denomina complejo de señalización de inducción de muerte (DISC, *death-inducing signaling complex*). Con el reclutamiento de la FADD la procaspasa 8 puede activarse. La caspasa 8 activa entonces a caspasas distales y compromete a la célula a la apoptosis. La apoptosis desencadenada por FasL-Fas (CD178:CD95) desempeña una función fundamental en la regulación del sistema inmunitario.

C. **Proteasas de la familia caspasa**

Independientemente de si la apoptosis se estimula por medio del programa interno, mediante apoptosomas que activan a las caspasas iniciadoras de apoptosis 2 y 9, o a través del programa externo y los receptores de muerte/DISC, que activan a las caspasas iniciadoras de apoptosis 8 y 10, la cascada de la caspasa de proteasas será, de hecho, estimulada para degradar los componentes en la célula apoptósica. Las caspasas son proteasas (enzimas cuyos sustratos son proteínas) efectoras importantes de la muerte celular por apoptosis. Son miembros de la clase de proteasas de cisteína, que se denominan así por el residuo del aminoácido cisteína ubicado en el sitio catalítico de la molécula de la enzima. Las caspasas se sintetizan en forma de zimógenos inactivos o proenzimas, y se activan para convertirse en proteasas funcionales cuando se les requiere. Esta modificación postraduccional asegura que las enzimas pueden activarse con rapidez una vez que se les necesita en una célula en apoptosis.

1. **Clasificación de las caspasas.** Las caspasas se agrupan con base en su función (fig. 23-11). Se han identificado en el humano 11 miembros de la familia de las caspasas. Algunas no participan en la apoptosis. La caspasa 1 está implicada en la maduración de las citocinas, las caspasas 4 y 5 participan en la inflamación, y la caspasa 14 es importante en el desarrollo de la piel. Las caspasas remanentes están implicadas en la apoptosis y se agrupan en las familias iniciadoras o efectoras de caspasas apoptósicas.

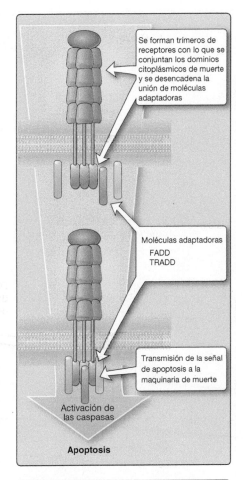

Se forman trímeros de receptores con lo que se conjuntan los dominios citoplásmicos de muerte y se desencadena la unión de moléculas adaptadoras

Moléculas adaptadoras
FADD
TRADD

Transmisión de la señal de apoptosis a la maquinaria de muerte

Activación de las caspasas

Apoptosis

Figura 23-9
Inicio de la apoptosis mediado por receptores de muerte.

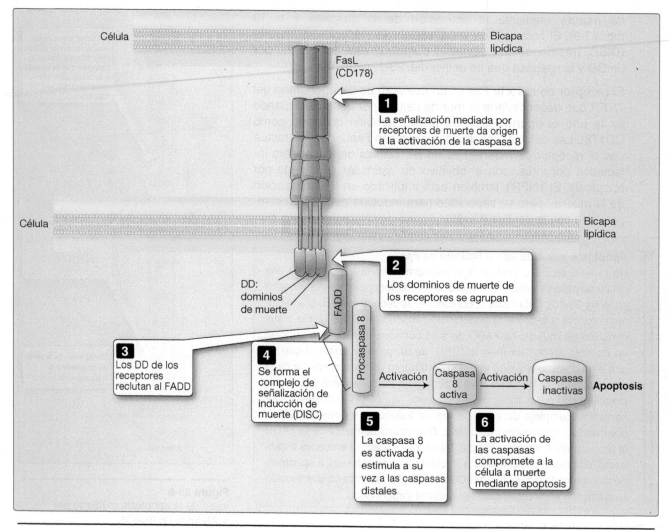

Figura 23-10
Apoptosis como consecuencia de la unión del ligando de Fas (FasL) al receptor Fas.

Caspasas:	Papel:
Caspasa 1	Maduración de las citocinas
Apoptósicas:	
Caspasas 2, 8, 9, 10	Caspasas iniciadoras
Caspasas 3, 6, 7	Caspasas efectoras
Caspasas 4, 5	Inflamación
Caspasa 14	Desarrollo cutáneo

Figura 23-11
Clasificación y funciones de las caspasas.

Las **caspasas iniciadoras** incluyen las caspasas 2, 8, 9 y 10. Poseen regiones o dominios característicos, como los dominios de reclutamiento de caspasas (**CARD**, *caspase recruitment domains*) en las caspasas 2 y 9, y el DED en las caspasas 8 y 10, que permiten a la proteasa interactuar con moléculas que regulan su actividad. Las caspasas iniciadoras escinden a las formas proenzimáticas inactivas de las caspasas efectoras, lo que da lugar a su activación.

Las **caspasas efectoras** incluyen las caspasas 3, 6 y 7. Estas "caspasas verdugo" escinden por medios proteolíticos a los sustratos celulares estructurales y funcionales proteínicos dentro del núcleo y el citoplasma, lo que induce la destrucción celular por apoptosis.

2. **Cascada de las caspasas.** Este proceso corresponde a la activación proteolítica secuencial de una caspasa tras otra, de manera ordenada, al inicio de la apoptosis. Los inhibidores de las caspasas regulan el proceso. La cascada puede ser activada por distintos estímulos, entre ellos el apoptosoma, los receptores de muerte y la granzima B liberada por las células T citotóxicas.

El apoptosoma y los receptores de muerte activan a las caspasas iniciadoras, pero a diferentes tipos. En tanto el apoptosoma activa la caspasa 9, los receptores de muerte activan las caspasas 8 y 10. La granzima B, liberada por las células T citotóxicas, activa las caspasas 3 y 7, que son caspasas efectoras.

3. **Blancos de las caspasas.** Proteínas tanto nucleares como citoplásmicas son blancos de degradación para las caspasas. En muchos casos, la función precisa que desempeña la escisión de los sustratos de las caspasas no se comprende, y a menudo no está claro el modo como la destrucción de la proteína se relaciona con la apoptosis. Las lamininas nucleares, proteínas fibrosas estructurales del núcleo, son blancos de las caspasas.

De manera adicional se escinde el factor 45 de fragmentación del ADN/inhibidor de la ADNasa activada por caspasas, lo que permite a la ADNasa activada por la caspasa ingresar al núcleo y fragmentar al ADN, acción que produce el patrón en escalera característico del ADN en las células apoptósicas (fig. 23-12). El ADN es escindido por una endonucleasa para obtener fragmentos que son múltiplos de un mismo tamaño, que corresponde a la longitud del rizo del nucleosoma, por ejemplo, 2, 4, 6, 8, etc. El ADN de las células en apoptosis se distribuye y forma una escalera distintiva de 180 bp. También se sabe que la polimerasa de ribosa-poliADP sufre proteólisis generada por las caspasas durante el proceso apoptósico, al igual que la Bid, un miembro de la familia Bcl-2.

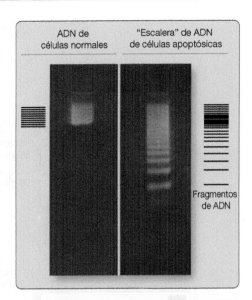

Figura 23-12
Fragmentación o escalera de ADN en las células apoptósicas.

D. Familia Bcl-2

También válido para las caspasas, independientemente de si la apoptosis se inicia en una célula mediante un programa interno que requiere del apoptosoma o por receptores de muerte y estimulación externa, se recurrirá a los miembros de la familia Bcl-2 de proteínas para completar el proceso de apoptosis. En las células inducidas a sufrir apoptosis, el índice de proteínas prosupervivencia y proapoptósicas cambia en favor de las segundas. Muchas de estas proteínas prosupervivencia y proapoptósicas son miembros de la familia de proteínas Bcl-2.
Los miembros prosupervivencia (antiapoptósicos) de la familia Bcl-2 incluyen a **Bcl-2** y **Bcl-xL**, en tanto entre los miembros proapoptósicos están **Bak** y **Bax** (fig. 23-13).
Cuando el programa interno del apoptosoma estimula la apoptosis, la **Bax** proapoptósica sufre inducción y se inserta en la membrana mitocondrial para formar un canal que permite a la citocromo c salir de la mitocondria. Por lo regular, la señalización por receptores de muerte da origen a la activación de la caspasa 8, que cataliza la escisión de Bid en tBid (fig. 23-14). En respuesta, Bak y Bax pueden entonces translocarse del citosol a la membrana mitocondrial externa, hacerla permeable y facilitar la liberación de proteínas proapoptósicas, entre otras la citocromo c y la Smac/DIABLO, un antagonista de los inhibidores de las proteínas de la apoptosis (IAP, *inhibitors of apoptosis proteins*).

E. Apoptosis en la enfermedad

La apoptosis es necesaria para el desarrollo y la actividad fisiológica normales, de modo que es inevitable que las mutaciones de los mediadores de la apoptosis suelan traer consigo enfermedades que van desde cáncer (apoptosis insuficiente) hasta la enfermedad de Alzheimer (apoptosis excesiva). Algunos otros trastornos neurodegenerativos vinculados con el envejecimiento, como la enfermedad de Huntington y la de Parkinson, implican la muerte celular apoptósica de células normales funcionales cuya supervivencia beneficiaría al individuo.

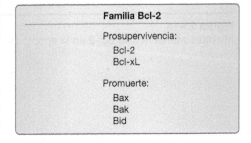

Figura 23-13
Miembros prosupervivencia y promuerte de la familia Bcl-2.

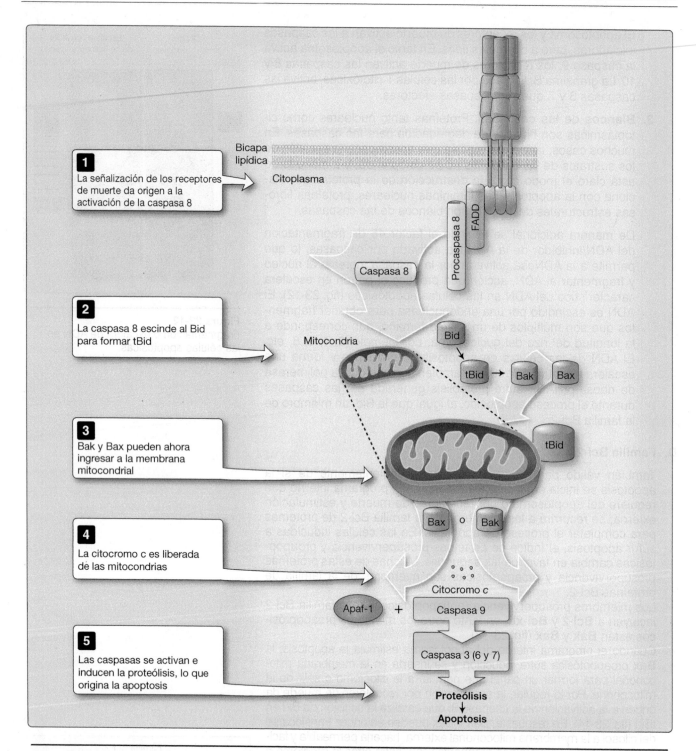

Figura 23-14
Miembros de la familia Bcl-2 en la apoptosis.

1. **Cáncer.** El cáncer surge cuando el equilibrio homeostásico entre la división celular y la apoptosis se altera. Muchas células cancerosas tienen mutaciones que les permiten sobrevivir en vez de sufrir apoptosis. La menor apoptosis de las células cancerosas puede derivar de una expresión alterada de las proteínas reguladoras de la apoptosis.

Por ejemplo, la sobreexpresión de la proteína antiapoptósica Bcl-2 en los linfocitos que también expresan al oncogén *myc* y las translocaciones cromosómicas que desplazan al gen *Bcl-2* a un sitio contiguo al locus de la cadena pesada de las inmunoglobulinas, pueden derivar en un linfoma. El gen *Bcl-2* también se ha implicado en los carcinomas mamarios, prostáticos y pulmonares, y en el melanoma. Otro ejemplo es el *Apaf-1*, que suele facilitar la activación de la caspasa 9 por el apoptosoma (fig. 23-8). Se ha identificado una variedad mutada de *Apaf-1* en los tumores prostáticos, lo que permite a estas células tumorales escapar de la muerte celular por apoptosis debido a que el apoptosoma no puede ensamblarse en forma apropiada.

La apoptosis también se relaciona con las terapias contra el cáncer. Se piensa que el tratamiento con radiación ionizante ayuda a reactivar las vías apoptósicas inactivas en las células cancerosas. Y la resistencia a la quimioterapia contra el cáncer en algunos tumores también puede deberse a la sobreexpresión de Bcl-2 y la apoptosis deficiente subsecuente. Algunos tratamientos nuevos contra el cáncer están diseñados para activar al apoptosoma, y otros para estimular a las caspasas.

2. **Trastornos autoinmunitarios.** Artritis reumatoide, lupus eritematoso sistémico y diabetes mellitus tipo 1 son ejemplos de trastornos autoinmunitarios que pueden derivar en parte de la apoptosis deficiente (*véase LIR. Inmunología*, capítulo 16). Una característica prominente de las enfermedades autoinmunitarias es la incapacidad de las células T que se reconocen a sí mismas para someterse a una selección negativa mediante apoptosis. Las células autorreactivas sobreviven así y proliferan. La apoptosis deficiente se ha atribuido en ocasiones a una expresión anómala de las proteínas implicadas en la señalización apoptósica. Por ejemplo, algunos estudios indican que las células T que infiltran el sinovio reumatoide expresan concentraciones altas de Bcl-2 y son refractarias a la apoptosis inducida por Fas. Los receptores de muerte Fas defectuosos y el incremento de la apoptosis en los islotes pancreáticos pueden causar la destrucción de las células beta del páncreas y el desarrollo de diabetes mellitus tipo 1.

La apoptosis intensa también puede impactar en la evolución de la infección por el **virus de inmunodeficiencia humana** (VIH) al estado de inmunocompromiso del síndrome de inmunodeficiencia adquirida (sida). La depleción apoptósica inapropiada de células T colaboradoras CD4$^+$ causa una disminución marcada de este tipo de células en los individuos afectados. Algunas proteínas del VIH inactivan a la Bcl-2 antiapoptósica, en tanto otras proteínas del virus promueven la apoptosis mediada por Fas.

3. **Enfermedades neurodegenerativas.** Otros tipos de trastornos también pueden deberse en parte a una mayor apoptosis. La **esquizofrenia**, un trastorno neurodegenerativo crónico, se caracteriza por ideas delirantes, alucinaciones y cambios del estado emocional. Si bien los mecanismos que subyacen a estos defectos se desconocen en gran medida, información *post mortem* reciente señala la participación de la apoptosis neuronal anómala. Las proteínas reguladoras de la apoptosis y los patrones de fragmentación del ADN parecen estar alterados en varias

regiones corticales en individuos con esquizofrenia. En personas con **enfermedad de Alzheimer** la apoptosis localizada puede contribuir a una pérdida temprana de neuritas y sinapsis, lo que conduce a la declinación cognitiva inicial. Además, muchos pacientes infectados con VIH desarrollan un síndrome de deterioro neurológico conocido como **demencia asociada con VIH (DAV)**. La DAV parece estar vinculada con la caspasa 3 activa en las regiones cerebrales afectadas, lo que ha conducido a especular que las intervenciones farmacológicas dirigidas a inhibir la vía de las caspasas pueden ser benéficas para detener la apoptosis destructiva en estas regiones.

F. Valoración de la apoptosis en el laboratorio

Al paso del tiempo se han efectuado varios ensayos de laboratorio para valorar la apoptosis. Además de los métodos descritos más adelante también puede recurrirse al análisis de la expresión de proteínas proapoptósicas, como la Bax, y a la cuantificación de la actividad de las caspasas. Dado que muchos de estos enfoques ya no se utilizan de forma sistemática en la investigación actual, comprender sus fundamentos puede ser útil para entender los distintos aspectos del mecanismo apoptósico al que se dirige cada técnica.

1. **Escalera de ADN.** La visualización de la **escalera de ADN** es quizá la técnica más antigua disponible para detectar la presencia de apoptosis. Debido a que el ADN genómico de las células apoptósicas se degrada en fragmentos con cerca de 180 bp, la electroforesis con gel de agarosa revela un aspecto característico en escalera (fig. 23-11).

2. **TUNEL.** El método **TUNEL**, sigla integrada a partir de t*erminal uridine deoxynucleotidyl transferase nick end labeling* (marcado de final de corte de desoxinucleotidil transferasa) detecta la fragmentación del ADN con base ·en la presencia de roturas de las cadenas o indentaciones en el ADN. La enzima desoxinucleotidil transferasa terminal cataliza la adición de residuos de trifosfato de desoxiuridina (dUTP) marcados para el experimento.

3. **Anexina 5.** El ensayo de afinidad **anexina 5** también es útil para detectar las células en un proceso temprano de apoptosis. Las anexinas son una familia de proteínas que se unen a los fosfolípidos de las membranas celulares. La anexina 5 se une a la fosfatidilserina, que en las células sanas se encuentra en la lámina interna de la membrana. Poco después de que la célula da los primeros pasos hacia la muerte celular programada, la fosfatidilserina se traslapa a la lámina externa de la membrana. Puede usarse un anticuerpo marcado contra la anexina 5 para detectar a las células que exhiben fosfatidilserina en su lámina externa, lo cual revela que han iniciado el proceso de apoptosis.

4. **Citometría de flujo.** Este procedimiento puede utilizarse para medir el **tamaño** y la **granularidad de las células** de una población, que difieren entre las células apoptósicas y las normales. Debido a que las células apoptósicas pierden tamaño, la dispersión frontal revelará la menor intensidad de la población apoptósica en comparación con las células normales. La granularidad de las células apoptósicas aumenta en comparación con la de las células normales, como lo revela la dispersión lateral.

Resumen del capítulo

- La muerte celular ocurre por medio de uno de dos procesos: **necrosis**, un proceso patológico que involucra grupos de células, o **apoptosis**, un proceso fisiológico durante el desarrollo y en la homeostasis tisular, el cual se produce en células individuales a la vez.
- Las células necróticas se rompen y liberan su contenido, incluidas sus enzimas, en el medio circundante, situación que a menudo induce una respuesta inflamatoria.
- Las células apoptósicas sufren una forma de muerte celular programada, con **abombamiento** de sus membranas que permanecen intactas a medida que progresan de ampollas en la superficie hasta depresiones profundas que se desprenden para formar **cuerpos apoptósicos**.
- La enzima **escramblasa** cataliza el movimiento de **fosfatidilserina** de la lámina interna a la lámina externa de la membrana de las células apoptósicas. El aspecto de la fosfatidilserina marca el cuerpo apoptósico para ser engullidas por células fagocíticas. La degradación de los cuerpos apoptósicos por fagocitos impide que se genere un proceso inflamatorio en respuesta a la muerte celular.
- La apoptosis puede estimularse por un **proceso interno** que da origen al ensamblaje de un **apoptosoma** o por **señales extracelulares** mediadas por **receptores de muerte**.
- En el programa interno de muerte celular, cuando el ADN sufre daño, **p53** induce la producción de **Bax**, lo cual permite que la citocromo *c* salga de la mitocondria y active al **Apaf-1** para formar juntos el apoptosoma que activa la cascada proteolítica de las caspasas.
- Los **receptores de muerte** pertenecen a la familia del receptor del factor de necrosis tumoral y tienen regiones citoplásmicas homólogas llamadas dominios de muerte (**DD**) que, en conjunto con la caspasa activada, forman un complejo de señalización de inducción de muerte (**DISC**).
- Las células apoptósicas muestran un cambio en su índice de proteínas proapoptósicas y prosupervivencia de la familia Bcl-2, en favor de tales proteínas.
- La cascada proteolítica de las caspasas, activada por los programas interno o externo, cataliza la escisión de las proteínas celulares en el citoplasma y el núcleo, lo que culmina con la apoptosis.
- La apoptosis insuficiente de ciertas células puede dar origen al cáncer y a trastornos autoinmunitarios, en tanto una apoptosis excesiva puede determinar enfermedades neurodegenerativas y participar en el desarrollo del sida en la infección por VIH.

Preguntas de estudio

Elija la respuesta CORRECTA.

23.1 Se sospecha que un hombre de 64 años de edad sufrió una lisis masiva de eritrocitos. ¿Los resultados positivos de cuál de las siguientes pruebas ayudarían a confirmar esta sospecha?

    A. Anexina 5.

    B. Actividad de las caspasas.

    C. Escalera de ADN.

    D. LDH en suero.

    E. Ensayo TUNEL.

Respuesta correcta: D. La lisis masiva de eritrocitos ocurre por necrosis, que va acompañada de la liberación de enzimas intracelulares, entre ellas LDH, hacia la sangre del paciente. Los ensayos de anexina 5, actividad de las caspasas, escalera de ADN y TUNEL se utilizan para detectar células apoptósicas. Debido a que los eritrocitos no contienen ADN genómico, la medición del escalonamiento del ADN en los eritrocitos no es posible.

23.2 Una niña de 8 años de edad sufre una lesión en el brazo que desencadena una respuesta inflamatoria que genera dolor y tumefacción. ¿Cuál de los siguientes es característico en las células que mueren y provoca esta respuesta?

    A. Activación de la caspasa 3 para escindir proteínas celulares.

    B. Liberación de la citocromo *c* de las mitocondrias.

    C. Unión de un ligando extracelular al receptor de muerte Fas.

    D. Incremento de la proporción intracelular de Bax respecto de Bcl-2.

    E. Rotura de las membranas plasmáticas durante el proceso.

Respuesta correcta: E. La rotura de las membranas plasmáticas es característica en las células necróticas, e induce una respuesta inflamatoria como consecuencia de su muerte. Las otras opciones se relacionan con la muerte celular por apoptosis, que no estimula la inflamación.

23.3 Se induce la muerte de una célula durante el desarrollo normal, y en ella se forma un apoptosoma. ¿Cuál de los siguientes se requiere para este proceso?

A. Energía en forma de ATP.

B. Señalización mediada por receptores de muerte Fas.

C. Pérdida celular de mitocondrias.

D. Rotura de la membrana plasmática.

E. Liberación de enzimas a partir de las células.

Respuesta correcta: A. La formación del apoptosoma en respuesta a las señales de apoptosis internas requiere energía en forma de ATP. El FasL envía señales por medio de receptores de muerte Fas cuando éstas provienen de fuentes externas. La pérdida de las mitocondrias, la rotura de la membrana plasmática y la liberación de enzimas ocurren durante la muerte celular por necrosis.

23.4 Se cultiva en el laboratorio una población de células y se observa que el número total de células viables disminuye. El análisis de la proteína Bax revela que su expresión aumentó. ¿Cuál de los siguientes hallazgos puede utilizarse para confirmar que ocurre apoptosis en esta población celular?

A. Incremento de la expresión de la proteína Bcl-2.

B. Enzimas intracelulares en el medio de cultivo.

C. Fosfatidilserina en la lámina externa de la membrana.

D. Liberación de mitocondrias a partir de las células que mueren.

E. Visualización de membranas plasmáticas rotas.

Respuesta correcta: C. La fosfatidilserina es un fosfolípido que suele ubicarse en la lámina interna de la membrana plasmática. Sin embargo, durante la apoptosis aparece en la lámina externa. La unión de la anexina 5 a la fosfatidilserina también puede utilizarse para detectarla en la membrana externa. Bcl-2 es una proteína antiapoptósica y no se incrementaría durante la apoptosis. Las células necróticas cuyas membranas plasmáticas se rompen liberan sus enzimas intracelulares y mitocondrias.

23.5 ¿En cuál de los siguientes padecimientos pueden los niveles elevados de muerte celular apoptósica inducir enfermedad?

A. Cáncer de mama.

B. VIH/sida.

C. Linfoma.

D. Artritis reumatoide.

E. Lupus eritematoso sistémico.

Respuesta correcta: B. La evolución de la infección por VIH a sida implica la depleción por apoptosis de las células T ayudadoras CD4$^+$. La apoptosis insuficiente se observa en el cáncer, como el de mama y el linfoma, y también en trastornos autoinmunitarios, como la artritis reumatoide y el lupus eritematoso sistémico.

Envejecimiento y senescencia

24

I. GENERALIDADES

El envejecimiento se refleja en los cambios que ocurren a lo largo de la vida de un individuo. También se describe como una declinación de la función biológica con el paso del tiempo. Existen varias hipótesis para explicar el proceso de envejecimiento en las células eucariotas. Características del envejecimiento, entre otras el encanecimiento, formación de arrugas y deterioro visual, afectan a todos los individuos que llegan a una edad más avanzada, y son independientes de las enfermedades que se vinculan con el proceso de envejecimiento, como la enfermedad cardiaca, la diabetes mellitus tipo II y el cáncer.

La senescencia es el proceso por el cual las células eucariotas diploides normales pierden su capacidad para dividirse, lo que contribuye al proceso de envejecimiento. El envejecimiento y la senescencia están relacionados, ya que las células de los adultos pueden dividirse un número menor de veces que las de los neonatos. Las células del humano no conservan su capacidad para dividirse de manera indefinida sino que, después de cierto número de divisiones, según el tipo celular, ya no pueden reproducirse. Una vez que esto ocurre las células se describen en un estado de senescencia replicativa. Se sabe que varios genes participan en el control de la senescencia replicativa. Mientras la senescencia de ciertos tipos de células en individuos más jóvenes puede proteger del desarrollo del cáncer, al pasar el tiempo y una vez que se acumula un número suficiente de células senescentes, se desarrollan los fenotipos del envejecimiento y las patologías que se relacionan con ellos.

II. INGRESO A LA SENESCENCIA

Las células senescentes están vivas, funcionan y tienen actividad metabólica, pero ya no pueden dividirse. El número finito de divisiones que las células humanas pueden sufrir fue descrito por vez primera por el Dr. Leonard Hayflick, en la década de 1960, al utilizar datos de fibroblastos humanos. Sus hallazgos revelaron que la senescencia replicativa depende del número de divisiones celulares que la célula ha completado durante su periodo de vida, no del tiempo total que ha pasado en las fases activas del ciclo celular. También depende del tipo de célula. En tanto ciertas células, como las de la línea germinal, se dividen en forma indefinida, casi todas las otras células normales del organismo dejan de dividirse e ingresan a una fase senescente sin división al tiempo que envejecen.

Las células que proliferan alcanzan el número límite de divisiones celulares que pueden sufrir, en gran medida debido a que tras ciclos repetidos de replicación del ácido desoxirribonucleico (ADN) pierden la capacidad para copiarlo completo hasta el extremo del cromosoma, lo que hace que los telómeros se acorten de manera progresiva (*véase también* el capítulo 7). Las células con telómeros cortos suelen ingresar entonces a la senescencia.

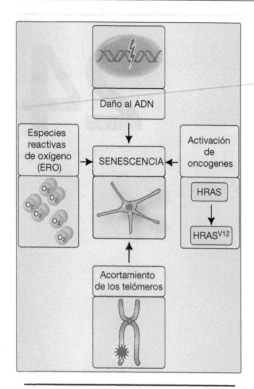

Figura 24-1
Inductores de la senescencia.

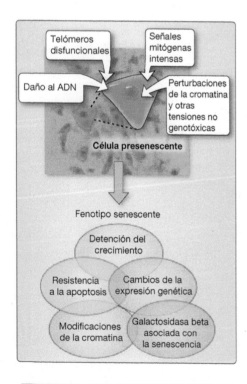

Figura 24-2
El fenotipo senescente.

A. Incapacidad para desarrollar senescencia

La transcriptasa reversa de la telomerasa es parte del complejo enzimático de la telomerasa y actúa para elongar los telómeros mediante la adición de nucleótidos repetidos en una secuencia TTAGGG al final del telómero, lo que la protege de la degradación tras rondas múltiples de división celular. Si esta enzima actúa en las células que debieran haber ingresado a la senescencia pueden seguir su división.

Las células con telómeros acortados suelen ingresar a la senescencia. Sin embargo, las que no desarrollan senescencia y siguen proliferando a menudo adquieren aberraciones cromosómicas que pueden dar origen al cáncer. Así, la respuesta de senescencia representa un mecanismo a prueba de fallas cuya existencia ayuda a prevenir la transformación maligna. Se reconoce que la acumulación del daño en el ADN, la expresión inapropiada de oncogenes y la generación de especies reactivas de oxígeno (ERO) inducen la senescencia (fig. 24-1).

B. El fenotipo senescente

Las células senescentes muestran diversas características que las diferencian de las células silentes en reposo que aún son capaces de dividirse. Las células senescentes están en un estado de diferenciación terminal que no puede ser revertido por los estimuladores fisiológicos del crecimiento. Las células senescentes, si bien son incapaces de multiplicarse, suelen ser viables y tener actividad metabólica, sobreviven a largo plazo y resisten la apoptosis (fig. 24-2). Estas células también expresan una actividad enzimática de galactosidasa beta asociada con la senescencia (SA-B-gal, *senescence-associated beta-galactosidase*).

1. **Detención irreversible del ciclo celular.** La detención del crecimiento de las células senescentes suele ocurrir en la fase G_1 y va acompañada de un incremento de la expresión de los inhibidores del ciclo celular y una menor expresión de los reguladores del propio ciclo, como la ciclinas y los factores de transcripción (E2F; *véase* el capítulo 21) que son necesarios para el avance normal por el ciclo celular.

   Los inhibidores p21 y p16 de las cinasas dependientes de ciclinas son mediadores importantes del envejecimiento y la enfermedad relacionada con la edad. Actúan para inactivar a las cinasas dependientes de ciclinas (*véase* el capítulo 21), que mantienen a la proteína del retinoblastoma (RB) en su estado hipofosforilado activo, necesario para bloquear la progresión del ciclo celular en la fase G_1.

2. **Modificación de la cromatina.** El **remodelamiento de la cromatina** es una modificación estructural que permite regular la capacidad de la maquinaria de transcripción para unirse al ADN, y es un medio para controlar la expresión genética. Con el envejecimiento se observan deficiencias del remodelamiento de la cromatina. Las células senescentes se caracterizan además por los siguientes rasgos:

   a. **Cambios en la metilación del ADN.** En general, al avanzar la edad se observa en todo el genoma una disminución de la metilación del ADN, de manera específica en regiones con secuencias repetitivas. Sin embargo, también existe un aumento de la metilación en los sitios CG identificados en las regiones promotoras de los genes.

   b. **Desacetilación de las histonas.** Este tipo de cambio en las histonas crea regiones únicas en la cromatina denominadas **focos de heterocromatina asociados con la senescencia**

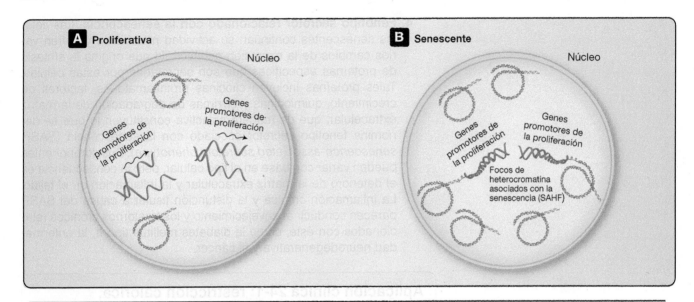

Figura 24-3
Detención de la proliferación relacionada con la senescencia.

(SAHF, *senescence-associated heterochromatin foci*). Los SAHF participan en la detención de la proliferación relacionada con la senescencia al secuestrar a genes promotores de la proliferación, entre ellos al de la ciclina A, necesaria para que las células avancen por la fase S. Los SAHF no se relacionan con la detención reversible del ciclo celular en las células silentes (fig. 24-3).

3. **Sirtuínas.** Las **sirtuínas** son una familia de proteínas que poseen actividad de desacetilasa dependiente del NAD$^+$ y participan en la regulación del metabolismo celular y la protección del ADN de los cambios relacionados con la edad. La sirtuínas muestran conservación evolutiva, se identifican en los gusanos redondos, las moscas de la fruta, las levaduras y los mamíferos. La primera sirtuína descubierta, el regulador tipo 2 de información silente (Sir2, *silent information regulator*), se identificó en una levadura como una desacetilasa. A partir de entonces se han identificado otras sirtuínas con actividades enzimáticas de otros tipos, entre ellos de lipoamidasa y ribosiltransferasa del ADP, que también requieren NAD$^+$. Por efecto de su dependencia del NAD$^+$ se piensa que son reguladores importantes del metabolismo energético celular.

Las sirtuínas han evolucionado para responder a la disponibilidad de NAD$^+$, el cual además de tener una implicación clave en el metabolismo energético, resulta esencial para la reparación del daño al ADN. Cuando el NAD$^+$ disminuye en las células la actividad de sirtuína declina, un fenómeno que se observa con el envejecimiento. A nivel sistémico, cuando la biosíntesis del NAD$^+$ disminuye a la par de la edad, la comunicación entre el hipotálamo (centro de control del envejecimiento) y el tejido adiposo (su modulador) se altera.

Reportes recientes verificaron la especulación previa de que las sirtuínas regulan el envejecimiento y la longevidad. Por ejemplo, cuando el cerebro y el hipotálamo de ratones son inducidos a expresar un exceso de sirtuína 1 (SIRT1, la contraparte del Sir2 en el humano), éstos muestran signos de envejecimiento en forma tardía y prolongación del periodo de vida. Y se ha demostrado que los ratones en que se induce la hiperexpresión de otro miembro de la sirtuínas, la SIRT6, tienen vida más prolongada.

4. **Fenotipo secretor relacionado con la senescencia.** Las células senescentes continúan su actividad metabólica y sufren varios cambios de la expresión genética, lo que origina la síntesis de proteínas específicas que son secretadas por estas células. Tales proteínas incluyen citocinas proinflamatorias, factores de crecimiento, quimiocinas y enzimas de degradación de la matriz extracelular, que de manera colectiva constituyen lo que se denomina fenotipo secretor asociado con la senescencia (SASP, *senescence-associated secretory phenotype*). Sus componentes pueden variar con base en el tipo celular, pero la consecuencia es el deterioro de la matriz extracelular y la inflamación en el tejido. La inflamación crónica y la disfunción tisular a causa del SASP parecen conducir al envejecimiento y los trastornos crónicos relacionados con éste, como la diabetes mellitus tipo II, la enfermedad neurodegenerativa y el cáncer.

Aplicación clínica 24-1: restricción calórica, envejecimiento y vino tinto

La restricción calórica, que consiste en disminuir el consumo de calorías sin que exista desnutrición, se reconoce como importante para prolongar la vida en diversas especies, entre ellas la humana. El consumo de menos calorías también puede ayudar a postergar manifestaciones del envejecimiento, entre ellas la declinación funcional y las enfermedades relacionadas con la edad. Se tiene conocimiento amplio en torno a los cambios fisiológicos que ocurren cuando los individuos restringen el número de calorías que consumen, pero se sabe mucho menos en cuanto a los mecanismos moleculares implicados. Las sirtuínas pudieran ser moléculas clave que afecten la longevidad en el contexto de la restricción calórica; se ha identificado la inducción de las sirtuínas con la reducción calórica. El resveratrol, un compuesto polifenólico que contiene el vino tinto y ha demostrado imitar los efectos de la restricción calórica, tiene potencial de inducir la expresión de la SIRT1. En respuesta se desencadenan numerosos efectos protectores relacionados en el metabolismo celular, que ayudan a inhibir la declinación de las funciones normales relacionada con la edad. La cantidad de resveratrol necesaria es el problema: ¡un equivalente a 100 botellas de vino tinto para producir el efecto benéfico observado en animales de laboratorio!

Aplicación clínica 24-2: las progerias y la arquitectura del núcleo

El **síndrome de progeria de Hutchinson-Gilford** (SPHG), un síndrome raro causado por una mutación en el gen *Lamina A*, que codifica a una proteína de soporte nuclear, se caracteriza por un envejecimiento acelerado. Los individuos afectados muestran un retraso intenso del crecimiento, pérdida de la grasa subcutánea, disminución de la densidad mineral ósea, alopecia y desarrollo muscular deficiente. También presentan gran cantidad de arrugas en la piel y tienen una mayor incidencia de evento vascular cerebral e infarto del miocardio. La esperanza de vida promedio de los individuos con este síndrome es de 12 a 15 años. Resulta interesante que estos pacientes no desarrollan todos los aspectos del envejecimiento. De hecho, no muestran mayor incidencia de cáncer, neurodegeneración u otros trastornos relacionados con la edad, como artritis o cataratas. Sin embargo, en las células de los pacientes con SPHG se identifica un envejecimiento acelerado a nivel molecular, con cambios dramáticos en su estructura (fig. 24-4), al igual que en la cromatina, similares a los observados en personas sanas pero de mucho mayor edad.

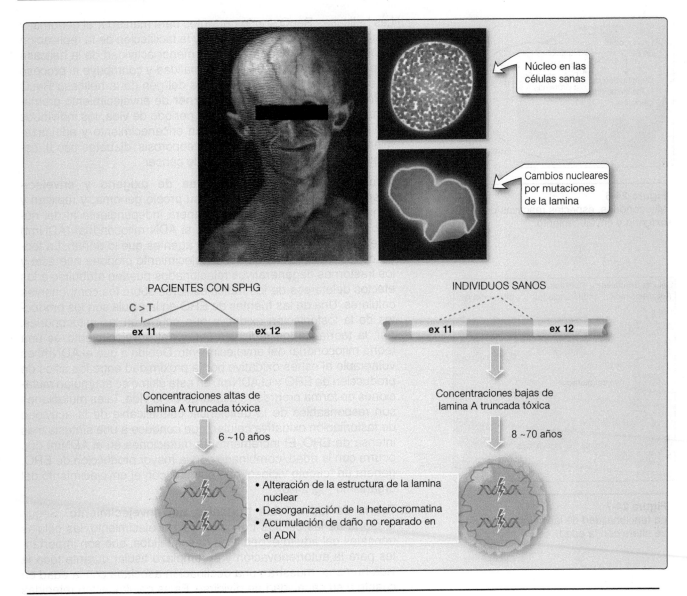

Figura 24-4
Síndrome de progeria de Hutchinson-Gilford (SPHG) y arquitectura del núcleo.

C. Mecanismos implicados en el envejecimiento

Se han propuesto varias teorías para explicar los cambios que ocurren al tiempo que los humanos envejecen. Sin embargo, la contribución específica de cada una y su importancia relativa en el proceso de envejecimiento en general aún es materia de debate.

1. **Tensión por replicación del ADN.** Definida como una replicación ineficaz del ADN, la tensión por replicación del ADN hace que las horquillas de replicación avancen con lentitud o se detengan. Se conocen muchos factores que contribuyen a este tipo de tensión para la replicación del ADN, entre ellos la regulación negativa de los factores de replicación, la disminución de desoxirribonucleótidos trifosfato (dNTP), y la reducción de la actividad de las helicasas (fig. 24-5).

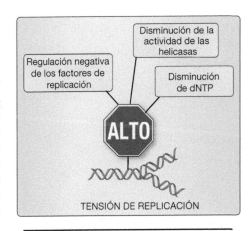

Figura 24-5
Tensión de replicación del ADN.

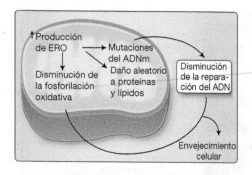

Figura 24-6
Mitocondrias, especies reactivas de oxígeno y envejecimiento.

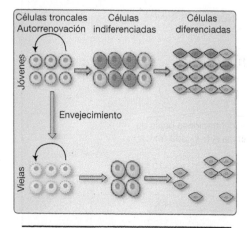

Figura 24-7
La funcionalidad de las células troncales se altera con la edad.

Las helicasas RecQ son importantes para mantener el genoma, y participan en el desenrollamiento y la facilitación de la replicación del ADN de doble cadena. Ante la menor actividad de la helicasa la replicación no procede con normalidad y contribuye al proceso de envejecimiento. Las mutaciones del gen de la helicasa RecQ *WRN* causan el **síndrome de Werner** de envejecimiento prematuro. Además del acortamiento del periodo de vida, los individuos con síndrome de Werner muestran encanecimiento y adelgazamiento prematuros del cabello, osteoporosis, diabetes tipo II, cataratas y una incidencia más alta de cáncer.

2. **Mitocondrias, especies reactivas de oxígeno y envejecimiento.** Las mitocondrias tienen su propio genoma, y replican y transcriben su propio ADN de manera independiente al del núcleo. Al igual que el ADN nuclear, el ADN mitocondrial (ADNmt) se expone de manera constante a agentes que lo dañan. La teoría de los radicales libres del envejecimiento propone que éste y los trastornos degenerativos relacionados pueden atribuirse a los efectos deletéreos de los radicales libres sobre los componentes celulares. Una de las fuentes de ERO en la célula son los productos de la fosforilación oxidativa que ocurre en las mitocondrias. Así, la teoría de los radicales libres del envejecimiento es una teoría mitocondrial del envejecimiento. Debido a que el ADNmt es vulnerable al estrés oxidativo por la proximidad entre los sitios de producción de ERO y el ADNmt, en este último se acumulan mutaciones de forma progresiva a lo largo de la vida. Tales mutaciones son responsables de la deficiencia cuantificable de la actividad de fosforilación oxidativa celular, que conduce a una síntesis más intensa de ERO. El incremento de mutaciones en el ADNmt que ocurre con la edad, combinado con la mayor producción de ERO, genera un "círculo vicioso" que culmina con el envejecimiento del organismo (fig. 24-6).

3. **Teoría de las células troncales del envejecimiento.** Según la teoría de las células troncales del envejecimiento, las células troncales del adulto específicas de los tejidos, que son importantes para la autorrenovación y el remplazo tisular durante toda la vida humana, muestran una declinación asociada con la edad en cuanto a su capacidad de dividirse. Estas células están retenidas en un estado silente, pero pueden sufrir inducción para entrar a la fase activa del ciclo celular en respuesta a la estimulación por factores de crecimiento fisiológicos incluso tras periodos prolongados de inactividad. Una vez estimuladas, las células troncales pueden producir una progenie indiferenciada que, a su vez, genera células diferenciadas mediante rondas subsecuentes de proliferación. Se piensa que el envejecimiento afecta la capacidad de las células troncales para originar tanto a la progenie indiferenciada como a las células diferenciadas (fig. 24-7).

D. **Mecanismos moleculares en la respuesta de senescencia**

Si bien son diversos los estímulos que llegan a inducir la respuesta de senescencia, parece que todos convergen en una o dos vías distintas que establecen y mantienen la respuesta de senescencia. Tales vías están gobernadas por dos proteínas supresoras tumorales, p53 y pRB (*véase* el capítulo 21). La p53 activa la diferenciación en las células troncales específicas del tejido que se autorrenueva. También se ha demostrado que el supresor tumoral p16 desempeña un papel vital en la declinación de las células troncales relacionada con la edad; un incremento de las concentraciones de p16 vinculado con la edad restringe la autorrenovación y altera la homeostasia tisular.

1. **Vía de la p53.** Se sabe que la p53 es una mediadora importante de las respuestas celulares ante el daño del ADN. La relevancia de la p53 como mediadora de la respuesta de senescencia se debe a que el acortamiento de los telómeros, que se asemeja al daño del ADN, también desencadena un aumento de la p53. La activación inapropiada de los oncogenes en las células normales también induce una respuesta de senescencia mediante la activación de la p53. Oncogenes como *Ras* (*véanse* los capítulos 17 y 22) envían señales mediante la generación de ERO, necesarias para sus efectos mitógenos. Sin embargo, la generación de ERO lesivos para el ADN también activa la respuesta dependiente de p53 ante el daño.

En por lo menos ciertos tipos de células la inducción de la senescencia por daño al ADN, disfunción de los telómeros y sobreexpresión de oncogenes convergen en la vía p53, que es tanto necesaria como suficiente para establecer y mantener la detención propia de la senescencia (fig. 24-8A). Si bien la detención del crecimiento inducida por la senescencia no puede revertirse por medio de señales de crecimiento fisiológicas, esto puede ocurrir tras la inactivación de la p53, lo que explica en parte el incremento del cáncer relacionado con la edad.

2. **Vía de la pRB.** En ciertas células la inactivación aislada de la proteína p53 parece ser insuficiente para revertir el fenotipo senescente. La diferencia se encuentra en la presencia o ausencia de la expresión de p16. La tensión incrementa la expresión de p16, y se sabe que el aumento secundario de la pRB facilita la reorganización de la cromatina, lo que da origen a la inhibición relacionada con la edad de los genes que codifican reguladores del ciclo celular (fig. 24-8B).

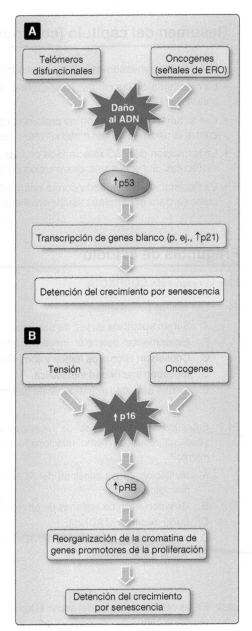

Figura 24-8
Mecanismos moleculares de la respuesta de senescencia.

Resumen del capítulo

- La mayor parte de las células eucariotas sufre un número finito de divisiones celulares a lo largo de su vida.
- La senescencia replicativa se refiere a una detención permanente de la capacidad para proliferar, y está determinada por el número de divisiones celulares que una célula ha completado.
- Las células senescentes tienen viabilidad metabólica, pero bajo ninguna circunstancia ingresan a las fases activas del ciclo celular.

Resumen del capítulo (continuación)

- Las células senescentes muestran una mayor expresión de inhibidores del ciclo celular, como p16 y p21.
- La cromatina de las células senescentes muestra una estructura única a causa de las modificaciones que sufren las histonas y el ADN.
- Las sirtuínas son un grupo de proteínas con actividad de desacetilasa dependiente de NAD^+, que ofrece protección contra la declinación del metabolismo y las funciones normales relacionada con la edad.
- La formación de ERO relacionada con las mitocondrias está implicada en el daño oxidativo que sufren las macromoléculas, aunada a una disminución de la fosforilación oxidativa.
- La declinación relacionada con la edad del potencial de replicación de las células troncales también explica las deficiencias para el remplazo tisular en el envejecimiento.

Preguntas de estudio

Elija la respuesta CORRECTA.

24.1 Las células senescentes:

A. Sufren apoptosis en vez de dividirse.

B. Experimentan detención irreversible del ciclo celular.

C. Conservan telómeros largos y completos.

D. Muestran inactividad metabólica.

E. Tienen actividad indetectable de galactosidasa beta.

Respuesta correcta: B. Las células senescentes experimentan una detención irreversible del ciclo celular. Muestran acortamiento de los telómeros (telómeros pequeños), resisten a la apoptosis, expresan galactosidasa beta y conservan su viabilidad metabólica. Sin embargo, son incapaces de ingresar a las fases activas del ciclo celular bajo cualquier condición.

24.2 Entre los siguientes tipos de modificaciones del ADN, ¿cuál se reconoce como relacionado con el envejecimiento?

A. Metilación de las citosinas del ADN en las regiones promotoras.

B. Desacetilación de regiones de cromatina.

C. Daño oxidativo al ADNmt.

D. Incremento de la metilación del ADN en los sitios CG.

E. Todos los anteriores.

Respuesta correcta: E. Todas las anteriores. La metilación de las citosinas en las regiones promotoras del ADN es importante para silenciar genes críticos, en tanto la desacetilación regional de la cromatina con formación de SAHF permite el silenciamiento de varios genes reguladores del ciclo celular. El daño oxidativo por la generación de ERO y las mutaciones subsecuentes del ADNmt están implicados en el proceso de envejecimiento. En el envejecimiento se observan tanto metilación como desmetilación del ADN, pero la primera se limita a las secuencias de repetición CG en el ADN.

24.3 En las células troncales del adulto el aumento de la p53 se relaciona con:

A. Activación de la proliferación.

B. Apoptosis.

C. Generación de ERO.

D. Inducción de la diferenciación.

E. Acortamiento de los telómeros.

Respuesta correcta: D. Un incremento de la p53 en las células troncales del adulto se relaciona con la inducción de la diferenciación de estas células, no con su proliferación o apoptosis. El aumento de la p53 no induce la formación de especies reactivas de oxígeno (ERO) o el acortamiento de los telómeros.

Términos clave

Acuaporinas. Proteínas transmembrana que facilitan el movimiento del agua a través de las membranas biológicas por ósmosis.

Adenilil ciclasa. Enzima asociada con la membrana, estimulada por la proteína G_s alfa G e inhibida por la proteína G_i alfa G. Cuando se activa, convierte el ATP en el segundo mensajero, el AMPc.

Adhesión. Proceso mediante el cual las células interactúan con otras células y con la matriz extracelular utilizando proteínas transmembrana (moléculas de adhesión celular) expuestas en la superficie celular.

ADN helicasa. Enzima que desenrolla segmentos cortos de ADN dúplex parental utilizando la energía del ATP para catalizar la separación de la cadena y la formación de una horquilla de replicación.

ADN ligasa. Enzima que cataliza el sellado de las muescas o roturas que quedan en el ADN después de que la ADN polimerasa haya rellenado los huecos dejados por los cebadores de ARN.

ADN polimerasa. Enzima que funciona en la síntesis del ADN; algunas tienen capacidad de corrección.

ADN primasa. Enzima que inicia la síntesis de una molécula de ARN esencial para cebar la síntesis de ADN.

ADN satélite. Secuencias muy repetitivas que se encuentran en los centrómeros y no se transcriben a ARN; el **ADN microsatélite** se refiere a secuencias cortas de 1 a 6 pares de bases que se repiten numerosas veces consecutivas.

Ampolla. Característica de las membranas plasmáticas de las células sometidas a apoptosis en las que se forman regiones pinzadas, mientras que la propia membrana no se rompe.

Anticodón. Secuencia de nucleótidos de tres bases en el ARNt que reconoce un codón específico en el ARNm y especifica la inserción de ese aminoácido en la cadena peptídica en crecimiento.

Antiportadores. Proteínas transmembrana que funcionan en el transporte activo secundario y facilitan el movimiento de dos sustratos en direcciones opuestas a través de una membrana biológica; un sustrato se mueve con su gradiente de concentración y el otro, en contra de su gradiente.

Apoptosis. Muerte celular programada en la que células individuales mueren sin causar daños ni inducir inflamación.

Apoptosoma. Maquinaria intracelular construida durante la apoptosis a través de señales internas y estimulada por AMPc que se une a Apaf-1, lo que induce la estimulación de la cascada de la caspasa.

ARN de interferencia. Se cree que forma parte de la defensa del organismo contra los retrovirus que almacenan información genética en ARN de doble cadena. Este proceso se inicia por la presencia de ARN de doble cadena e incluye el reconocimiento por parte de una endonucleasa y la formación de un complejo de silenciamiento inducido por ARN.

ARN de transferencia (ARNt). Interviene en la síntesis de proteínas al transportar el aminoácido apropiado y proporcionar un anticodón que se utiliza en la traducción.

ARN mensajero (ARNm). Representa alrededor de 5% del ARN total; transporta la información genética del ADN del núcleo al citosol para su traducción.

ARN polimerasas. Catalizan la síntesis de diferentes tipos de ARN a partir de una plantilla de ADN.

ARN ribosómico (ARNr). Representa alrededor de 80% del ARN total y se asocia con proteínas para formar ribosomas.

Autofagia. Proceso mediante el cual se forman vesículas o autofagosomas que engullen pequeñas cantidades de citoplasma utilizando porciones del retículo endoplásmico; su fusión con los lisosomas da lugar a la digestión enzimática lisosómica de las macromoléculas; existen vías autofágicas selectivas y no selectivas.

Balsa lipídica. Dominio especializado rico en colesterol y esfingolípidos que se forma de manera transitoria dentro de las membranas celulares y funciona en el transporte de colesterol, la endocitosis y la transducción de señales.

Barrera hematoencefálica. Sistema especializado que impide la entrada al cerebro de sustancias tóxicas y de muchos otros tipos, incluso bacterias, al tiempo que sí permite el paso de agua, oxígeno y dióxido de carbono.

Bicapa fosfolipídica. Las dos láminas antiparalelas de fosfolípidos formadas por un foliolo interior más cercano al citosol y un foliolo exterior que mira hacia el medio exterior.

Canales iónicos. Proteínas transmembrana que permiten el movimiento de iones desde el lado de la membrana donde el ion tiene una concentración más alta, hacia el lado donde su concentración es más baja; funcionan en el transporte pasivo.

Cascada de cinasa MAP. Se denomina así por su función como proteína cinasa activada por mitógenos (MAP); este sistema es importante en la regulación del crecimiento celular; implica la fosforilación de sustratos en residuos de serina/treonina y culmina con la fosforilación de factores de transcripción y la regulación de la transcripción de genes relacionados con el crecimiento.

Caspasas. Proteasas que se activan durante la apoptosis, responsables de la digestión de las proteínas celulares.

Casquete 5'. Residuo de metilguanosina que se añade al extremo 5' del ARNm tras el inicio de la síntesis de ARN para protegerlo de la degradación y ayudar a que el transcrito se una al ribosoma durante la traducción.

Caveola. Un tipo de balsa lipídica que contiene la proteína caveolina, la cual provoca un cambio local en la morfología de la membrana para crear un pliegue hacia el interior, donde las proteínas de señalización celular se encuentran en altas concentraciones.

Células hijas. Células genéticamente idénticas producidas a partir de la división celular de una célula troncal.

Células troncales embrionarias (CTE). Las células más primitivas e indiferenciadas de un embrión que pueden dar lugar a las tres capas germinales (ectodermo, mesodermo y endodermo).

Ciclinas. Proteínas reguladoras del ciclo celular de varias familias cuyas concentraciones aumentan y disminuyen en momentos específicos del ciclo celular.

Ciclo celular. Eventos que se producen en una célula que se prepara para dividirse; incluye la interfase (fases G1, S y G2) y la mitosis, y culmina con la formación de dos células hijas a partir de una célula madre original.

Cinasa PI3. Familia de proteínas cinasas de serina/treonina que funcionan como enzimas importantes en la señalización celular a menudo relacionada con la división celular; estas enzimas fosforilan el fosfatidilinositol-4,5-bisfosfato (PIP_2) para producir fosfatidilinositol-3,4,5-bisfosfato (PIP_3).

Cinasas dependientes de ciclina. Enzimas reguladoras del ciclo celular cuyas concentraciones permanecen constantes a lo largo de dicho ciclo, pero cuya actividad se ve incrementada por la ciclina específica que las activa, lo que provoca que la función enzimática aumente y disminuya en distintos momentos del ciclo celular.

Cinasas Janus. Tirosina cinasas citosólicas intracelulares que se activan como consecuencia de la señalización catalítica de receptores que fosforilan las STAT, a las cuales activan para que se conviertan en factores de transcripción.

Citocromo c. Se libera de las mitocondrias de las células apoptóticas a través de los canales formados por las proteínas proapoptóticas Bax o Bak y facilita la formación de la estructura del apoptosoma que activa las proteasas caspasas, lo que provoca la degradación de las proteínas celulares.

Citoesqueleto. Compleja red de filamentos proteínicos que crea un sistema de apoyo (a manera de armazón) en el interior de las células eucariotas.

Citoplasma. Interior de la célula contenido en la membrana plasmática; citosol y orgánulos.

Citosol. Parte líquida del citoplasma sin orgánulos.

Código genético. Diccionario que da la correspondencia entre la secuencia de tres bases de nucleótidos (codones) y un aminoácido concreto.

Codones. En el lenguaje del ARN, tres bases nucleótidas de A, G, C y U escritas del extremo 5' al extremo 3' y que especifican aminoácidos concretos que se utilizarán en la traducción.

Cola poli A. Larga cadena de nucleótidos de adenina que se añade a un ARN mensajero (ARNm).

Colágeno. Familia de proteínas fibrosas de la matriz extracelular que son las más abundantes del cuerpo humano. Requieren vitamina C durante su síntesis y forman fibras proteínicas resistentes que se encuentran principalmente en huesos, tendones y piel.

Colesterol. Uno de los principales componentes de las membranas celulares; lípido que contiene un grupo hidroxilo polar y un anillo esteroide hidrófobo unido a un hidrocarburo. Está disperso por las membranas celulares y se intercala entre los fosfolípidos.

Complejo de Golgi. Orgánulo que se presenta como una serie de sacos membranosos planos y apilados, contiguos al retículo endoplásmico y más próximos a la membrana plasmática; contiene las regiones *cis*, *medial* y *trans*, cada una de las cuales es responsable de distintas modificaciones de las nuevas proteínas, como la glucosilación, la fosforilación y la proteólisis. La red Golgi *trans* clasifica y empaca las proteínas recién sintetizadas y modificadas en regiones que luego brotan y forman vesículas de transporte.

Configuración en dedo de zinc. Configuración de unión al ADN que se encuentra en los factores de transcripción.

Control de la traducción. No todos los ARNm se traducen al llegar al citoplasma; puede producirse una represión de la traducción.

Control postraduccional. Modificaciones realizadas en las proteínas recién sintetizadas para que se conviertan en proteínas completas y plenamente funcionales en la ubicación celular o extracelular correcta.

Cromatina. Estructura compleja formada por ADN nuclear eucariota asociado a proteínas y que permite numerosas configuraciones de la molécula de ADN y un control exclusivo de los eucariotas.

Cromosomas. Compuestos por un complejo no covalente de un ADN dúplex lineal muy largo y proteínas histónicas asociadas, con **telómeros** en sus extremos y **centrómeros** que permiten la unión de los husos mitóticos durante la división nuclear.

Degradación de proteínas. La degradación de las proteínas celulares al final de su vida útil finita normal o en respuesta a daños en la proteína puede producirse a través de los lisosomas y la autofagia, o a través de los proteasomas.

Degradación lisosómica. Uso de potentes enzimas hidrolasas ácidas dentro de los lisosomas para digerir las proteínas.

Diabetes mellitus tipo 1. Enfermedad autoinmunitaria que provoca la destrucción de las células beta de los islotes de Langerhans del páncreas, lo que resulta en que las personas afectadas no producen insulina y aumentan las concentraciones de glucosa en sangre.

Diabetes mellitus tipo 2. Enfermedad que vuelve a las células insensibles a los efectos de la insulina, con una señalización defectuosa del receptor de insulina que provoca un aumento de las concentraciones de glucosa en sangre.

Difusión. Esparcimiento de partículas desde una región en la que se encuentran en una concentración elevada hacia regiones en las que se encuentran en una concentración menor, con el fin de distribuir las partículas por igual en el espacio.

Dominio de unión a hormonas. Región próxima al COOH-terminal de un receptor de hormonas esteroideas donde la hormona específica se une y activa el receptor.

Dominio de unión al ADN. Situado cerca de la región bisagra de un receptor de hormonas esteroideas, esta porción de un receptor activado interactúa con el ADN permitiendo que el dominio regulador del gen cerca del extremo NH2 de la proteína regule la transcripción de genes específicos.

Dominio regulador del gen. Regiones que contienen elementos de secuencia específicos con información que permite que el gen se exprese de forma correcta.

Elastina. Importante proteína fibrosa de la matriz extracelular que permite que la piel, las arterias y los pulmones se estiren y retrocedan sin desgarrarse.

Empalme alternativo. Capacidad de los genes para formar múltiples proteínas mediante la unión de diferentes segmentos de exones en el transcrito primario.

Enlace cruzado de desmosina. Enlace covalente formado entre las cadenas laterales de tres residuos de alilsilo (residuos de lisilo modificados) y un residuo de lisilo de los polipéptidos de tropoelastina, para formar una red gomosa de elastina interconectada a partir de cadenas de tropoelastina.

Esferocitosis hereditaria. Enfermedad hereditaria debida a una espectrina defectuosa o ausente, una proteína de unión a la actina, que hace que los eritrocitos sean esféricos, frágiles y susceptibles de lisis.

Espliceosoma. Estructura especial que convierte el transcrito primario en ARNm maduro; compuesto por el transcrito primario, pequeños ARN nucleares y proteínas, denominados colectivamente snRNPs; el complejo facilita la eliminación de intrones.

Estrés de replicación del ADN. Replicación ineficaz del ADN que hace que las horquillas de replicación progresen con lentitud o se detengan; es causado por factores como la disminución de la actividad de las helicasas y la regulación a la baja de los factores de replicación.

Expansión trinucleotídica. Secuencia de tres bases que se repite en tándem y se amplifica en número, ya sea en la parte codificante o la no codificante del gen.

Factor de transcripción activado por ligando. Los receptores intracelulares de hormonas esteroideas se activan cuando la hormona se une a ellos y se convierten en factores de transcripción que se unen al ADN.

Familia Bcl-2. Llamada así por una proteína que se expresa en altas concentraciones en el linfoma de células B (Bcl); esta familia de proteínas contiene proteínas que promueven tanto la supervivencia como la muerte celulares, cuyas proporciones entre sí determinan el destino de una célula.

Fibrilina. Tipo de glucoproteína del espacio extracelular que sirve de andamiaje al precursor de la elastina, la tropoelastina, y es necesaria para el mantenimiento de las fibras elásticas. Una mutación en el gen *FBN1*, que codifica la fibrilina, provoca el **síndrome de Marfan**, un rasgo autosómico dominante caracterizado por extremidades largas, estatura alta, miopía y anomalías de la aorta.

Fibronectina. Proteína adhesiva principal de los tejidos conjuntivos; es una proteína multifuncional que enlaza la superficie celular (a través de una integrina) a proteoglucanos y colágeno.

Filamentos de actina. Componente del citoesqueleto que se identificó por vez primera en los músculos, pero ahora se cree que se encuentra en todos los tipos de células; sus funciones incluyen la contracción muscular y la regulación del estado físico del citoplasma. La actina F se polimeriza a partir de monómeros de actina G en un proceso dependiente del ATP.

Filamentos intermedios. Tipo de filamento citoesquelético que proporciona estabilidad estructural adicional; formado por subunidades proteínicas helicoidales alfa similares a bastones y que forman dímeros en espiral. Las queratinas y la vimentina son filamentos intermedios comunes.

Fosfolipasa C. Familia de enzimas de la membrana que escinden los fosfolípidos de membrana cuando son activados por receptores específicos ligados a proteínas G, lo que da lugar a la producción de los segundos mensajeros diacilglicerol y trifosfato de inositol, que induce la liberación del segundo mensajero calcio del retículo endoplásmico.

Fosfolípido. Tipo de lípido más abundante en las membranas celulares; es una molécula anfipática con grupos de cabeza polares que contienen fosfato, una espina dorsal de glicerol (o esfingosina), una base (serina, etanolamina, inositol o colina) y dos colas de ácidos grasos hidrófobos, una de las cuales está totalmente saturada y la otra tiene un doble enlace C—C.

Gel. Estado más firme del interior de la célula, provocado por la actina en formas agrupadas y reticuladas.

Gen. Secuencia de ADN necesaria para generar un producto proteínico funcional.

Gen supresor de tumores. Gen que impide la proliferación celular; una actividad reducida de los genes puede provocar la pérdida del control del crecimiento.

Genoma. La totalidad del ADN nuclear de un organismo.

Genotóxico. Sustancia química que provoca daños en los cromosomas o el ADN.

GLUT. Familia de transportadores de glucosa que funcionan como uniportadores de este azúcar y facilitan el movimiento de una molécula de glucosa a la vez a través de las membranas biológicas, desde una concentración alta a una más baja.

Gradiente iónico. Como resultado del transporte activo primario, ciertos iones se encuentran en concentraciones más altas fuera de las células que dentro de ellas (y a la inversa), y este gradiente puede utilizarse para impulsar el transporte de otras moléculas contra sus gradientes de concentración (a través del transporte activo secundario).

Histonas. Grupo heterogéneo de proteínas básicas ricas en arginina y lisina que se unen con fuerza al esqueleto de azúcar y fosfato con carga negativa del ADN y proporcionan soporte estructural a los cromosomas y a su empaquetamiento.

Inestabilidad dinámica. Descripción del estado de crecimiento siempre cambiante de los microtúbulos, ya que pasan continuamente de la fase de crecimiento a la de contracción.

Insulina. Hormona proteínica segregada por las células beta de los islotes de Langerhans en el páncreas en respuesta al aumento de las concentraciones de glucosa en sangre (este proceso no se produce en las personas con diabetes mellitus tipo 1); estimulador de la captación de glucosa por las células grasas y las células del músculo esquelético en reposo y un importante regulador del metabolismo de la glucosa.

Interfase. Cada una de las porciones del ciclo celular entre rondas sucesivas de división nuclear (mitosis) y que consisten en fases de crecimiento (fases G1 y G2) y síntesis (replicación) de ADN nuclear (fase S).

Laminina. Proteína adhesiva principal de los tejidos epiteliales; una proteína multifuncional similar a la fibronectina, que une la superficie celular tanto a los proteoglucanos como al colágeno de la matriz extracelular.

LINE. Elementos intercalados largos (*long interspersed elements*; 7 000 pares de bases) que se copian e integran en otras partes del genoma.

Lisosoma. Orgánulo cerrado por membranas con un entorno interno ácido que contiene enzimas hidrolasas ácidas que hidrolizan macromoléculas defectuosas y envejecidas.

Matriz extracelular (MEC). Macromoléculas secretadas por las células de un tejido que contribuyen a las características físicas de dicho tejido.

Membranas plasmáticas. Bicapas de fosfolípidos selectivamente permeables que forman el límite exterior de las células eucariotas individuales.

MicroARN (miARN). Su función es regular la expresión genética al unirse al ARNm para regular a la baja la expresión genética.

Microtúbulos. Estructuras cilíndricas del citoesqueleto formadas por tubulina y que necesitan GTP como fuente de energía para ensamblarse en protofilamentos; intervienen en los movimientos cromosómicos durante la división del núcleo, en la formación de cilios y flagelos, y en el transporte intracelular.

Mitocondria. Orgánulo complejo cuyas membranas o matrices únicas se utilizan para generar ATP y funciona en la producción de energía en el proceso de fosforilación oxidativa. Se autorreplica y contiene ADN mitocondrial y ribosomas para su producción de proteínas mitocondriales únicas.

Mitosis. División del núcleo que incluye las porciones de profase, metafase, anafase y telofase que se producen en una célula en división que ya ha duplicado su concentración de ADN nuclear; el resultado son dos nuevos conjuntos idénticos de información genética, uno para cada una de las nuevas células hijas.

Modificación epigenética. Cambio en el ADN, a menudo por metilación, que afecta a la capacidad del ADN de transcribirse a ARN sin modificar de manera directa la secuencia de bases del ADN.

Moléculas de adhesión celular. Proteínas transmembrana integradas en las membranas plasmáticas que se unen de manera específica a moléculas de adhesión celular de otras células, a determinadas moléculas de otras células (como carbohidratos específicos) o a componentes de la matriz extracelular. Se describen cuatro familias: **cadherinas**, **selectinas**, **superfamilia de inmunoglobulinas** e **integrinas**.

Multipotencia. Capacidad de una célula para dar lugar a un pequeño número de tipos celulares diferentes.

Mutación silenciosa. Cambio en una sola base cuyo codón resultante especifica el mismo aminoácido que el codón original.

Mutación sin sentido. Cambio en una sola base que da lugar a un codón que especifica un aminoácido diferente del codificado por el codón original.

Necrosis. Muerte celular en respuesta a una lesión o patología que implica la rotura de las membranas plasmáticas, la liberación del contenido celular a los fluidos extracelulares y la posibilidad de inducir inflamación.

Nicho de células troncales. Microentorno que controla la autorrenovación y el mantenimiento de las células troncales al salvarlas del agotamiento y proteger al mismo tiempo al hospedero de la sobreproducción de células troncales.

Núcleo. Orgánulo de las células eucariotas que contiene ADN genómico en 23 pares de cromosomas.

Oncogenes. Versiones mutadas de genes celulares normales implicados en el crecimiento celular que tiene el potencial de causar cáncer.

Ósmosis. Paso de agua a través de una membrana semipermeable (mediante acuaporinas) desde donde el agua tiene una concentración mayor hacia donde su concentración es menor; se produce para igualar la presión a ambos lados de una membrana biológica.

P53. Proteína supresora de tumores que actúa en los puntos de control G1/S y G2/M del ciclo celular, donde puede detener el progreso si es necesaria la reparación del ADN e inducir la apoptosis si la reparación del ADN no puede completarse.

Partículas de reconocimiento de señales. Compuestos citosólicos formados por proteínas y ARN que facilitan la unión del ribosoma al receptor SRP de la membrana del retículo endoplásmico mientras ese ribosoma sintetiza una proteína que contiene un péptido señal hidrófobo *N*-terminal, lo que indica que la proteína recién sintetizada requiere modificaciones dentro de la luz del RE.

Patrón de mosaico líquido. Patrón de las membranas celulares que provoca que las bicapas de fosfolípidos semejen un mar fluido, con proteínas de membrana dispersas, a manera de un mosaico que flota dentro de los lípidos.

Pérdida de función. Mutación genética que da lugar a un producto proteínico que ha perdido la función de la proteína original de tipo natural.

Peroxisoma. Orgánulos con membrana en el que se descomponen los ácidos grasos y las purinas, y se desintoxican los peróxidos.

Plasticidad. Capacidad de las células madre para diferenciarse en múltiples tipos celulares.

Ploidía. Alude al número de copias cromosómicas de una célula. La mayoría de las células somáticas son diploides, con dos copias de cada cromosoma, una de cada progenitor; las células germinales son haploides, con una sola copia de cada cromosoma.

Pluripotencia. Capacidad de una célula para dar lugar a todos los tipos celulares del cuerpo, pero no a las estructuras de soporte, como la placenta, el amnios y el corion, todas ellas necesarias para el desarrollo de un organismo.

Potenciador. Una región corta de ADN que aumenta la tasa de inicio de la transcripción.

Promotores basales. Determinan la frecuencia con la que se produce la transcripción; incluyen el cajón TATA que dirige la ARN polimerasa II al sitio correcto, y los cajones CAAT y GC que especifican la frecuencia de iniciación.

Proteasoma. Un gran complejo de proteínas, incluidas las ATPasas, que reconocen las proteínas ubiquitinadas, las desdoblan y las someten a digestión en péptidos más pequeños.

Proteína del retinoblastoma. Proteína supresora de tumores que inhibe la progresión de una célula cíclica de la fase G1 a la fase S; cuando muta, puede producir cáncer.

Proteínas adaptadoras. Proteínas intracelulares que se unen a los residuos de tirosina fosforilados de un receptor catalítico.

Proteínas de unión a la actina. Regulan la estructura de la actina en el citoesqueleto al controlar la polimerización de la actina, la agrupación de los microfilamentos de actina y su descomposición en fragmentos más pequeños.

Proteínas de unión al ADN monocatenario. Impiden la recombinación prematura del ADN monocatenario al ADN bicatenario, lo que es importante durante la replicación hasta que se producen cadenas complementarias.

Proteínas G. Proteínas de señalización celular que se encuentran en el prospecto interno de la membrana, a menudo como un heterotrímero formado por subunidades alfa, beta y gamma, denominadas así por la capacidad de la subunidad alfa de unirse al difosfato de guanosina (GTP) e hidrolizarlo; regulan la producción de segundos mensajeros.

Proteínas integrales de membrana. Proteínas transmembrana y ancladas a lípidos que se incrustan en la membrana plasmática y son importantes para la estructura de la membrana.

Proteínas motoras de los microtúbulos. Proteínas dependientes de ATP de las familias de la dineína y la quinesina que se unen a los microtúbulos y se desplazan por la red de microtúbulos arrastrando la carga; pueden ser orgánulos o vesículas encerradas en membranas.

Proteínas periféricas de membrana. Proteínas situadas en el lado citosólico de la membrana plasmática y que sólo se unen indirectamente al lípido de la membrana.

Proteoglucanos. Agregados de glucosaminoglucanos y proteínas en la matriz extracelular cuyas cargas superficiales negativas netas los hacen repelerse entre sí y producen una consistencia resbaladiza asociada a las secreciones mucosas También son conocidos como **mucopolisacáridos**.

Protooncogenes. Genes del crecimiento celular normal que, cuando mutan, pueden promover el cáncer.

Puntos de control. Puntos dentro del ciclo celular en los que el avance a la siguiente fase puede detenerse si se detectan problemas, para permitir la reparación del ADN y/o para estimular la apoptosis en su lugar.

Quiescente. Célula en reposo en la fase G0 del ciclo celular que puede ser estimulada para volver a entrar en las fases activas de dicho ciclo (G1, S, G2, M).

Ras. Proteína de señalización celular homóloga a la subunidad alfa de una proteína G heterotrimérica que actúa como interruptor molecular en la regulación del crecimiento celular.

Recambio rotatorio. En estado de equilibrio, la adición y sustracción de monómeros de G-actina de un polímero de F-actina son iguales; una G-actina individual parece moverse a lo largo del polímero a medida que se añaden nuevos monómeros de G-actina que parecen empujarla, como si se moviera a lo largo de una cinta de correr rotatoria (*treadmill*).

Receptores de muerte. Proteínas transmembrana que pertenecen a la familia de los receptores del factor de necrosis tumoral (TNFR, *tumor necrosis factor receptor*) y se unen a ligandos de muerte para inducir la apoptosis a través de señales externas.

Receptores ligados a proteínas G. Receptores transmembrana que atraviesan la membrana siete veces (receptores transmembrana de 7 pasos) y se unen a proteínas G heterotriméricas luego de ser estimulados por su ligando.

Remodelación de la cromatina. Reordenamiento de la cromatina para que la maquinaria intracelular implicada en la transcripción pueda tener acceso a ella.

Reparación de desajustes. Corrige los desajustes de bases normales que no mantienen el emparejamiento normal de bases de A a T y de C a G, junto con las inserciones y deleciones de uno o unos pocos nucleótidos introducidos en el ADN durante la replicación.

Reparación del ADN bicatenario. Mediante la recombinación homóloga o la unión de extremos no homólogos, son reparados los daños en ambas cadenas del ADN producidos por radicales libres oxidantes, radiación ionizante o agentes quimioterapéuticos.

Reparación por escisión de bases. Corrección de la depurinación y desaminación espontáneas que se producen en las bases del ADN.

Reparación por escisión de nucleótidos. Elimina los daños en el ADN inducidos por la luz ultravioleta y los provocados por sustancias químicas ambientales.

Repeticiones trinucleotídicas. Secuencias de microsatélites que, en condiciones normales, están presentes en determinados genes en cierto número, el cual puede sufrir una expansión de repeticiones que provoca inestabilidad genética, subyacente a ciertas enfermedades humanas.

Resistencia a múltiples fármacos (MDR, *multidrug resistance*). Se desarrolla cuando las células cancerosas expulsan los agentes terapéuticos (fármacos) diseñados para matarlas. Las células cancerosas que desarrollan MDR no responden a los fármacos quimioterapéuticos.

Retículo endoplásmico (RE). Espacios interconectados cerrados por membranas que forman una estructura de membrana contigua con el núcleo donde las proteínas recién sintetizadas se modifican mediante glucosilación y donde se sintetizan los lípidos; puede tener ribosomas adheridos y denominarse rugoso, o carecer de ribosomas y considerarse liso.

Ribosoma. Maquinaria celular para la síntesis de proteínas, compuesta por proteínas y ARN ribosómico.

Secreción constitutiva. Cuando las vesículas que transportan proteínas recién sintetizadas abandonan la red *trans*-Golgi y se fusionan de manera continuamente con la membrana plasmática cercana para liberar el contenido de la vesícula al espacio extracelular.

Secreción regulada. Sólo en determinados momentos, cuando las proteínas secretoras se liberan de sus células, se utiliza este proceso discontinuo de exocitosis en el que las nuevas proteínas dentro de sus vesículas de transporte (también llamadas gránulos de almacenamiento) se mantienen en el citoplasma hasta que son necesarias fuera de la célula; se requiere un estímulo adecuado para regular este tipo de secreción.

Secuencia señal. Característica estructural de una proteína recién sintetizada que la dirige a un orgánulo para su modificación; actúa como una etiqueta de dirección.

Secuencias de consenso. Secuencias de ADN que se han conservado a lo largo de la evolución; actúan como marcadores de reconocimiento y definen posibles lugares de reconocimiento del ADN. Suelen estar unidas por factores de transcripción que reconocen una secuencia de ADN concreta; incluyen promotores, aceptores de empalme y secuencias donantes.

Segundo mensajero. Molécula de señalización intracelular producida mediante la señalización de proteínas G; en muchos casos activa a continuación proteínas cinasas de serina/treonina.

Senescente. Célula viva postmitótica que no puede volver a entrar en las fases activas del ciclo celular, pero aún sobrevive y experimenta reacciones metabólicas.

Simportador. Proteína transmembrana que funciona en el transporte activo secundario y facilita el movimiento de dos sustratos en la misma dirección a través de una membrana biológica, uno con su gradiente de concentración y el otro en contra de su gradiente.

SINE. Elementos cortos intercalados (*short interspersed elements*; a menudo <500 pares de bases) que se amplifican a sí mismos utilizando intermediarios de ARN.

Sirtuinas. Familia de proteínas con actividad desacetilasa dependiente de NAD^+ que participan en la regulación del metabolismo celular y en la protección del ADN frente a los cambios relacionados con el envejecimiento; se han conservado durante la evolución y se encuentran en muchas especies.

Sol. Un estado más soluble del interior de la célula, provocado por una menor estructura, filamentos de actina más fragmentados.

STAT. Familia de transductores de señales y activadores de la transcripción que se fosforilan en residuos de tirosina en el curso de la señalización catalítica del receptor, forman un dímero con otro STAT fosforilado en tirosina, se dirigen al núcleo y se unen al ADN para regular la transcripción.

Surco de la escisión. Estructura basada en el filamento citoesquelético actina que permite la contracción y separación de dos células hijas al concluir la citocinesis o división del citoplasma.

Telomerasa. Enzima que ayuda a mantener el telómero, un tramo protector repetitivo de ADN complejo con proteínas en el extremo de un cromosoma y que se acorta con cada división celular posterior.

Teoría de las células troncales del envejecimiento. Las células troncales adultas de tejidos específicos muestran una disminución de su capacidad de división asociada a la edad; células quiescentes que pueden ser inducidas a dividirse tras largos periodos de latencia.

Tirosina cinasa. Función enzimática utilizada en la señalización catalítica de receptores, ya sea asociada a la proteína receptora o a una Tyr cinasa citosólica, fosforilan residuos Tyr en sus sustratos y envían una señal breve y potente dentro de la célula.

Topoisomerasa. Enzima que alivia la tensión de torsión en el ADN al inducir roturas reversibles en el ADN de cadena sencilla.

Totipotencia. Potencial de una célula individual para convertirse en un organismo completo (p. ej., un óvulo fecundado y la fase de cuatro células).

Tráfico de proteínas. Movimiento dentro de la célula de orgánulo a orgánulo (a través de vesículas de transporte) de una proteína recién sintetizada con el fin de que adquiera las modificaciones necesarias para funcionar de manera correcta y en la ubicación debida, dentro o fuera de la célula.

Transportador. Proteína transmembrana que facilita el movimiento de un sustrato a través de una membrana biológica desde el lado de la membrana donde el sustrato está en mayor concentración, hacia el lado donde ésta es menor; su función es similar a la de una enzima, pero en lugar de transformar el sustrato en producto, los transportadores mueven los sustratos a través de las membranas de forma saturable; la función en el transporte pasivo también se conoce como difusión catalizada.

Transportadores de cassettes de unión a ATP. Transportadores activos primarios que exportan iones y xenobióticos de las células, y representan una vía principal para que las células exporten toxinas.

Transportadores de solutos. Un amplio grupo de transportadores —de glucosa, aminoácidos y iones— que no requieren hidrólisis de ATP para impulsar el movimiento del soluto; incluyen transportadores de péptidos, polipéptidos transportadores de aniones orgánicos, transportadores de iones orgánicos y antiportadores de cationes orgánicos y H^+.

Transporte activo. Proceso que requiere energía para mover sustratos contra su gradiente de concentración a través de una membrana plasmática.

Transporte activo primario. Forma de transporte de biomembrana que utiliza una proteína de membrana que funciona como bomba e hidroliza ATP utilizando su propia ATPasa para impulsar el movimiento de los sustratos contra sus gradientes de concentración, del más bajo al más alto.

Transporte activo secundario. Movimiento de un sustrato contra su gradiente de concentración acoplado al movimiento de otro sustrato con su gradiente de concentración, utilizando un simportador o antiportador, y alimentado por gradientes iónicos establecidos por el transporte activo primario; no se requiere hidrólisis directa de ATP para alimentar el proceso, también conocido como transporte acoplado.

Transporte de glucosa insensible a la insulina. El uniporte de glucosa a la mayoría de las células del organismo no requiere insulina.

Transporte de glucosa sensible a la insulina. El uniportador de glucosa en los adipocitos (células grasas) y en las células del músculo esquelético en reposo a través de GLUT 4 requiere insulina para señalar a la célula y promover el movimiento de los uniportadores de glucosa hacia la superficie celular para que el uniportador de glucosa ordinario se produzca.

Transporte pasivo. Movimiento de un sustrato a través de una membrana plasmática mediante una proteína transmembrana o un canal iónico desde el lado de la membrana con mayor concentración de sustrato, hasta el lado con menor concentración, sin necesidad de una fuente de energía; también se denomina difusión catalizada.

Ubiquitina. Proteína conservada que se añade en forma covalente a las proteínas destinadas a ser destruidas por la vía del proteasoma.

Uniones celulares. Regiones especializadas donde las células de los tejidos se adhieren a otras células del tejido y son importantes para mantener la estructura y la integridad de los tejidos; al estar mediadas por conjuntos de moléculas de adhesión celular, pueden formar barreras físicas, unir filamentos citoesqueléticos a la matriz extracelular o permitir la transferencia de señales entre células.

Uniportador. Transportador que facilita el movimiento de un sustrato a la vez a través de una membrana biológica, mediante transporte pasivo/difusión catalizada.

Unipotencia. Capacidad de una célula de dar lugar a un solo tipo celular.

Vesícula de transporte. Región de la membrana que se desprende del RE y el complejo de Golgi y contiene proteínas recién sintetizadas (polipéptido naciente) que se desplazarán a lo largo de la red intracelular proporcionada por los microtúbulos para permitir el tránsito hacia los orgánulos contenidos en la célula.

Vía por defecto. Ruta que seguirán las proteínas sintetizadas en ribosomas libres o unidos al retículo endoplásmico, en ausencia de secuencias de señales que las dirijan a otros orgánulos.

Vida media del ARNm. Medida de la tasa de degradación de un ARNm concreto; el tiempo necesario para degradar un ARNm hasta la mitad de su concentración original.

Índice alfabético de materias

Nota: Los números de página que terminan en "*f*" se refieren a figuras. Los números de página que terminan en "*t*" se refieren a tablas.